Nブックス

六訂 公衆栄養学〔第3版〕

編著 井上浩一・小林実夏

共著 井上　栄・岡本尚子・佐々木敏・菅　洋子・須藤紀子
　　　林　宏一・船元智子・本川佳子・柳井玲子

建帛社
KENPAKUSHA

　本書の初版は，大妻女子大学名誉教授の八倉巻和子先生の編著により，2005年度の新たな管理栄養士国家試験に向けて，その年度始めの4月に刊行された。その後多くの管理栄養士・栄養士養成校で好評を得ることができ，改訂を重ね，その間に八倉巻・井上の共編著となり，今回が「六訂」となる。今般の改訂では，新たに小林実夏先生を編者として迎え，さらに新たな執筆者も加え，一層の充実を図った。

　本書は，国や地方公共団体の栄養政策の動向等を踏まえ，①健康・栄養問題の現状と課題においては最新のデータを中心に各種統計・調査データの充実に努め，②栄養政策については「管理栄養士国家試験ガイドライン」よりさらに公衆栄養分野において重要な栄養政策や施策を追加し，③食事摂取基準においては2020年版を基にその留意点と取り扱いについて栄養疫学と関連づけた形で詳細に，個別具体的に記述している。さらに，④健康・食育対策と地方計画においては，健康日本21（第2次），食育基本法に基づく健康づくりの基本，進め方等について，わかりやすく解説し，併せてこれまでの動向および将来に向けた施策のあり方等や，その流れも理解できるように丁寧な解説に努めた。また，⑤公衆栄養プログラムにおいては，地域特性，食環境，地域集団に関する分野ごとの事業内容・展開のあり方について多くの事例で解説し，⑥外国の栄養政策等については，WHO等の国際的健康・栄養問題に対する政策とその現状，さらには他国の最新の栄養政策を充実させている。

　公衆栄養学は他の科目と違い，国の政策や世界の動向に大きく影響を受け，その動きへの対応が必要である。このため，「管理栄養士国家試験ガイドライン」よりもむしろ内容を濃くし，一層の充実を図っている。公衆栄養学は，常に新たな動き，調査統計データの刷新が必要であることからも，今後も適宜的確な内容の改訂を行いたいと考えている。読者の方々から，忌憚のないご意見をいただき，そのご意見を執筆者間で検討し，積極的な見直しを図りたい。

　　2020年1月

　　　　　　　　　　　　　　　　　　　　　　　井上　浩一

六訂第3版にあたって

　六訂版が刊行された2020年1月以降は，　新型コロナウイルス感染症（COVID-19）のパンデミックが世界を襲った日々であった。わが国の公衆栄養にもそれは大きな影響を及ぼした。2021年3月に公表された第4次食育推進基本計画においては，「その影響は人々の生命や生活のみならず，行動・意識・価値観にまで波及した」とし，「飲食業が甚大な影響を受けるなど，我が国の農林水産業や食品産業にも様々な影響を与えた。また，在宅時間や家族で食を考える機会が増えることで，食を見つめ直す契機ともなっており，家庭での食育の重要性が高まるといった側面も有している」ととらえ，「新たな日常」という言葉を用いてCOVID-19の影響を基本計画の中で言及している。

　本書は，教科書という性格上，COVID-19について新たに本文中に稿を起こすことはしないが，上記の第4次食育推進基本計画をはじめ，2021年3月に改定された「妊娠前からはじめる妊産婦のための食生活指針」，また，国際的には2021年1月に改定されたアメリカの食生活指針について記述を改め，その他必要な見直しを行い「六訂第2版」を2022年3月に刊行した。

　その後，2023年5月には「健康日本21（第3次）」が告示され，2024年度より適用されることとなった。そのため，これに関連する記述を改め，「六訂第3版」とする。

　今回の改訂においてもまだ不十分な点があるかもしれない。忌憚なきご意見をいただき，ご指導いただければ幸甚である。

　　2024年2月

井上　浩一

小林　実夏

　1973（昭和48）年に栄養士養成のための教科目として「公衆栄養」が新しく加えられ，その後，国際的にも社会的にもPublic Health Nutritionの視点から重要視され，1986（昭和61）年「公衆栄養学」に改められた。

　2000（平成12）年3月に「栄養士法の一部を改正する法律」が公布され，栄養士のあり方が検討された。同時に2001（平成13）年9月には管理栄養士・栄養士養成施設のカリキュラムが改正され，「教育目標」と「教育内容」が大きく見直された。

　管理栄養士養成施設カリキュラムでは，生活習慣病の増加など国民の健康問題や少子高齢社会に対応するために，今までの栄養成分，食品，調理を中心とする「モノ」の教育から，人の健康や食生活について指導することのできる「ヒト」の育成が教育目標とされた。教育内容は3領域の基礎専門分野と8教科の専門分野で示され，公衆栄養学は専門分野に位置づけられ，管理栄養士国家試験の出題科目でもある。

　管理栄養士の教育として行政分野を指導する公衆栄養学では，「健康増進法」や「健康日本21」の推進を図るとともに，地域の人々の関係を通してQOLの向上をめざす実践活動が必要となる。従来，公衆栄養学は栄養行政主体の取り組みを多く扱ってきた。今回の改正により，地域社会に根付いた集団の特性や諸問題を把握した上で，特徴ある公衆栄養プログラムを計画・実施・評価する手法を学び，実際に活動できる技術が要求されている。その中で，栄養疫学や栄養疫学的アセスメントを行い，さらに日本だけでなく，諸外国の健康・栄養問題やその対策などについても理解を深めることが必要である。

　本著は，前述の社会活動にも経験のある先生，長年栄養士養成で研究・教育にかかわっている先生方に専門の部分をご担当いただいた。公衆栄養学4単位（実験実習を加え）の中で実践的活動の実を上げるよう意をつくすなど，今回の改正の趣旨に応えるよう努力しているが，諸先生方のご叱責，ご指導を賜れば幸いである。

　　2005年4月

　　　　　　　　　　　　　　　　　　　　八倉巻　和子

第 1 章

公衆栄養の概念

1. 公衆栄養の意義と目的

　公衆栄養（学）（public nutrition）の解釈には諸説あるが，人々の疾病予防と健康の保持・増進を目的に，人の健康と食をめぐる問題を，人間栄養学を基盤として，地域（社会）の組織的活動により解決する実践科学である。

　公衆栄養活動の目的は，個々人の健康の保持・増進にあることはもちろん，個人は同時に社会の構成員であることから，集団全体の健康の保持・増進にほかならない。

　個人の食生活は，その人の栄養に関する知識や考え方，経済力，食習慣，食嗜好などが基礎となるが，住む国や地域の食料事情をはじめとする種々の社会的状況によっても強い影響を受ける。したがって，個人を望ましい食生活に導き，健康状態を引き上げるには，望ましい社会的・経済的諸条件等を整え，個々人の生活環境，生活条件等に沿った地域・職域等からのよりよい食生活の環境づくりと組織的・実践的で適切な食生活改善アプローチ（施策）が重要である。

　このように，公衆栄養活動の基本は，地域という集団が対象である。世界的には国際連合（国連）を中心に，国内では，①厚生労働省や農林水産省等を中心とする健康栄養行政としての活動，②都道府県・市区町村レベルの地区行政としての活動，③住民レベルの自主的な地区組織活動，さらには各種関連団体，民間企業等による自主的かつ組織的活動であり，各々との連携・協働・支援のもと，実践する活動といえる。

　いずれにしても，公衆栄養（学）は，人と食との環境に関連する諸条件を，隣接する各専門的分野に接点を求めながら，総合的に調和させ，地域社会の連携・協働・支援のもと，地域集団の人々の健全な食生活を営むための実践科学である。

2. 公衆栄養の視点

　公衆栄養（学）は，上述のように，人々の疾病予防と健康の保持・増進を目的に，人の健康と食をめぐる問題を，地域社会の連携・協働・支援による組織的活動により解決するものである。したがって，その活動を効率的かつ効果的に進めるためには，適切な公衆栄養プログラムの提供と展開が必要であり，それにかかわる専門職種には総合的なマネジメント能力が求められる。

以下に，公衆栄養の目的を達成するために必要な視点および方向性を示す。

2.1　生態系と食料・栄養

　生態系とは，ある一定の地域で生息しているすべての生物群集（植物，動物，微生物）と，生物群集を取り巻く無機的（非生物的）環境（温度，光，大気，水，土壌等）とを含めた総合的なシステムである。生物群集と無機的環境とは互いに影響を与え合っており，生物同士も捕食者と被食者の関係（食物連鎖）で互いに影響を与え合って生活している。

　このため，生態系が崩れると生態系のスムーズな物質循環ができず，人々の生活に大きな影響を与える。特に人の社会生活と食料生産は気候の影響を大きく受け，温室効果ガス排出や土地の乱開発など自然環境には密接な関係があり，生態系と食料問題を切り離すことはできない。自然環境に負荷をかけている現在の大量生産・消費・廃棄の社会経済システム（環境破壊の要因）は生態系を破壊している。その結果，慢性的な食料不足を引き起こしフード・セキュリティ（食料安全保障）を脅かす結果を招いている。その一方で，先進国では過剰栄養による生活習慣病の増加が問題になっており，食料供給のアンバランスも指摘されている。これら食料問題を解決するには，生態系破壊を防止するための環境整備や社会経済システムの見直しと併せて，われわれの食生活のあり方（適切な食事・食料供給など）の検討や食料の調理や保存を上手に行って無駄や廃棄を少なくするなど，環境問題に配慮した公衆栄養活動が重要である（⇨p. 15）。

2.2　保健・医療・福祉・介護システムと公衆栄養

　人の健康と食をめぐる問題は，個レベルで解決できるものではなく，共通の目的をもった職域や地域社会の連携・協働・支援が重要である。特に，わが国における急速な少子高齢化の状況では，保健・医療・福祉（介護含む）システムにおける連携・協働は必要不可欠である（図 1 - 1 ）。

　わが国における保健・医療・福祉システムを構成するさまざまな公的サービスは，日本国憲法第25条第 2 項（国は，すべての生活部面について，社会福祉，社会保障及び公衆衛生の向上及び増進に努めなければならない）を踏まえ，関連根拠法や指針等に基づいて実施されている。これら公的サービスにおいて，近年共通して特に強調されているのが，地域特性を活かした包括的な支援・サービス提供体制（地域包括ケアシステム）の構築の推進である。行政を主体とした取り組みだけでなく，職域や地域社会の社会関係資本（ソーシ

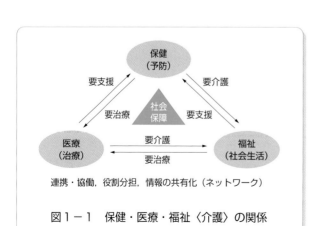

連携・協働，役割分担，情報の共有化（ネットワーク）

図 1 - 1　保健・医療・福祉〈介護〉の関係

ャル・キャピタル）等の連携・協働・支援を基本とした，地域のつながりの強化を目的
とした事業の推進である。

公衆栄養活動において，これらシステムによる連携・協働・支援による事業の推進
例を2つあげる。「保健」と「医療」が結びついた事業制度として，特定健康診査（特
定健診）・特定保健指導制度がある。生活習慣病のリスクの重症化につながる「内臓脂
肪蓄積」に着目し，メタボリックシンドロームのスクリーニングとそのリスクの程度
に応じた保健指導（身体活動指導や食生活指導）が実施されている。

また，高齢化が急速に進む中，「医療」と「介護」が結びついた事業制度として，前
述した地域の包括的な支援・サービス提供体制の構築がある。これは保険者である市
町村や都道府県が，地域の自主性や主体性に基づき，高齢者の尊厳の保持と自立生活
の支援，住み慣れた地域での自宅ケア（居宅療養）を目的としたシステム制度である。
例えば，病院を退院した高齢者に対しては，引き続き介護分野において，今までの栄
養ケア計画に基づく栄養管理を，介護施設あるいは自宅で実施している。なお，この
システムでは医療機関へ再度戻らないよう，地域におけるその対応が可能な体制づく
りが重要である。

これらの事業の推進は，少子高齢化が進む中，国民や各医療保険者の財政負担を減
少させることが目的である。保健・医療・福祉の結びつきが制度的に強化されてきて
いる中，管理栄養士・栄養士が予防の各段階において果たす役割は，ますます大きく
なっている。

2.3　コミュニティと公衆栄養活動

地域には，表1－1のように，さまざまなコミュニティ(集団，組織，グループ，市
町村など）が存在する。これらのコミュニティにはそれぞれ共通の課題や目標があり，
それらの課題解決・目標達成を目的とした公衆栄養活動が実施されている。

表1－1　コミュニティの類型

コミュニティの類型	例
一定の区域に居住する人々	都道府県，市区町村，小・中学校区，保健所管内，医療圏など
同じライフステージにある人々	乳幼児，児童・生徒，成人，高齢者など
同じ健康問題を抱える人々	要介護状態の高齢者，低栄養の高齢者，メタボリックシンドロームの熟年者，発達障害が疑われる乳幼児など
同じ疾患をもつ人々	糖尿病患者，高血圧患者，肥満者，がん患者など
価値体系を共有する人々	同じ文化や宗教，ボランティア組織，自主グループ，NPOなど
日常の生活基盤を共有する人々	町内会，商工会，組合，PTA，医師会など関係団体，営業所など

出典）井上浩一：『サクセス管理栄養士講座 公衆栄養学』(全国栄養士養成施設協会・日本栄養
士会監修)，第一出版，p.3（2011）

　公衆栄養活動には行政等が主体となるものや，コミュニティが自主的かつ主体的に活動するものがあるが，コミュニティ活動においては，コミュニティの社会資源としての役割が大きく，これらコミュニティの社会参加・協力を得た，効率的かつ効果的な組織的活動，事業推進が重要である。いわば，コミュニティオーガナイゼーション（地域社会の組織的活動）の積極的な推進である（表1－2）。

　この主体は地域住民であり，そのあり方は組織ごとに異なるが，住民一人ひとりの自覚と熱意に基づき，自主的に組織をつくり実践することが原則である（表1－3）。各地域の特性に応じて，生活習慣病予防地区，介護予防支援地区など，さまざまな組織が結成されている。

表1－2　コミュニティオーガナイゼーションの組織

組　織	特徴／例
自主的組織 （自律組織）	・住民が自ら問題意識と目的をもって組織化を行い，互いに連帯意識をもって地域保健等のための諸問題を主体的かつ自主的に解決するため相互協力的に活動を行う。代表的な組織としてNPO（非営利団体）がある。 ・通常は，行政からの働きかけがきっかけとなって発足し，のちに，自主的な集団（グループ，仲間）を組織する場合が多い。
行政指導型組織 （モデル地区組織）	・各行政や自治体からの指導によって組織化を進める。 ・地域住民の自主性を尊重して，市区町村ごとの栄養改善または健康づくり推進のための組織を発足させて，その育成に努める。
ボランティア組織	・日本食生活協会による全国的な組織として，各都道府県に支部を置き，各保健福祉事務所（保健所）や市区町村（保健センター）ごとに，食生活改善推進員（ヘルスメイト）が食生活改善の指導を通じて自主的な地域保健活動を展開している。 ・その他，母子保健推進員や食品衛生推進員などのボランティア組織が活動している。

出典）笠原賀子：本書三訂版を一部改変

表1－3　コミュニティオーガナイゼーションの基本

①主な組織：自主的組織，行政指導型組織，ボランティア組織
②自主的組織づくりが基本
③組織メンバーからリーダーを選ぶ
④自主活動でも評価を行う（基本は第三者が評価する）
⑤共通の課題・目標をもつ
⑥役割分担を明確化する
⑦メンバーシップの考えを重んじる

３．めざすべき公衆栄養活動の方向性

３．１　公衆栄養活動とは

　公衆栄養活動とは，公衆栄養（学）の理論（考え方）に基づき，地域保健・医療・福祉・介護等とのかかわりにおいて，共通の目的をもった組織（住民，行政，専門家等）が，連携・協働・支援のもと，栄養・食生活に力点を置いて，地域における人々の健康・栄養状態を改善し，その地域の健康水準を高める社会的な組織的活動である。

　なお，地域における組織的活動を効率的に進めるには，地域社会全体のコンセンサスを得た上で，科学的根拠に基づいた事業等の展開と地域社会の組織的な取組が重要である。行政機関はあくまでも自主的活動によって生まれた組織に対して活動の場を提供するとともに，財政的・技術的・制度的な面での援助指導を中心に，住民組織が主体的に考え，行動するように，公衆栄養活動の側面から助言または支援する立場で対応することが重要である。

　このため，保健所や保健センターに勤務する管理栄養士や栄養士は，漫然と知識や技術を伝達するのでなく，地域の公衆栄養活動計画を踏まえて，住民の積極的な参加による自主的活動が住民の行動変容に結びつくような継続的な支援・助言を行い，組織の活性化を図らなければならない。

　以下には，これまでの公衆栄養活動の変遷に加え，活動分野別に公衆栄養活動を進めるにあたっての方向性と考え方を概説する。

３．２　公衆栄養活動の歴史

　今日に至るまでの日本における栄養学の発展と栄養改善・健康づくりのあり方を概観すると，公衆栄養活動は栄養欠乏問題から始まり，社会情勢の変化とともに，過剰問題，疾病予防に至る幅広い範囲の活動がなされている。以下に公衆栄養の歴史的経緯を表１－４に示す。歴史的活動を学ぶことは，今現在でも，また将来にわたっても，疾病予防や健康づくりをはじめ，重症化予防およびフレイル予防，ひいては生活の質（QOL：quality of life）を高めるために貴重な指針となる。

表1-4　日本の公衆栄養活動と健康づくり対策の歴史

時代の特徴		年代	公衆栄養活動および関連事項
戦前	脚気対策	江戸時代	白米食が習慣化した裕福層の間で，脚気が「江戸患い」として流行
		1884（明治17）年	海軍軍医総監高木兼寛　海兵の食事を白米食からパン食に変更　→脚気患者が急速に減少
		1908（明治41）年	森林太郎を会長とする「臨時脚気病調査会」の編成
			→食事を白米から麦混合食に切り替えることで，脚気の改善につながることを実証
		1910（明治43）年	鈴木梅太郎　オリザニン（ビタミンB₁）を発見　→脚気対策に大きく貢献
	栄養士の誕生と栄養行政の始まり	1911（明治44）年	佐伯矩（さいきただす）　アメリカから帰国。栄養学の重要性を説き，研究と栄養思想を普及
			→私設栄養研究所（大正3年），栄養学校（大正13年）を開設。栄養士養成の始まり
		1920（大正9）年	佐伯矩の提言より，国立栄養研究所設立
		1924（大正13）年	佐伯矩は自ら，私立の栄養学校設立
		1929（昭和4）年	内務省で「国民栄養改善に関する件」が取り上げられる
			→以後，栄養士の各地方庁への配置が進む
		1936（昭和11）年	冷害対策などを目的に，東北6県の衛生課に栄養士が配置される
		1937（昭和12）年	保健所法（旧）制定　→保健所栄養士の誕生（栄養改善の指導を行うべきことが定められる）
戦中・戦後	戦中・戦後の食料不足から回復期へ	1939（昭和14）年	食糧統制開始　→戦時下，食料不足により国民の栄養状態が低下
		1945（昭和20）年	連合国軍総司令部（GHQ）の司令により東京都内の栄養調査が行われる
		1947（昭和22）年	保健所法（新）制定　→保健所に栄養士が配置される
			栄養士法制定　→栄養士の定義，義務などの法制化（1年生制度）
			食品衛生法制定
		1948（昭和23）年	医療法制定　→100床以上の病院で栄養士配置規定（1人）
			乳児院，虚弱児施設，事業所附属寄宿舎についても各関係法で栄養士配置が規定
		1950（昭和25）年	栄養士の修業年限が2年以上となる（栄養士法一部改正）
		1952（昭和27）年	栄養改善法制定（2003（平成15）年の健康増進法施行により廃止）　→栄養改善活動が法的に規定される（国民栄養調査の実施，栄養相談所の設置，集団給食施設の指導，特殊栄養食品制度の創設等）
		1954（昭和29）年	学校給食法制定　→1956（昭和31）年には小・中学校の完全給食化
		1955（昭和30）年	栄養指導車（キッチンカー）の登場　→保健所から離れた地域にも巡回し，栄養指導などを実施。栄養知識の普及，栄養改善に貢献
		1958（昭和33）年	ボランティアによる食生活改善地区組織の育成の推進
経済成長期	成人病（生活習慣病）対策から健康づくり対策へ	成人病の散見	1962（昭和37）年	管理栄養士制度の制定（栄養士法一部改正）
			集団給食施設の管理栄養士配置が努力規定とされる（栄養改善法一部改正）
			1965（昭和40）年	経済の高度成長に伴い，肥満や成人病（生活習慣病）が増加
			母子保健法制定（乳幼児健診，母子保健指導等）
			1970（昭和45）年	保健栄養学校が全国の保健所で開催される
			1972（昭和47）年	国の予算補助による健康増進センター設置が始まる
			1973（昭和48）年	特殊栄養食品の特別用途食品に病者用が追加される
		第一次国民健康づくり	1978（昭和53）年	第一次国民健康づくり対策の開始（二次予防対策，市町村健康づくり事業開始）
			1982（昭和57）年	老人保健法制定（市町村主体による高齢者に対する保健サービスの開始）
			1985（昭和60）年	管理栄養士国家試験制度の開始（栄養士法一部改正）
				都道府県知事が指定する集団給食施設の管理栄養士配置が必置義務となる（栄養改善法一部改正）
				厚生省「健康づくりのための食生活指針（旧）」策定
現在		第二次国民健康づくり	1988（昭和63）年	「アクティブ80ヘルスプラン」（第二次国民健康づくり対策）の開始（運動習慣の普及を重点に置いた施策，一次予防対策）
			1989（平成元）年	厚生省「健康づくりのための運動所要量」策定
				高齢者保健福祉推進十か年戦略「ゴールドプラン」策定
			1990（平成2）年	厚生省「対象特性別の食生活指針」策定
				「外食料理の栄養成分表示ガイドライン」策定　→栄養成分表示の推進が図られる
			1993（平成5）年	厚生省「健康づくりのための運動指針」策定
			1994（平成6）年	厚生省「健康づくりのための休養指針」策定
				保健所法を地域保健法に改正　→保健所業務と市町村業務の責務が明確となる
				「エンゼルプラン」　→子育て支援のための基本指針
			1995（平成7）年	栄養改善法の一部改正による栄養表示基準制度の創設〔1996（平成8）年5月施行〕
			1996（平成8）年	生活習慣病に着目した疾病対策の基本的方向性について　→成人病から生活習慣病へ
				特殊栄養食品制度を特別用途食品制度に改正

時代の特徴	年　代	公衆栄養活動および関連事項
	1997（平成 9 ）年	厚生省「健康づくりのための年齢・対象別身体活動指針」策定
	1999（平成11）年	「新エンゼルプラン」策定〔2000（平成12）年度より施行〕　→少子化対策の実施計画
	2000（平成12）年	厚生省「21世紀における国民健康づくり運動（健康日本21）」策定
		管理栄養士が厚生労働大臣の免許制となる（栄養士法一部改正）
		→背景に生活習慣病の増加。専門知識や適切な栄養指導などが求められる
		「食生活指針（新）」文部省・厚生省・農林水産省の 3 省が合同策定
		厚生省「健やか親子21」策定
		介護保険制度施行
	2001（平成13）年	「保健機能食品制度」制定（特定保健用食品と栄養機能食品）
	2002（平成14）年	健康増進法制定（栄養改善法廃止）
	2003（平成15）年	国民栄養調査から「国民健康・栄養調査」へ改称（調査内容を拡充）
		食品安全基本法制定
		「健康づくりのための睡眠指針」策定
	2004（平成16）年	厚生労働省「日本人の食事摂取基準（2005年版）」策定
		→栄養所要量から食事摂取基準へ
		学校教育法および教育職員免許法による栄養教諭制度創設〔2005（平成17）年度より実施〕
	2005（平成17）年	厚生労働省・農林水産省「食事バランスガイド」策定
		内閣府「食育基本法」制定
		厚生労働省「健康フロンティア戦略」実施（生活習慣病予防対策と介護予防対策の重視）
	2006（平成18）年	厚生労働省「妊産婦のための食生活指針」策定
		内閣府「食育推進基本計画」策定
		厚生労働省「健康づくりのための運動基準2006～身体活動・運動・体力～」策定
		厚生労働省「健康づくりのための運動基準2006～生活習慣病予防のために～
		〈エクササイズガイド2006〉」策定
		高齢者の医療の確保に関する法律の制定（老人保健法の改正）
		介護保険法に基づく地域支援事業の開始
	2007（平成19）年	厚生労働省「標準的な健診・保健指導プログラム（確定版）」策定
		厚生労働省「新健康フロンティア戦略」策定
	2008（平成20）年	特定健診・特定保健指導の開始（高齢者の医療の確保に関する法律による）
	2009（平成21）年	消費者庁の設置
		厚生労働省「日本人の食事摂取基準（2010年版）」策定
	2011（平成23）年	内閣府「第 2 次食育推進基本計画」策定
		健康日本21の数値目標に対する最終報告の発表
	2013（平成25）年	厚生労働省「健康日本21（第 2 次）」策定
		厚生労働省「健康づくりのための身体活動基準2013」および「健康づくりのための身体活動指針（アクティブガイド）」策定
	2014（平成26）年	厚生労働省「日本人の食事摂取基準（2015年版）」策定
		医療介護総合確保推進法の制定（地域包括ケアシステムの推進）
	2015（平成27）年	食品表示法の創設
		厚生労働省「健やか親子21（第 2 次）」策定
	2016（平成28）年	農林水産省「第 3 次食育推進基本計画」策定
		文部科学省・厚生労働省・農林水産省「食生活指針（2000年策定）」の改定発表
		厚生労働省『日本人の長寿を支える「健康な食事」のあり方に関する検討会報告書』公表
	2017（平成29）年	厚生労働省「地域高齢者等の健康支援を推進する配食事業の栄養管理に関するガイドライン」策定
	2019（令和元）年	厚生労働省「日本人の食事摂取基準（2020年版）」策定
	2021（令和 3 ）年	農林水産省「第 4 次食育推進基本計画」策定
		厚生労働省「妊娠前からはじめる妊産婦のための食生活指針」策定
		厚生労働省「自然に健康になれる持続可能な食環境づくりの推進に向けた検討会報告書」公表
	2022（令和 4 ）年	健康日本21（第 2 次）の最終評価公表
	2023（令和 5 ）年	こども家庭庁の設置
	2024（令和 6 ）年	厚生労働省「健康日本21（第 3 次）」策定
		厚生労働省「健康づくりのための身体活動・運動ガイド2023」策定（2023年度）
		厚生労働省「健康づくりのための睡眠ガイド2023」策定（2023年度）

時代の特徴の縦列：現在／公衆栄養活動と健康づくり対策の発展／第三次国民健康づくり（健康日本21）／健康日本21（第 2 次）

出典）井上浩一：『サクセス管理栄養士・栄養士養成講座 公衆栄養学』（全国栄養士養成施設協会・日本栄養士会監修），第一出版（2019）掲載の年表をもとに作成

3.3　少子高齢社会における健康増進

　わが国においては少子高齢化による課題が多数存在する。例えば，人口の減少による国力の低下，高齢化と相まった若者の負担増，医療費・年金の増大などであり，これらの課題解決は国策として最重要テーマとなっている。今後もより一層その推進には力を注がなければならない。

（1）少子化対策

　わが国の合計特殊出生率は一時期，国の対策が功を奏して緩やかな上昇傾向にあったが，ここ数年微減傾向となっている。2022（令和4）年現在1.26人である。2.0人を下回っており，2005（平成17）年より人口が減少している。今後もこの状態が続くと，人口の減少による国力の低下と相まって，高齢化による若者の負担増はより一層深刻化していくことが懸念されている。このため，これらを解決するためにさまざまな少子化対策が打ち出されている。少子化問題の要因には，女性の社会進出，核家族化の進行，子育て環境の不備などがあげられているが，1990年以降の施策として，1994（平成6）年の子育て支援のための基本方針と方向性を示したエンゼルプランをはじめ，1999（平成11）年には「重点的に推進すべき少子化対策の具体的実施計画」の新エンゼルプランが策定されている。また，2000（平成12）年には，21世紀における母子保健の方向性を示した国民運動計画，すなわち健やか親子21が打ち出され，目標値が示されているが，この計画の推進の裏づけとなる法律が次世代育成支援対策推進法（時限立法，2025（令和7）年3月31日まで）である。2004（平成16）年には「健やか親子21」の趣旨に沿った少子化社会対策大綱に基づいて，10年後を展望した重点施策計画の子ども・子育て応援プランが，さらに2010（平成22）年には子ども・子育てビジョンが策定されている。

　「健やか親子21」には「健康日本21」に相応する形で母子保健の取組の方向性と目標として，新生児死亡率の維持，子育てに自信がもてない母親の減少，乳幼児健診の満足者の増加などが掲げられ，どちらかといえば，子どもを増やすことを念頭に置いた少子化対策に重点が置かれていた。一方，その後の施策は，結婚や出産に希望がもてる育児環境の整備，子育て支援のための積極的な育児相談・訪問指導，ネットワークによる育児不安解消のためのファミリーサポート体制の整備，共働き家庭に対する保育“給食”サービスの充実など，子育て不安を解消する施策である子ども・子育て支援に力点を置いている。2015（平成27）年度からは，すべての子どもが健やかに育つ社会の10年後の実現に向けて，「健やか親子21（第2次）」が始まっている（⇨第9章，p.202）。

　また，2023（令和5）年度に内閣府の外局としてこども家庭庁が新設された。こども家庭庁は，こどもの視点に立った当事者目線から政策を強力に進めていくことを目指している。従来，厚生労働省および内閣府子ども・子育て本部等が所管していた子育て支援や母子保健施策は，こども家庭庁の所管に一元化された。

（2）高齢化対策

　一方，高齢社会になればなるほど，人と人とが互いに助け合いながら共存する，安心かつ安全な社会の実現が望まれる。高齢者の健康の保持・増進の問題では，長い期間に蓄積された生活習慣上での問題が要因である場合が多いことからも，21世紀における公衆栄養活動では，疾病予防だけではなく，精神的・社会的側面から健康度を高めるなど，健康づくりを支援して生活の質を高める活動（セルフケアやヘルスプロモーション）が求められる。それには，社会全体が支援していく環境の整備が重要である。高齢者においては低栄養と過剰栄養の問題が共存しており，双方とも疾病の回復遅延や生活機能（日常生活動作：ADL）の低下に深い関係があることからも，その人のライフスタイルに応じた対応が重要である。

　わが国における高齢者に対する健康の保持・増進対策としては，これまで1982（昭和57）年の老人保健法による健康診査や健康教育等をはじめ，1989（平成元）年の寝たきり老人ゼロ作戦の「高齢者保健福祉推進10か年戦略（ゴールドプラン）」の実施，さらには2000（平成12）年に全面施行された介護保険制度，健康増進法を根拠とした「健康日本21」が実施されている。2005（平成17）年には生活習慣病予防対策や介護予防対策を視点に置いた健康フロンティア戦略，2008（平成20）年より高齢者の医療の確保に関する法律に基づく特定健診・特定保健指導事業などが推進されている（⇨第9章，p.206）。

　また，2014（平成26）年からは，高齢者に対して，生活を支える在宅ケアを視点に医療・介護など地域のさまざまな社会資源との連携・協働・支援による地域包括ケアシステムの構築（住まい・医療・介護・予防・生活支援が一体的に提供されるシステム）の実現に向けて動き出している。

3．4　疾病予防のための公衆栄養活動

　身体活動の低下や不適切な食生活といったライフスタイルの変化や人口の高齢化に伴う生活習慣病の増加により，医療費も増大している。これらを防止するには一次予防が重要であり，いかにして適切なライフスタイルを身につけさせるかが大切である。それにはヘルスプロモーションやエンパワーメントの視点を踏まえた適切なアプローチが必要である。わが国では，健康障害を引き起こす危険因子をもつ集団のうち，危険度がより高い者に対し，このリスクを軽減し，病気を予防するハイリスクアプローチと，社会全体への働きかけや環境整備を行うことによってリスクの分布を低い方へ移動させるポピュレーションアプローチを組み合わせた取組が行われている（図1－2）。公衆栄養活動も，人々がよりよい方向へ自分たちの生活習慣を変えていき，さらに疾病予防につながる過程において支援する役割を担っている。それには，単なる健康・栄養情報の提供による知識の普及ではなく，得た知識等をいかに行動変容へ結びつけるかが重要なポイントである。

　その施策の一つとして，2008（平成20）年4月から，生活習慣病の発症・重症化予

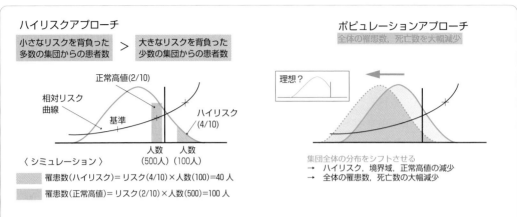

図1－2　ハイリスクアプローチとポピュレーションアプローチ

出典）水嶋春朔：『地域診断のすすめ方：根拠に基づく生活習慣病対策と評価（第2版）』，
　　　医学書院（2006），一部用語改変

防を目的とした特定健診・特定保健指導が開始されている。この事業の特徴は，40歳以上75歳未満のすべての被保険者・被扶養者に，メタボリックシンドロームに着目した健診・保健指導を実施することである。具体的には，対象者自ら，健診結果から生活習慣の課題に気づき，行動目標を設定し実行できるよう，早期に対象者の危険因子の保有状況等を勘案した適切な保健指導を実施し，健康的な行動変容へ導く。

3.5　ヘルスプロモーションのための公衆栄養活動

　2000（平成12）年3月，生活習慣病の一次予防と健康寿命の延伸を目的とした「21世紀における国民健康づくり運動（健康日本21）」が21世紀の新たな施策として示され，その基本はヘルスプロモーションの考え方に沿った健康づくり事業の推進である。

（1）ヘルスプロモーションの定義と目的

　ヘルスプロモーションの原点ともいえるオタワ憲章（1986年）では，その定義を「人々が自らの健康をコントロールし，改善することができるようにするプロセス」とし，最終目的はQOLの向上であり，健康はあくまでも生活を営むための資源であると位置づけている。QOLは，個々がもっている価値観によって異なる。オタワ憲章では，その価値観を尊重しながら，人々が求めるQOLを自ら取得できるよう，社会的支援に

①健全な公共政策を確立する
②支援的環境を創造する
③地域活動を強化する
④個人技術を開発する
⑤ヘルスサービス内容を刷新する

よる施策の展開をうたっている。そのための活動方法として，左記の5点を掲げている。その概念は，生活者重視と社会的組織による社会環境・生活環境の整備であり，単なる健康の獲得ではなく，より積極的な健康の獲得である。

（2）ヘルスプロモーションのモデル：プリシード・プロシードモデル

　ヘルスプロモーションの概念をより明確化し，施策を推進するために，グリーンらはプリシード・プロシードモデルを提唱している（図1－3，表1－5）。これは，健康行動に影響を及ぼす要因を3つ（準備・強化・実現要因）掲げ，個人への直接的な働きかけ以外に，対象者を取り巻く社会・生活環境の働きかけが必要であることを強調している。個人のQOLから対策・事業までの各種アセスメント因子（社会・行動・環境・運営など）を把握・診断・評価することにより，計画策定のための体系的なアセスメントが可能である。このため，モデルは，ヘルスプロモーションプログラムのマネジメントとして，各種保健分野で幅広く活用されている。

（3）わが国におけるヘルスプロモーション

　わが国においても，1978（昭和53）年から進められている健康づくり施策をさらに生活者の立場を重視した地域保健の新たな体系として構築するため，1997（平成9）年に地域保健法（⇨第3章，p.58）が全面施行され，今では学校保健，労働保健などあらゆる分野でこの考えが取り入れられている。2003（平成15）年には健康日本21の法的裏づけともなる健康増進法（⇨第3章，p.56）が施行され，より積極的なヘルスプロモーションとして，生活者参加と生活者を取り巻くあらゆる関係機関・団体・組織の機能を生かした効果的な健康づくりを支援する社会環境の整備がなされている。

　ヘルスプロモーションの概念を，具体的かつわかりやすく説明したのが図1－4である。この図でわかるように，従来の健康づくりでは，生活者に対して医師等の医療・保健関係者が健康に関する知識や技術を提供して健康的な行動や生活習慣に導くことを教えてきたのに対し，ヘルスプロモーションでは，社会の組織活動等により個々人のQOLを向上させるための支援環境づくりが重要であることが示されている。すなわち，ヘルスプロモーションは，生活者を含めた社会全体が健康を向上させ，推進役となって個人の自己管理能力を引き出し，支援していくものである。

　公衆栄養活動においても，従来の栄養改善から，健康増進とQOLの向上をめざした事業の展開がなされているが，このヘルスプロモーションの概念のもと，栄養・食生活領域における理念を示したのが図1－5である。

　この図では，QOLの向上は健康状態や栄養状態の改善によってのみもたらされるものではなく，生活全体を考慮した広範な枠組で健康を捉え，その実現のためには個人の能力・技術開発（知識・態度・技術の習得）だけでなく，食情報の提供など食環境の整備等も含めた社会包括的な取組が必要であることを示唆している。

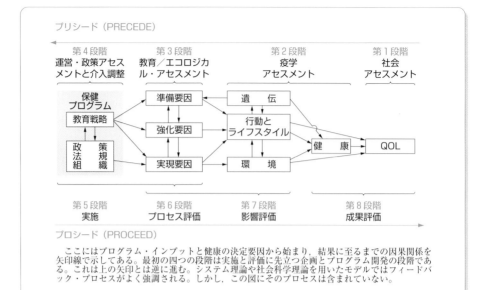

　ここにはプログラム・インプットと健康の決定要因から始まり，結果に至るまでの因果関係を矢印線で示してある。最初の四つの段階は実施と評価に先立つ企画とプログラム開発の段階である。これは上の矢印とは逆に進む。システム理論や社会科学理論を用いたモデルではフィードバック・プロセスがよく強調される。しかし，この図にそのプロセスは含まれていない。

図1−3　プリシード・プロシードモデル

出典）Green LW，Kreuter MW，神馬征峰訳：『実践ヘルスプロモーション』，医学書院，p.11（2005）

表1−5　プリシード・プロシードモデルにおける各段階の概要

第1段階	社会アセスメント	社会アセスメントと状況分析はペアで機能する。対象集団から主観的に見いだされたニーズや問題点，興味・関心からQOL指標を得る。
第2段階	疫学アセスメント	①プログラムのための具体的な健康目標や問題を特定する。対象集団からデータを得，課題を抽出して優先順位をつける。 ②対象集団の病因（遺伝的要因，行動パターン，環境要因）を特定する。
第3段階	教育／エコロジカル・アセスメント	保健行動と環境要因の原因となる次の三つの要因を抽出し，分類する。 ・準備要因：集団の知識，態度，信念，価値観，認識など。 ・強化要因：行動後受ける報酬やフィードバックなど。 ・実現要因：さまざまな人的・物的資源やスキルなど。
第4段階	運営・政策アセスメントと介入調整	最初の3段階で得られた情報を基に，資源，政策，時間，実施能力などプログラムの実施体制を整える。
第5段階	実　　施	各段階で設定した目標を達成するために，実際にプログラムを実施する。
第6段階	経過（プロセス）評価	第3段階で設定した目標の短期影響についてプログラムの実施に伴うプロセス評価や実施状況についての評価を行う。
第7段階	影響評価	第2段階で設定した目標の中期影響や実施後期待される改善の度合いを客観的に評価する。
第8段階	成果（結果）評価	第1，第2段階で設定した健康やQOLの目標達成状況を総合的，中・長期的に評価する。

出典）　Green LW，Kreuter MW，神馬征峰訳：『実践ヘルスプロモーション』，医学書院，p.11（2005）を一部改変

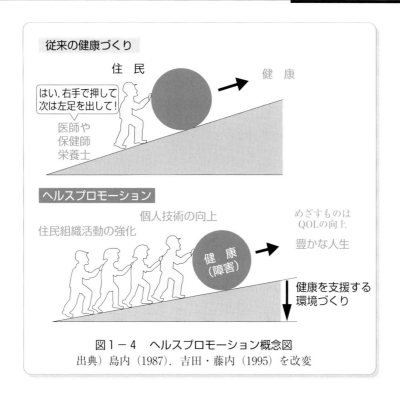

図1-4　ヘルスプロモーション概念図
出典）島内（1987），吉田・藤内（1995）を改変

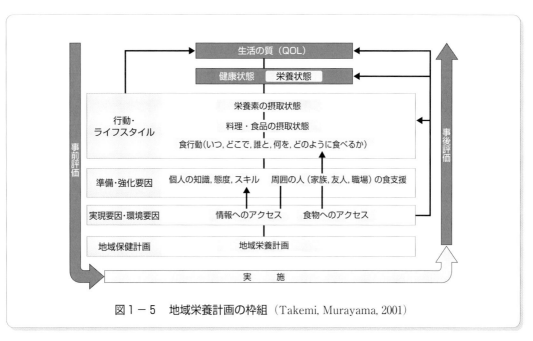

図1-5　地域栄養計画の枠組（Takemi, Murayama, 2001）

3.6　エンパワーメント（自己管理能力）のための公衆栄養活動

　健康的な食生活を持続させるためには，対象者にエンパワーメント(自己管理能力)を獲得させることが重要である。これもオタワ憲章において提唱された。「人々や組織，コミュニティが自分たちの生活をコントロールする能力を獲得する過程」と定義している。公衆栄養活動におけるエンパワーメントとは，住民自らが主体的に，①自分の食生活の問題点について自覚する，②自分で改善目標を設定する，③自分の身体状況等に合った健康的な食生活を実践する，④家族や知人等と健康と栄養に関する情報を共有する，⑤地域の公衆栄養活動に参加するなど，行動変容に導く能力である。

　これらのことを身につけさせるためには，住民自ら，主体的に活動に参加し，参加者自ら，実態を踏まえた，実施可能性，優先性等を考慮した改善計画を策定できるよう奨励することである。このことは個人だけでなく，地域集団にも適用でき，エンパワーメントの考え方は，コミュニティや住民を中心に据えたヘルスプロモーション活動の一環である。

　ヘルスプロモーションの定義（⇨p. 10）にあるように，子どものころからの食育は，効果的な公衆栄養活動である。食育を通じて，自分に合った適切な食べ物の選択をし，その量を知る，さらには規則正しい食事などの健康的な食事のあり方の技術を身につけることは重要である。

3.7　住民参加

　地方公共団体において，地域特性に応じた公衆栄養活動を進めるにあたっては，多様化する住民ニーズを的確に把握し，保健サービスを提供する必要がある。ところが，多くの自治体の財政状況は厳しく，必然的に，行政の力だけではよりよい自治体運営，住民サービスの向上につながっていないのが現状である。このため，近年においては，行政と関係団体・専門職種，あるいは住民との連携・協働・支援を念頭においた，よりよい街づくりが推進されている。

　本来，地域の街づくりは住民のつぶやきをきっかけに形づくられていくもので，すなわち，住民のニーズをいかに施策に反映できるかが，重要なカギである。公衆栄養活動も，住民の主体的な参加あるいは参画により，住民のニーズを的確に把握し，それを可能な限り事業に反映させることが重要である。

　住民参加の手法としては，各自治体により規定された住民参加制度のほか，各自治体独自に住民自治の拡充を図るための施策が展開されている。例えば，住民の声を聞く場として，市政モニター制度，パブリックコメント，市民説明会（タウンミーティング），市民アンケート，委員会等への市民公募等があり，多くの自治体でこれまで一般的に行われてきている。また，住民の判断材料となる情報の提供も，広報誌やホームページ等を通じて行われている。

　なお，行政にかかわる管理栄養士（以下「行政栄養士」という）等には，これら住民参加手法で得られた情報の内容を吟味し，行政が実施する施策の意義，費用対効果等，

細かな情報を住民に提供し，説明責任を果たしていくことが求められる。

　一方，住民側の問題点として，住民参加の場を提供されても，それにかかわってくるのは，特定の者に限られているという現実がある。その要因は少子化，共働きの増加，核家族化とさまざまであるが，地域住民の交流が薄れることで，本来，地域で解決できる問題までも行政に持ち込まれるケースが少なくない。

　住民参加による政策形成には，その意思決定手続きに膨大な時間と労力が必要とされる。行政栄養士も積極的に街づくり活動に参加し，住民の生の声を聞くなど，住民との信頼関係を築くことが重要である。そのことにより，公衆栄養活動を計画する段階から，住民の参画がスムーズになり，主体的な活動が活発化し，住民のエンパワーメントが高まっていく。

３．８　ソーシャル・キャピタル醸成と活用

　ソーシャル・キャピタル（社会関係資本）の概念は，新しく，さまざまな領域で使用され，定義にも幅がある。通常，地域社会における人々の信頼関係や結びつきを表す概念として用いられている。地域保健領域では，人々の協調行動（相互の信頼，社会規範，ネットワーク等）を活発にすることによって，社会関係資本等を醸成・活用し，住民と協働し，住民の自助および共助を支援して主体的かつ継続的な健康づくりや疾病対策等を推進することである。社会疫学研究でも，地域社会の自治会や町内会において，信頼関係（人間関係）を高め，ネットワーク化を進めることによって，治安，災害復旧等に役立ち，経済の活性化，教育面・健康増進の成果等にもつながることが明らかにされている。このことから，健康日本21（第３次）においても，健康格差を説明する要因の一つとして，ソーシャル・キャピタルの向上を目標として掲げている。

　地域社会においては，この概念をもとに，さまざまなコミュニティとの連携・協働による保健事業は欠かせない。ライフサイクルを通じた健康づくりを支援する管理栄養士は，住民の多様なニーズを的確に把握し，ソーシャル・キャピタルを醸成・活用しながら，学校や企業等の関係機関との幅広い連携を図りつつ，社会環境の改善に取り組むなど，地域特性に応じた健康な街づくりを推進することが重要である。それには特に，地域の保健事業計画（あるいは食育推進計画など）を作成する段階から地域住民の自主的・主体的な社会参加を促し，特に共通の課題・目標を有するコミュニティの社会参加，協力を得た組織的な活動はたいへん重要である（図１-６）。

３．９　生態系保全のための公衆栄養活動

　世界においては慢性的な食料不足が原因の栄養欠乏が問題となっている一方で，過剰摂取に伴う生活習慣病の増加が問題視されるなど，食料供給のアンバランスが栄養問題を引き起こしている。これらは，生態系の破壊に関係しており，その要因は自然の変化よりもむしろ人工的な要素が大きい。例えば，わが国の食生活のあり方（過剰摂取による肥満，無駄な廃棄，過度な贅沢など）が，他国の自然環境を破壊することにな

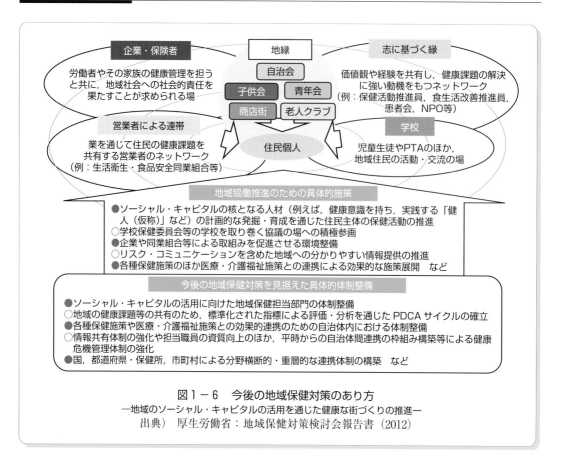

図1-6　今後の地域保健対策のあり方
—地域のソーシャル・キャピタルの活用を通じた健康な街づくりの推進—
出典）厚生労働省：地域保健対策検討会報告書（2012）

り，結果的には食料の確保を困難なものにしている。そこで，自然環境への負担をできるだけ少なくするために，わが国では環境基本法や資源の有効な利用の促進に関する法律，循環型社会形成推進基本法等により物質循環（資源リサイクル）を推進しており，国民も生態系保全を意識した主体的活動（例えば，無駄な廃棄の減少，容器包装の分別等）がこれまで以上に求められる。

　生態系保全の観点からのわが国の公衆栄養活動の施策例として，食料・農業・農村基本法および食育基本法に基づく食生活指針（⇨第3章，p.70）において，食料自給率向上と循環型社会を念頭に，「調理や保存の工夫による無駄や廃棄を少なくする」ことが指針項目の一つとして掲げられている。わが国の食料自給率は供給熱量ベースで38％（2022年度）であり（⇨第2章，p.46），かなりの食料を輸入に頼っている。一方で，食品ロス量（食品由来の廃棄物等のうち可食部分と考えられる量）は2021（令和3）年度推計で523万トン（事業系279万トン，家庭系244万トン）にのぼる。国民1人当たりの年間食品ロス量は約42kgである（農林水産省・環境省資料，2023）。このことからも，これまで以上に，食事の提供や調理，保存の方法など，無駄や廃棄を少なくする工夫が必要である（⇨第2章，p.43）。

健康・栄養問題の現状と課題

1. 疾病構造の変化

　現在，日本は急速に少子高齢社会に突入している。つまり，年少人口（0〜14歳）と生産年齢人口（15〜64歳）が減少する一方で，老年人口（65歳以上）が増加している。

　高齢になれば健康状態は低下するので，高齢者が多数を占める社会の疾病負担は大きくなる。疾病負担を大きくしないためには，若いときからの疾病予防の食事などの生活習慣が重要になる。また，高齢になれば日常の生活能力が低下して，介護を必要とする人も増える。そこで2000（平成12）年に介護保険制度が導入されたのであるが，介護を要する高齢者の食事に関する問題も起こっている。

1.1　人口の高齢化による要介護者の増加
（1）人口ピラミッドの変化

　人口構造の変化を人口ピラミッドの形の変化（図2−1）でみると，1930（昭和5）年は多産多死の時代で真のピラミッドの形をしていた。第二次世界大戦直後には合計特殊出生率が4以上と高かったが，産児制限が行われて1950（昭和25）年以降の出生率が急速に低下したので，1947〜49（昭和22〜24）年生まれが「団塊の世代」となった。その世代の子が生まれた1971〜74（昭和46〜49）年が第二次ベビーブーム（団塊ジュニア）時代で，母親は22〜27歳のとき平均2人の子どもを産んでいた。

　1975（昭和50）年以降，合計特殊出生率は2より小さくなり，晩産化も起こり，団塊ジュニアの子どもは第三次ベビーブームとはならず，人口ピラミッドはひょうたん型になった（図2−1，2000年）。総人口がピークであったのは2005（平成17）年の1億2,777万人である。今後も合計特殊出生率が現在の水準程度で続くと2070年には8,700万人，2100年には6,200万人ほどになると予想されており，ピラミッドはつぼ型になる（図2−1，2070年）。

　老年人口は2020（令和2）年には，その数は3,600万人になった（図2−2）。総人口に占める65歳以上人口の割合を高齢化率というが，2022（令和4）年には高齢化率は29.0％になった。老年人口が横ばいになった後も，少子化が続いて総人口は減ると予想されるので，高齢化率はなお急速に上昇することとなる（図2−3）。

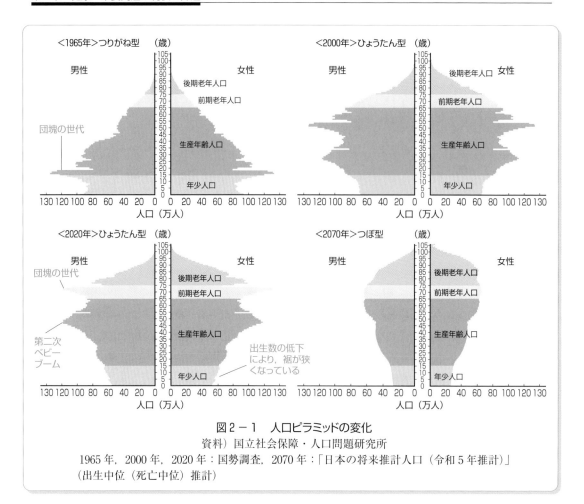

図2－1　人口ピラミッドの変化
資料）国立社会保障・人口問題研究所
1965年，2000年，2020年：国勢調査，2070年：「日本の将来推計人口（令和5年推計）」
（出生中位（死亡中位）推計）

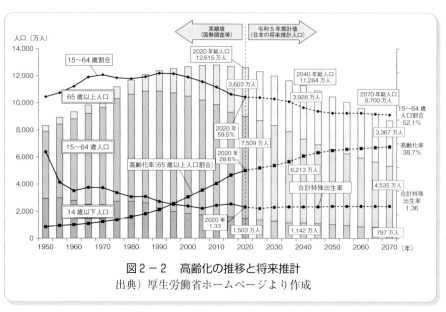

図2－2　高齢化の推移と将来推計
出典）厚生労働省ホームページより作成

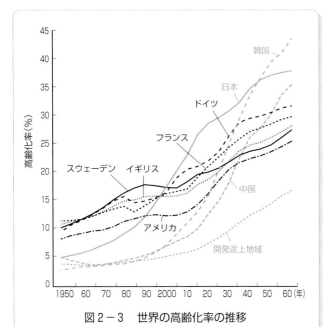

図2-3　世界の高齢化率の推移

注）開発途上地域とは，アフリカ，アジア（日本を除く），中南米，メラネシア，ミクロネシアおよびポリネシアからなる地域をいう。

資料）UN,World Population Prospects：The 2022 Revision. 日本は，2020年までは総務省「国勢調査」，2025年以降は国立社会保障・人口問題研究所「日本の将来推計人口（令和5年）」の出生中位・死亡中位仮定による推計結果

（2）平均寿命と健康寿命

　日本では多産多死から少産少死への変化が急速であったが，平均寿命は着実に延び，世界の長寿国になった（図2-4）。特に女性の平均寿命は世界で1位である（表2-1）。日本人の平均寿命の延びは，食生活の改善による栄養状態の向上と衛生環境の改善が大きくかかわっていると考えられている。

　世界保健機関（World Health Organization：WHO）では，健康寿命という指標を提唱している。これは，他人からの介助なしに自立して生活できる寿命を表し，日本は世界最高水準である（表2-1）。しかし，高齢になれば介護を必要とする人は増えるので，平均寿命と健康寿命の差を小さくする努力が必要とされる。

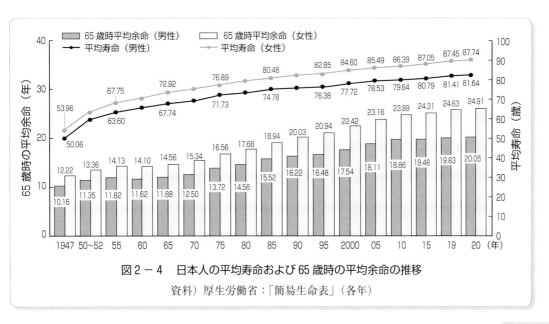

図2-4　日本人の平均寿命および65歳時の平均余命の推移

資料）厚生労働省：「簡易生命表」（各年）

表2－1　主な国の健康寿命，平均寿命（2019年）　　　　（年）

国　名	健康寿命	平均寿命		国　名	健康寿命	平均寿命	
	男女平均	男性	女性		男女平均	男性	女性
〈アジア〉				〈ヨーロッパ〉			
日本	74.1	81.4	87.5	スイス	72.5	81.8	85.1
シンガポール	73.6	81.0	85.5	スウェーデン	71.9	80.8	84.0
韓国	73.1	80.3	86.1	フランス	72.1	79.8	85.1
中国	68.5	74.7	80.5	ドイツ	70.9	78.7	84.8
インド	60.3	69.5	72.2	イギリス	70.1	79.8	83.0
アフガニスタン	53.9	63.3	63.2	ロシア	64.2	68.2	78.0
〈南・北アメリカ〉				〈アフリカ〉			
カナダ	71.3	80.4	84.1	エジプト	63.0	69.6	74.1
アメリカ	66.1	76.3	80.7	シエラレオネ	52.9	59.6	61.9
チリ	70.0	78.1	83.2	〈オセアニア〉			
ブラジル	65.4	72.4	79.4	オーストラリア	70.9	81.3	84.8

資料）WHO：World Health Statistics 2021

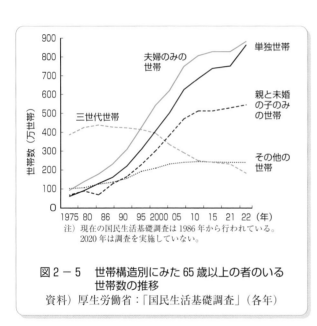

注）現在の国民生活基礎調査は1986年から行われている。
2020年は調査を実施していない。

図2－5　世帯構造別にみた65歳以上の者のいる
世帯数の推移
資料）厚生労働省：「国民生活基礎調査」（各年）

（3）要介護者の増加

　少子高齢社会では，高齢者の介護をどう行うかは大きな問題である。家族の中に65歳以上の高齢者のいる世帯数は，1975（昭和50）年には712万世帯であったが，2022（令和4）年には2,747万世帯に増えて，全世帯の約50.6％を占めている。核家族化が進み，全世帯での1世帯当たりの人員は2022年では2.25人である。

　65歳以上の高齢者のいる世帯を世帯構造別にみると（図2－5），2022年で最も多いのは夫婦のみの世帯32.1％，次が単独世帯31.8％（独り暮らし）である。今後，食事をつくれない世帯も増え，介護保険サービスの利用も多くなっていく（食費は介護保険の対象にはなっていない）。

　介護等が必要になった主な原因を図2－6に示す。男性では脳卒中の後遺症が多く，女性では認知症が多い。

　介護保険制度による要介護（要支援）認定者は徐々に増加し，2022（令和4）年3月末現在では約690万人であった（図2－7）。これら高齢者への食事の提供のあり方も「公衆栄養（学）」の課題の一つであろう。

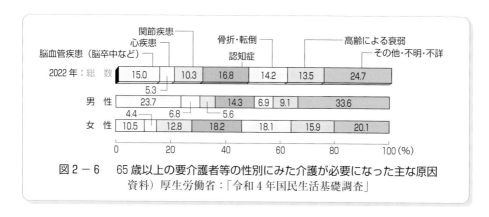

図2−6　65歳以上の要介護者等の性別にみた介護が必要になった主な原因
資料）厚生労働省：「令和4年国民生活基礎調査」

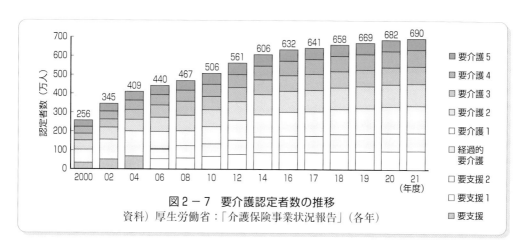

図2−7　要介護認定者数の推移
資料）厚生労働省：「介護保険事業状況報告」（各年）

1.2　高齢社会における主要な疾患

（1）主要死因別死亡率

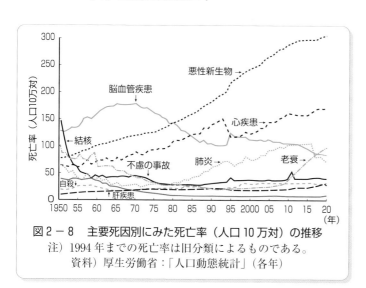

図2−8　主要死因別にみた死亡率（人口10万対）の推移
注）1994年までの死亡率は旧分類によるものである。
資料）厚生労働省：「人口動態統計」（各年）

日本は少産少子社会になり，高齢で発症する病気が増え，それらが死因となる。1980（昭和55）年ごろより悪性新生物（がん）による死亡率が第1位になった（図2−8）。高齢者の割合が増えたため，近年，肺炎死も多い（肺炎の2017（平成29）年の数値低下は，ICD-10の死因分類2013年版が2017年より日本で適用されたことによると考えられる）。また，老衰は死因の第3位にまで増えている。

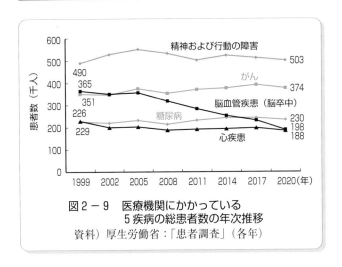

図2-9　医療機関にかかっている
5疾病の総患者数の年次推移

資料）厚生労働省：「患者調査」（各年）

（2）5 疾 病

　厚生労働省は2006（平成18）年，各都道府県が策定する医療計画の中で疾病負担の重い4疾病（糖尿病，がん，脳卒中，心疾患）を指定したが，2011（平成23）年には，近年患者が増加している精神疾患を加えた5疾患とした。図2-9にそれら疾患の有病者数の推移を示す。精神疾患を除いた4疾病の中ではがん患者が最も多く，次が糖尿病である。

　これら4疾病は高齢で起こる非感染性疾患（NCDs；non-communicable diseases）で，以前は「成人病」，現在は「生活習慣病」といわれる病気である。若いときからの生活習慣をよくすることで発症を遅らせることが期待される病気である。関係する生活習慣には食事習慣が含まれ，これについては次節で詳しく述べる。

2．4疾病と食物・栄養

　糖尿病（2型），がん，脳卒中，心疾患の4疾病は，高齢者で罹患率および有病率が増加する疾患であるが，若いときからの食習慣や栄養摂取が関係している。本節ではこれら疾病と食物・栄養との関係について述べる。

2.1　2型糖尿病

（1）肥満の現状

　現在，先進国でも開発途上国でも肥満者の割合が上昇している。肥満の「世界流行」という表現も使われ[1]，肥満から移行する2型糖尿病の予防に関心が高まっている。肥満は，個体の消費エネルギーが摂取エネルギーを下回ることで生じる。自家用車・パソコンなどの普及で体を動かさなくなり，近年，日本人の歩数は，減少傾向にある。歩数は，余暇時間に行われる運動と比較的活発な生活活動を合わせた身体活動の指標であり，歩数の減少は身体活動量の低下を示している。活動量に見合った食事のあり方になっていないことが，肥満者の増加に影響していると考えられる。

　WHOが2003年（最新版は2016年）にまとめた生活習慣と2型糖尿病リスクに関するレポートによると，肥満，運動不足は「確実」にリスクを上昇させ，飽和脂肪酸の摂りすぎは「ほぼ確実」にリスクを上昇させる。一方，習慣的な運動は「確実」にリスクを低下させ，食物繊維の摂取は「ほぼ確実」にリスクを低下させる[2]。

　わが国の20歳以上の者の肥満の動向をみると（図2-10），この10年間では，男性の

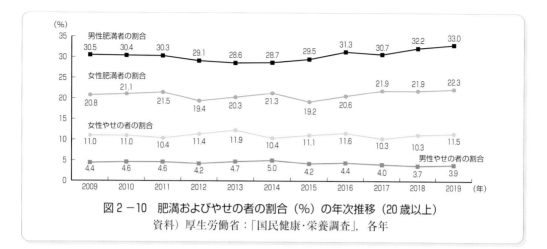

図２−10　肥満およびやせの者の割合（％）の年次推移（20 歳以上）
資料）厚生労働省：「国民健康・栄養調査」，各年

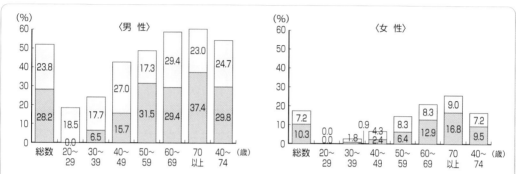

□メタボリックシンドロームの予備群と考えられる者：腹囲が男性85cm，女性90cm以上で，下表3項目のうち1つに該当する者
▨メタボリックシンドロームが強く疑われる者：腹囲が男性85cm，女性90cm以上で，下表3項目のうち2つ以上に該当する者

項目	血中脂質	血　圧	血　糖
基準	・HDLコレステロール値 　　　　　40mg/dL未満	・収縮期血圧値 130mmHg以上 ・拡張期血圧値 85mmHg以上	・ヘモグロビンA1c（NGSP）値 　6.0%以上
服薬	・コレステロールを下げる薬服用 ・中性脂肪を下げる薬服用	・血圧を下げる薬服用	・血糖を下げる薬服用 ・インスリン注射使用

※国民健康・栄養調査では空腹時採血が困難であるため，メタボリックシンドロームの診断基準項目である空腹時血糖値および中性脂肪値により判定せず．上記のとおり判定した。
※参考：厚生労働科学研究健康科学総合研究事業「地域保健における健康診査の効率的なプロトコールに関する研究〜健康対策指標検討研究班中間報告〜」（平成17年8月）
　厚生労働省健康局がん対策・健康増進課／厚生労働省保険局総務課「平成25年度以降に実施される特定健康診査・特定保健指導における特定保健指導レベル判定値，受診勧奨判定値及びメタボリックシンドローム判定値等の取扱いについて」（平成24年11月13日）

図２−11　メタボリックシンドローム（内臓脂肪症候群）の状況
資料）厚生労働省：「令和元年国民健康・栄養調査」

　　肥満者の割合はわずかに増加傾向がみられ，女性は横ばい傾向である。メタボリックシンドローム（内臓脂肪症候群）の状況についてみると（図２−11），40歳以上75歳未満では，男性の2人に1人，女性の6人に1人が，強く疑われる，またはその予備群と考えられると推定されている（令和元年国民健康・栄養調査）。

（2）糖　尿　病

糖尿病は脳血管疾患，虚血性心疾患などの血管性疾患の発症・進展を促し，健康寿命を縮める原因となっている。適切な治療を行わずに放置していると，網膜症・腎症・神経障害の三大合併症を引き起こす。

国際糖尿病連合（IDF）は，2019年に世界の糖尿病人口は4億6,300万人に増えたと発表した[3]。糖尿病の脅威は短期間で拡大し，世界で糖尿病が原因の死亡数は年間420万人にのぼる。

日本では，国民健康・栄養調査の一端として5年おきに「糖尿病実態調査」が行われている。平成29年調査結果（図2−12）によると，「糖尿病が強く疑われる人」と可能性を否定できない「予備群」とを合わせて2,000万人と推計されている。糖尿病が強く疑われる人は，20年前の1997（平成9）年と比べ約1.5倍に増え，増加ペースが加速している。「人口動態統計の概況」によると，2017（平成29）年1年間の死亡総数のうち，糖尿病は1万3,969人であった。性別にみると，男性は7,730人，女性は6,239人である。日本透析医学会によると，わが国の透析療法を受けている患者数は約30万人で，そのうち糖尿病が原因の患者は3人に1人にのぼる。

前述（⇨p.22）のWHOのレポートが出されて以降，食事要因に関する疫学研究は多数発表されているが，日本人を対象とした研究は少ない。飽和脂肪酸摂取量の少ない日本人では，それを制限する予防的意義は低いと考えられる。さらに，インスリン分泌能の低い日本人における糖尿病の環境要因は，欧米人とは異なることが予想される。日本人の研究データによって，日本人向けの糖尿病予防対策を講じる必要がある。

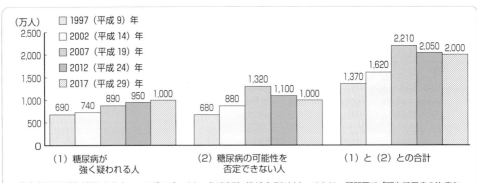

（1）糖尿病が強く疑われる人：ヘモグロビンA1c（NGSP）値が6.5％以上，または，質問票で「現在糖尿病の治療を受けている」と答えた人
（2）糖尿病の可能性を否定できない人：ヘモグロビンA1c（NGSP）値が6.0％以上，6.5％未満で，（1）以外の人

図2−12　糖尿病が強く疑われる人や可能性を否定できない「予備群」の推計人数の年次推移（20歳以上）
注）2012（平成24）年のみ全国補正値。
資料）厚生労働省：「平成29年国民健康・栄養調査」

2.2　が　ん

　図2-13に，発生部位別にみた悪性新生物（がん）の男女別年齢調整死亡率の推移を示す（縦軸は対数目盛である）。図2-8（⇨p.21）では人口10万対の粗死亡率を示しており，全がんの値は右上がりであるが，年齢調整死亡率の図2-13では全がんの値は横ばいである。すなわち，図2-8での増加は，がんに罹患する高齢者が増加したためである。

　全がんを男女で比較すると，女性の死亡率は男性の約半分で，むしろ低下傾向にある。発生部位別に比較すると，減少傾向のものと増加傾向のものとがあり，またそれぞれの部位でも男女差がある。

　がん発生には多数の生活習慣要因が関係し，それらの要因によりがんが発生するまでには長年の曝露が必要である。発生には，喫煙のほか食物，栄養が大きく関係している（表2-2）。以下に，各がんについて食物摂取などとの関係を述べる。

①　胃 が ん　　胃がんの死亡率低下理由としては，1950（昭和25）年代から飲料水の塩素消毒が全国に普及してピロリ菌の感染が減ったこと，また当時多量の食塩を摂っていたのが減ったことなどがあげられる。とはいえ，日本人の胃がん死亡率はアメリカの5倍弱，イギリスの3倍である（OECD，2019）。

②　大腸がん　　大腸がんの増加は，赤身肉・加工肉およびアルコールの摂取量の増加と関係していると考えられている。肉には飽和脂肪酸が含まれていて，それを大量摂取すれば胆汁分泌量も増え，その胆汁酸の一部は大腸で発がん物質に変化する。しかし，大腸がんの年齢調整死亡率は21世紀に入って減少傾向にある。

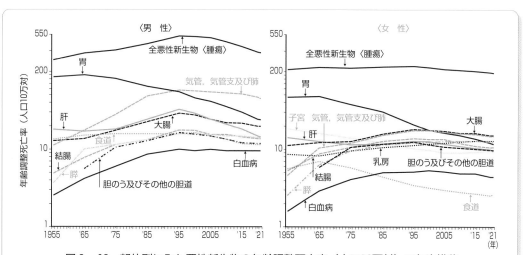

図2-13　部位別にみた悪性新生物の年齢調整死亡率（人口10万対）の年次推移

注：1）大腸は，結腸と直腸S状結腸移行部及び直腸を示す。ただし，1965年までは直腸肛門部を含む。
　　2）結腸は，大腸の再掲である。
　　3）肝は，肝及び肝内胆管である。
　　4）年齢調整死亡率の基準人口は「2015（平成27）年モデル人口」である。
資料）厚生労働省：「人口動態統計」（各年）

表 2 − 2　食物・栄養・身体活動とがん発生との関係

食事および行動	口腔・咽頭・喉頭	鼻咽腔	食道（腺）	食道（扁平上皮）	肺	胃	膵	胆嚢	肝	大腸	乳房（閉経前）	乳房（閉経後）	卵巣	子宮内膜	前立腺	腎	膀胱	皮膚	気道消化管（全体）	体重増・過体重・肥満のリスク
全粒穀物																				
食物繊維を含む食品																				
アフラトキシン																				
野菜，果物																				
赤身肉																				
加工肉																				
広東風塩蔵魚																				
乳製品																				
塩蔵食品																				
飲料水中のヒ素																				
マテ茶																				
コーヒー																				
糖分入り飲料																				
アルコール飲料						1			1	2	2	3				4				
「地中海」食																				
「西欧」食																				5
「ファストフード」																				
グリセミック負荷																				
高用量βカロテン・サプリ					6															
カルシウム・サプリ										7										
中程度以上の身体活動										8										9
激しい身体活動																				
歩行																				
テレビ・スマホ（子供）																				
テレビ・スマホ（成人）																				
成人の高BMI						10									11					
青少年の高BMI　12																				
成人の体重増加																				
成人の高身長　13																	14			
出生時の高体重																				
授乳（母親）																				
母乳（乳幼児）																				

■ リスク低下「確実」　　■「おそらく確実」　　■ リスク上昇「確実」　　□「おそらく確実」

1．エタノール 1 日 45g 以上の摂取
2．エタノール 1 日 30g 以上の摂取
3．いかなる量でもリスクあり
4．エタノール 1 日 30g まで
5．砂糖などの遊離糖，肉，脂肪を大量に含む食事
6．喫煙者でのリスク
7． 1 日 200μg 以上の摂取
8．結腸がんのみ
9．有酸素運動のみ
10．胃噴門部がんのみ
11．進行性前立腺がんのみ
12．18〜30 歳の若い女性
13．成人の高身長が直接がん発生に関係するのではない。
　　高身長は，妊娠前から身長が止まるまでの期間の成長に関係する遺伝，環境，ホルモン，栄養のマーカーである。
14．悪性メラノーマのみ
出典）World Cancer Research Fund　2018，の表を一部改変

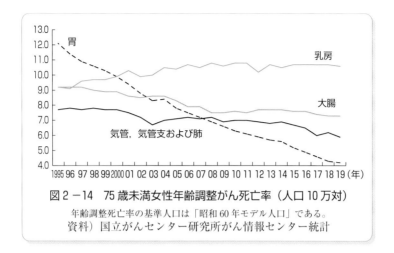

図 2 − 14　75歳未満女性年齢調整がん死亡率（人口 10 万対）

年齢調整死亡率の基準人口は「昭和 60 年モデル人口」である。
資料）国立がんセンター研究所がん情報センター統計

③　**肺 が ん**　　肺がん死亡率の男女差は大きい。75歳未満人口の年齢調整死亡率を男女で比較すると，2019（令和元）年で男性は女性の3.3倍である（がん全体では1.6倍）。これは，喫煙で発がん物質に曝される男性が女性に比べて多いためと考えられる。

④　**食道がん**　　同様に食道がん死亡率は，男性は女性の5.8倍と大差がある。この差は，アルコール摂取量の男女差を反映していると考えられる。

⑤　**乳 が ん**　　乳がん発生には，アルコール過剰摂取・女性ホルモン過剰曝露が促進的に，大豆イソフラボン摂取が抑制的に働く。日本人の乳がん発生は40歳代後半で多く，他のがんが高齢になるほど発生率が上がるのと異なっている。図 2 − 14は，75歳未満女性人口の乳がん年齢調整死亡率の年次推移を，他のがんと比較したものである（縦軸は直線目盛）。大腸がん・肺がん死が21世紀に入って減少傾向になったのに対し，乳がん死亡率は高止まりである。乳がんの罹患率は現在，上昇中であるが，早期発見が比較的容易なので，死亡率の上昇は抑えられている。乳がんは非高齢女性にとっては最重要のがんであり，今後は乳がんの一次予防のための効果的な対策を明確にする必要がある。

　乳がん死亡率を国際的に比較すると，経済協力開発機構（OECD）加盟国の37か国中，日本は韓国，トルコに次いで 3 番目に低い。ただし，欧米諸国は減少しており，高止まりの日本との差は縮まっている（2019年）。

2.3　脳 卒 中

　図 2 − 8 （⇨p.21）に示すように，1960年代の最も高い死亡率は脳血管疾患（脳卒中）であったが，1980（昭和55）年ころに悪性新生物（がん）と代わった。

　脳卒中には大きく分けて脳出血と脳梗塞とがあるが，当時多かったのは脳出血である。食塩摂取量が多かったため，高血圧が関係していたと考えられている。また，少量の飽和脂肪酸摂取は脳出血を予防するとされている（「日本人の食事摂取基準（2020年版）」では，2,000kcal / 日摂取の成人の飽和脂肪酸の目標量は140kcal / 日以下）。当時は肉・

乳製品の摂取量が少なかったために飽和脂肪酸摂取量も少なかった。このことも脳出血が多かったことと関係しているだろう。

2.4　心　疾　患

　図２−８（⇨p.21）をみると，心疾患死が1994〜95（平成６〜７）年に激減しているが，これは1995（平成７）年に死亡診断書の書式に第10次国際疾病分類（ICD10）が採用され，死亡時の病名でなく死因の原疾患名を記すようになったためである。人の死は心臓の停止で診断されるので，原疾患が心臓以外の病気であっても「心不全」と書かれることがあり，それらは「心疾患」として計上されていた。

　真の心臓死の主な原因は心筋梗塞である。心筋梗塞死に絞ってOECD加盟国の間で比較すると，日本が最低で，フランスを除く欧米諸国の１/２〜１/３程度である。アメリカに住みアメリカ流の食事をしている日系人の心筋梗塞死亡率は高いので，日本食が心筋梗塞の予防に効果的であることを示している。

　なお，フランス人は，他の欧米諸国人と同様に動物性脂肪を大量に摂取するのに，心筋梗塞が少ない。これは「フレンチパラドックス」と呼ばれ，フランス人特有の食生活が関係しているといわれている。

3．アルコール摂取と日本人の体質

　本節ではアルコール（エタノール）そのものでなく，その代謝産物アセトアルデヒド（AA）が体に及ぼす害について述べる。アルコールの体内での代謝は，まずアルコール脱水素酵素の作用によってAAになり，さらにAAはAA脱水素酵素によって酢酸になり，酢酸は水と炭酸ガスになる。AAはたんぱく質や核酸に結合し，それらの機能を障害するリスクがある。

　日本人には，①AA脱水素酵素活性が高い人（飲んでも顔が赤くならない）が５割強，②酵素活性が弱い人（赤くなる）が約４割，③酵素活性がない人（まったく飲めない）が数％いる。白人・黒人ではほぼ全員が高い酵素活性をもつのと大きな違いがある。②の人では飲酒時に血中AA濃度が高くなり，末梢血管が拡張して顔が赤くなる。③の人では飲酒は命に危険である。AAの長期影響として発がん性がある。

　現在，日本人女性の飲酒率も酒量も上昇しつつある。管理栄養士・栄養士を志望する人には女性が多い。このような時代にAAが特に日本人女性に与える健康障害の可能性について考えてみたい。

3.1　アセトアルデヒドが胎児へ及ぼす影響

　妊婦の飲酒によって胎児性アルコール症候群（FAS）が発生することはよく知られており，アメリカでは市販の酒の容器には妊婦の飲酒への警告が目立つように書かれている。アルコール分子もAA分子も細胞膜を通過する性質があるので，母親が飲酒

すればアルコールだけでなくAAも胎盤を通過して胎児に移行する。AAの毒性はアルコールよりはるかに強いので，AAが代謝されにくい日本人の胎児の傷害はFASよりも大きいと考えられる。

　母親が酒に強く，父親が弱い場合，胎児の半数は酒に弱い体質になる。もし母親が妊娠中に飲酒をすれば，その胎児には母親から来たアルコール分子だけでなく，それから作られるAA分子による傷害が起こる。また，父母ともに酒に弱い場合，胎児の４人に１人はまったくAAを分解できない。もし母親が妊娠中に飲酒をすれば，その胎児にはAA分子による重大な傷害が起こる可能性がある。以上は可能性の話であって，明確な実例はまだ報告されていないのだが，女性の飲酒率が低かった時代には問題が目立たなかっただけで，今後そのような例が起こる可能性がある。妊婦の飲酒は厳禁である。

3．2　アセトアルデヒドの発がん性

　表2-2（⇨p.26）はアルコール飲料の臓器別がん発生リスクも示すが，これは国際的な評価であり，日本人特有のAAによる発がんリスク増加の可能性は考慮されていない。

　酒に弱い人が大量のアルコールを摂取すると食道がんの発生率が上がることがわかっている[4]。図2-15は，75歳未満男性人口の食道がん年齢調整死亡率（1995～2017年平均）を都道府県間で比較したものである。アルコール摂取量の多い地域で男性の食道がん死亡率が高いように見える。そこでは酒に弱い人も大量の酒を飲んでいる可能性がある。

　酒に弱い女性がアルコールを摂取したとき乳がん発生率が高まるかどうかに関して

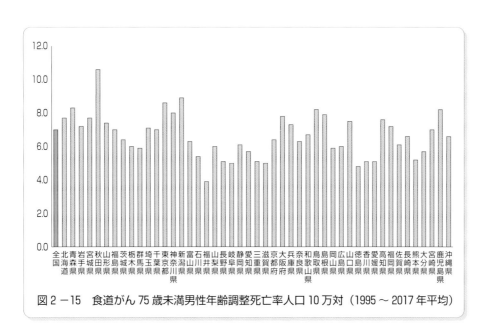

図2-15　食道がん75歳未満男性年齢調整死亡率人口10万対（1995～2017年平均）

の報告はまだない。図2－14（⇨p.27）に示すように，現在，乳がんの年齢調整死亡率は他のがんよりも高い。その増加には女性ホルモン曝露量の増加も関係するといわれるが，AAに関する調査研究も今後必要である。

3.3　新しい「飲みニケーション」文化を創る

飲酒は，社会における人間関係を滑らかにする役もしてきた。その中で「男は酒に強くなくてはならない」とする風潮もあったが，顔が赤くなる人が酒を大量に飲めば食道がんリスクは上昇するのである。遺伝子で決まる酒に弱い体質の人が多くいる日本で，また，女性の飲酒率が上昇している現在，飲酒の健康への影響は個人（および胎児）で異なることを，管理栄養士・栄養士は理解しておく必要がある。

4．食事の変化

ここでは国民健康・栄養調査（厚生労働省：2002（平成14）年までは国民栄養調査として実施）の結果を中心に，戦後から現在にかけての食事の変化を，エネルギー・栄養素摂取量や食品群別摂取量を経時的変化で捉え，その問題点について考える。

4.1　エネルギー・栄養素摂取量

日本の食生活は，1946（昭和21）年戦後の食料不足の時代から1975（昭和50）年ごろまでの経済成長期とよばれる約30年間に急激に変化した。経済の高度成長に伴い，所得の上昇，食料流通の合理化，食品加工と保存技術の発達などにより，国民の栄養状態は著しく改善された。また，女性の就労の増加は，冷凍食品や調理済み惣菜，ファストフード愛好者を増加させ，食の洋風化，多様化，簡素化につながった。このような食事の変化は栄養素摂取状況にも変化をもたらし，炭水化物の減少，動物性たんぱく質・脂肪の大幅な増加がみられた。

1975（昭和50）年以降にはヘルシーブームとしてダイエットが流行しているが，平成になってからは男性の肥満者の増加とともに若い女性の低体重が社会問題となっている。また健康食品・食材にこだわる者やグルメ志向など個人間格差も拡大する中で，高齢化が急速に進展し，高齢者のみの世帯は，低栄養やフレイルといった問題が起こるなど，食は豊かになった一方で，新たな栄養の偏りや格差が生じることになった。

（1）エネルギー・栄養素摂取量平均値の年次推移

エネルギーおよび栄養素摂取量の年次推移をみると，1946〜1975（昭和21〜50）年の30年間に，一部を除くほとんどの栄養素の摂取量が増加した（表2－3）。

エネルギー摂取量は，戦後間もない1946（昭和21）年において1人1日当たり平均値で1,903kcalであった。その後緩やかに増加し，1970〜1973（昭和45〜48）年には2,200kcalを超えていたが，1975（昭和50）年以降は漸減傾向となり，2006（平成18）年

表2－3　栄養素等摂取量の推移 (全国，1人1日当たり)

エネルギー/栄養素		1946 （昭和21）	1965 （昭和40）	1975 （昭和50）	1985 （昭和60）	1995 （平成7）	2000 （平成12）	2005 （平成17）	2010 （平成22）	2015 （平成27）	2019 （令和元）
エネルギー	kcal	1,903	2,184	2,188	2,088	2,042	1,948	1,904	1,849	1,889	1,903
たんぱく質　総量	g	59.2	71.3	80.0	79.0	81.5	77.7	71.1	67.3	69.1	71.4
うち動物性	g	10.5	28.5	38.9	40.1	44.4	41.7	38.3	36.0	37.3	40.1
脂質　総量	g	14.7	36.0	52.0	56.9	59.9	57.4	53.9	53.7	57.0	61.3
うち動物性	g	－	14.3	27.4	27.6	29.8	28.8	27.3	27.1	28.7	32.4
炭水化物	g	386.0	384.0	337.0	298.0	280.0	266.0	267.0	257.6	257.8	248.3
カルシウム	mg	253	465	550	553	585	547	539	503	517	505
鉄	mg	48	－	13.4	10.8	11.8	11.3	8.0	7.4	7.6	7.6
食塩	g	－	－	14.0	12.1	13.2	12.3	11.0	10.2	9.7	9.7
ビタミンA　μgRAE		(4,640)	(1,324)	(1,602)	(2,188)	(2,840)	(2,654)	604	529	534	534
ビタミンB₁	mg	1.80	0.97	1.11	1.34	1.22	1.17	0.87	0.83	0.86	0.95
ビタミンB₂	mg	0.74	0.83	0.96	1.25	1.47	1.40	1.18	1.13	1.17	1.18
ビタミンC	mg	173	78	117	128	135	128	106	90	98	94

注）2000年以前のビタミンAの値はIU
資料）厚生労働省：「国民栄養調査」（1946〜2000年）「国民健康・栄養調査」（2005〜2019年）

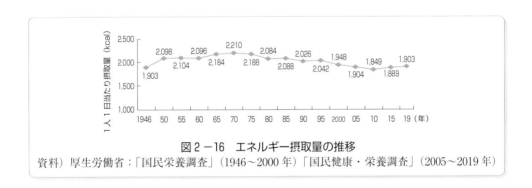

図2－16　エネルギー摂取量の推移
資料）厚生労働省：「国民栄養調査」（1946〜2000年）「国民健康・栄養調査」（2005〜2019年）

には1,800kcal台となった（図2－16）。

　栄養素摂取量で特に大幅な増加がみられたのは脂質であり，4倍以上になった。動物性たんぱく質も約4倍，カルシウムも約2倍と大幅に増加した（図2－17）。一方，炭水化物，ビタミンB₁，ビタミンCは減少した。なお，平成になって以降は，ほとんどの栄養素摂取量が横ばいまたは減少傾向となっている。

（2）PFCエネルギー比率の状況

　エネルギー・栄養素摂取量の推移をみると，エネルギー摂取量は減少傾向を示しているが，摂取エネルギーに占めるたんぱく質（P：protein），脂質（F：fat），炭水化物（C：carbohydrate）の構成比は，1946（昭和21）年以降，脂肪エネルギー比率が増加し，炭水化物エネルギー比率が減少する傾向が続き，1989（平成元）年に脂肪エネルギー比率が，当時の成人の適正とされる25％を超えた。その後30年間，脂肪エネルギー比

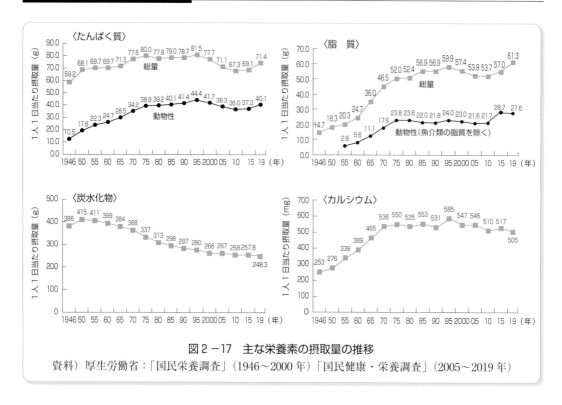

図 2 -17　主な栄養素の摂取量の推移

資料）厚生労働省：「国民栄養調査」（1946〜2000 年）「国民健康・栄養調査」（2005〜2019 年）

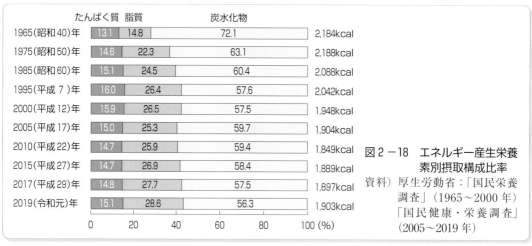

図 2 -18　エネルギー産生栄養
素別摂取構成比率

資料）厚生労働省：「国民栄養
調査」（1965〜2000 年）
「国民健康・栄養調査」
（2005〜2019 年）

率は25〜28％でほとんど変化がみられていない（図 2 -18）。「和食」の栄養バランス
のよさが見直されているが，1975（昭和50）年ごろのPFCバランスが理想に近い。
　性・年齢階級別に脂肪エネルギー比率をみると（図 2 -19），脂肪エネルギー比率が
30％を超える者の割合は，どの年代も男性より女性の方が多くなっており，30〜40歳
代の女性では50％を超えているなど，年代による差が大きい。なお，日本人の食事摂
取基準（2020年版）では，成人の目標量をたんぱく質13〜20％エネルギー（50〜64歳：
14〜20％エネルギー，65歳以上：15〜20％エネルギー），脂肪20〜30％エネルギー，炭水

化物50～65％エネルギーとしている。

（3）食塩摂取量の状況

　1人1日当たりの食塩摂取量を1975（昭和50）年以降についてみると，途中，集計方法等の変更のあった期間もあり，摂取量は上下しているが，1995（平成7）年以降年々減少しており，2019（令和元）年には9.7gとなった（図2－20）。

　20歳以上でみると，2019年では男性10.9g，女性9.3gである。この食塩の減少傾向にはエネルギー摂取量の減少傾向も影響していると考えられるが，1,000kcal当たりでみても漸減傾向となっている。なお，2024（令和6）年度に始まる健康日本21（第3次）には「20歳以上の男女の食塩摂取量は1日当たり7g」と目標が掲げられている。

（4）カリウム，カルシウム年代別摂取量の現状

　カリウム，カルシウムは不足しがちな栄養素であり，「健康日本21」最終評価でも摂取の状況が悪化した目標項目にあげられている。カリウムは，高血圧を中心とした生活習慣病の発症予防および重症化予防のため，その摂取を増やすよう日本人の食事摂取基準（2020年版）に目標量が設定されている。またカルシウムは，骨の健康を保つため，推定平均必要量と推奨量が設定されている。しかし，その摂取量は年代差が大

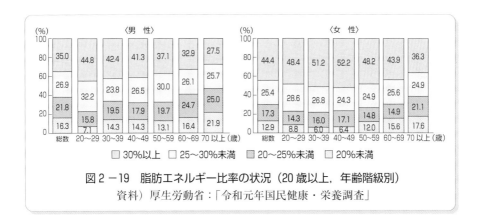

図2－19　脂肪エネルギー比率の状況（20歳以上，年齢階級別）
資料）厚生労働省：「令和元年国民健康・栄養調査」

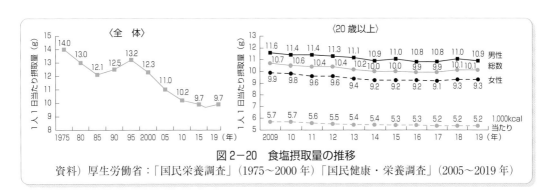

図2－20　食塩摂取量の推移
資料）厚生労働省：「国民栄養調査」（1975～2000年）「国民健康・栄養調査」（2005～2019年）

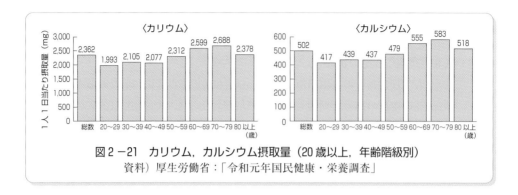

図２−21　カリウム，カルシウム摂取量（20歳以上，年齢階級別）
資料）厚生労働省：「令和元年国民健康・栄養調査」

きく，20〜40歳代で他の年代に比べ低くなっており（図２−21），朝食の欠食や女性の痩身傾向などが影響していると考えられる。

4.2　食品群別摂取量

（1）食品群別摂取量平均値の年次推移

　国民栄養調査および国民健康・栄養調査結果から食品群別摂取量平均値の年次推移を表２−４に示すが，集計方法が何度か変更されたため，一部の食品群については連続した比較ができなくなっている点に注意が必要である。

　1975（昭和50）年以降の変化の特徴としては，まず米を中心とした穀類の摂取量が減少傾向にあることがあげられ，PFCエネルギー比率の炭水化物比率が低下し続けていることに影響している。動物性食品である肉類は増加傾向が続いているが，魚介類は減少傾向にある。2019（令和元）年の調査結果では，１人１日当たりの平均値で肉類103.0gに対して魚介類は64.1gにとどまっている。緑黄色野菜は分類の変更も影響していると考えられるが，2000（平成12）年ごろまで顕著に増加した。最近10年間の野菜の摂取量は270〜290g程度で横ばいの状況にある。

（2）年齢階級別食品群別摂取量の状況

　2019（令和元）年の食品群別摂取量を年齢階級別にみると（⇨p.36，表２−５），豆類，種実類，野菜類，果実類などの植物性食品と魚介類は年齢が高くなるほど多く，肉類と油脂類は少なくなる傾向がみられる。

　野菜摂取量の成人１人１日当たりの平均値は280.5gであり，どの年齢階級も目標である350g/日には達していない。特に20〜40歳代では平均値で250g以下であり，350g以上の摂取者は２割しかいない（図２−22）。20〜40歳代は果実類の摂取量もきわめて少なく，100g/日未満の者が４分の３以上いる（図２−23）。この結果が栄養素摂取量の偏りとなって表れており，年代に応じた食生活改善の必要性が求められている。2024（令和６）年に始まる健康日本21（第３次）には「野菜摂取量の平均値350g」と「果物摂取量の平均値200g」の目標が掲げられている。

表2－4　食品群別摂取量の推移（全国，1人1日当たり）　　　（g）

食品群	1965 (昭和40)	1975 (昭和50)	1985 (昭和60)	1995 (平成7)	2000 (平成12)	2005 (平成17)	2015 (平成27)	2017 (平成29)	2019 (令和元)
米　類	349.8	248.3	216.1	167.9	160.4	343.9	}430.7*	}421.8*	}410.7*
小麦類	60.4	90.2	91.3	93.7	94.3	99.3			
いも類	41.9	60.9	63.2	68.9	64.7	59.1	50.9	52.7	50.2
砂糖類	17.9	14.6	11.2	9.9	9.3	7.0	6.6	6.8	6.3
豆　類	69.6	70.0	66.6	70.0	70.2	59.3	60.3	62.8	60.6
種実類	–	1.5	1.4	2.1	1.9	1.9	2.3	2.6	2.5
緑黄色野菜	49.0	48.2	73.9	94.0	95.9	94.4	94.4	83.9	81.8
その他の野菜	170.4	189.9	178.1	184.4	180.1	185.3	187.5	192.2	167.5
果実類	58.8	193.5	140.6	133.0	117.4	125.7	107.6	105.0	96.4
きのこ類	–	8.6	9.7	11.8	14.1	16.2	15.7	16.1	16.9
藻　類	6.1	4.9	5.6	5.3	5.5	14.3	10.0	9.9	9.9
魚介類	76.3	94.0	90.0	96.9	92.0	84.0	69.0	64.4	64.1
肉　類	29.5	64.2	71.7	82.3	78.2	80.2	91.0	98.5	103.0
卵　類	35.2	41.5	40.3	42.1	39.7	34.2	35.5	37.6	40.4
乳　類	57.4	103.6	116.7	144.5	127.6	125.1	132.2	135.7	131.2
油脂類	10.2	15.8	17.7	17.3	16.4	10.4	10.8	11.3	11.2
菓子類	31.6	29.0	22.8	26.8	22.2	25.3	26.7	26.8	25.7
調味・嗜好飲料	87.8	119.7	113.4	190.2	182.3	694.4	874.4	709.9	681.0

注1）2001年より分類が変更されている。
　2）トマトは1965年まで果実類に含まれ，1966～83年まではその他の野菜に含まれる。
　3）1984年以降の新しい分類により，トマト，ピーマンは緑黄色野菜に含まれる。
＊　2015年以降においては，穀類としてまとめて掲載した。
資料）厚生労働省：「国民栄養調査」(1965～2000年)「国民健康・栄養調査」(2005～2019年)

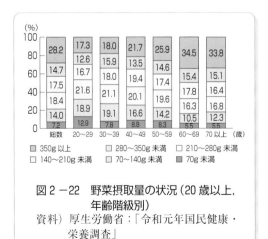

図2－22　野菜摂取量の状況（20歳以上，
　　　　　　年齢階級別）
　資料）厚生労働省：「令和元年国民健康・
　　　　栄養調査」

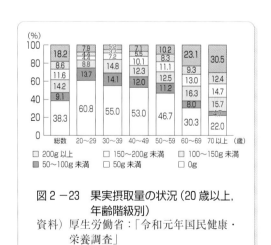

図2－23　果実摂取量の状況（20歳以上，
　　　　　　年齢階級別）
　資料）厚生労働省：「令和元年国民健康・
　　　　栄養調査」

表2－5　年齢階級別食品群別摂取量（全国，1人1日当たり）　　　　　（g）

食品群	20～29歳	30～39歳	40～49歳	50～59歳	60～69歳	70～79歳	80歳以上	20歳以上総数
穀類	448.8	432.4	433.6	413.1	401.7	388.7	388.1	410.5
いも類	41.3	42.5	48.2	42.6	51.1	61.3	51.9	50.0
砂糖・甘味料類	5.8	5.5	5.9	6.0	6.7	7.3	7.4	6.5
豆類	46.8	44.8	51.7	64.6	76.7	76.1	65.1	64.6
種実類	1.3	2.9	2.1	3.0	3.2	3.2	2.2	2.7
野菜類	222.6	239.5	246.8	268.6	307.1	323.1	284.2	280.5
緑黄色野菜	60.5	73.2	69.8	78.0	94.9	103.9	88.4	85.1
果実類	46.9	43.9	55.2	70.6	118.6	159.4	141.7	100.2
きのこ類	14.2	15.8	15.1	15.1	22.4	19.6	16.4	17.7
藻類	7.0	8.0	8.8	10.5	11.4	12.5	12.8	10.6
魚介類	50.8	50.8	52.8	59.2	77.7	88.9	73.8	68.5
肉類	130.7	116.1	130.3	106.9	94.5	81.5	66.5	101.0
卵類	38.9	37.7	40.4	40.1	43.7	44.5	38.4	41.4
乳類	111.9	77.5	96.0	101.3	117.3	127.8	127.5	110.7
油脂類	12.4	12.3	12.8	12.1	11.4	10.3	8.8	11.4
菓子類	21.9	26.5	22.6	24.3	25.2	25.1	24.3	24.4
嗜好飲料類	523.4	629.6	702.9	727.8	753.5	662.2	551.3	673.5
調味料・香辛料類	63.5	64.1	60.6	62.8	71.2	67.8	57.2	64.9

注）特定保健用食品は，該当する食品群に含まれる。
資料）厚生労働省：「令和元年国民健康・栄養調査」

4.3　料理・食事パターン

　日本人の料理・食事パターンは1950（昭和25）年以降の50年間で大きく変化した。和食は，米を「主食」に植物性の食材を主に使用して「炊く」「焼く」「蒸す」「あえる」などの調理法により「主菜・副菜」をそろえて提供する形から，次第に肉・魚といった動物性食材をふんだんに使用した「主菜（おかず）」を中心とした献立に変化していった。調理法も「炒める」「揚げる」などの洋風，中華風の他，多国籍料理も加わって多様化した。また，主食はパン・パスタ・シリアルを食べる者が若者を中心に増え，乳製品を使用したグラタンなどの料理も普及した。調味料も塩・砂糖・味噌・しょうゆ・酢が中心であったが，ソース・ケチャップ・ドレッシング・マヨネーズなどが日常的に使用されるようになった。

　このような料理・食事パターンの変化は，不足していた動物性食品，特に肉・卵・乳製品の摂取を増やして食生活を豊かにし，日本人の栄養状態を改善した。しかし，一方で，米の摂取量を大幅に減らしてPFCエネルギー比率の変化をもたらした。脂肪エネルギー比率が上昇したこと，植物性食品である野菜・豆や魚類の摂取量に個人差が大きいことが，肥満や生活習慣病の増加につながっていると考えられる。また，安易な栄養機能食品やサプリメントの利用は，栄養素の過剰摂取などの問題が生じるおそれがある。

　2013（平成25）年12月に「和食：日本人の伝統的な食文化」がユネスコ無形文化遺産に登録された。「和食」が地域に根差した多様な食材を使用して一汁三菜を基本とした季節感あふれる食事であることを再確認し，保護・継承する動きになることが期待される。厚生労働省は，主食・主菜・副菜をそろえた食事の実践のため，2005（平成17）年に「食事バランスガイド」を，2015（平成27）年に「健康な食事」のシンボルマークを示し，その活用を呼びかけている。

5．食生活の変化

5.1　食　行　動

　人々が望ましい栄養・食物摂取を実現するには，どこで，誰と，どのように食べるといった食行動のあり方が重要である。最近の問題となっている食行動を取り上げる。

（1）朝食欠食の状況

　朝食の欠食率は増加傾向にあったが，この10年では大きな変化はない（図2－24）。2019（令和元）年国民健康・栄養調査における朝食欠食率を性・年齢階級別にみると，男女とも15歳以上で高くなり，特に男性の20～50歳代，女性の30歳代で2割を超えている（図2－25）。2015（平成27）年乳幼児栄養調査（厚生労働省）によっても，子ども（2～6歳児）の朝食の欠食は6.4%であり，就寝時間が遅くなるほど，親（母）の欠食が多いほど，子どもの欠食が多い傾向があることが報告されている。2018（平成30）年文部科学省の全国学力・学習状況調査によると，朝食を毎日食べる小学生の割合は84.8%，中学生79.7%となっている。

（2）家族・地域等との共食状況

　2021（令和3）年食育に関する意識調査報告書（農林水産省，調査実施は2020年12月）によると，「家族と一緒にほとんど毎日食べる」人は，朝食で約5割，夕食で約7割で

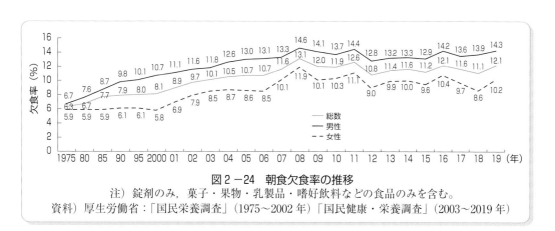

図2－24　朝食欠食率の推移
注）錠剤のみ，菓子・果物・乳製品・嗜好飲料などの食品のみを含む。
資料）厚生労働省：「国民栄養調査」（1975～2002年）「国民健康・栄養調査」（2003～2019年）

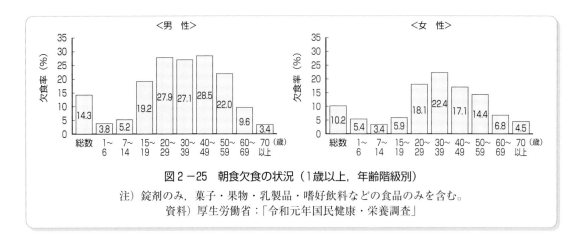

図2-25　朝食欠食の状況（1歳以上，年齢階級別）

注）錠剤のみ，菓子・果物・乳製品・嗜好飲料などの食品のみを含む。

資料）厚生労働省：「令和元年国民健康・栄養調査」

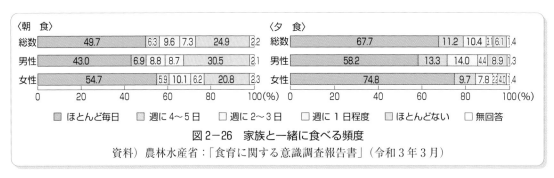

図2-26　家族と一緒に食べる頻度

資料）農林水産省：「食育に関する意識調査報告書」（令和3年3月）

あった（図2-26）。2018（平成30）年の同調査で「家族とコミュニケーションを図ることができる」「家族と楽しく食べることができる」と感じている人はいずれも約7割いたが，実践はできていないのが現状である。また，最近は一緒に食事をしても，異なる献立を食べている家庭も増加している。

　従来の同調査では，地域や所属コミュニティ（職場等を含む）での食事会等の機会があれば参加したいと思う人は約半数で，そのうちの約8割は過去1年間に食事会への参加経験がある人であった。しかし，2021年調査報告では，新型コロナウイルス感染症の影響で，それぞれ約3割，約7割と減少した。

（3）外食，食の外部化の状況

　図2-27に，外食率，食の外部化率の年次推移を示した。1975（昭和50）年以降，ファストフード店，ファミリーレストランなどが次々と全国に出店し，外食産業は急激な発展を遂げた。1990（平成2）年以降は所得収入が増えない時期が続いたこともあり，外食よりも安価である持ち帰り弁当店，コンビニエンスストア，スーパーマーケットなどで調理済み食品を家に持ち帰って食べる中食の利用が増加した。2015（平成27）年の国民健康・栄養調査では，外食および持ち帰りの弁当・惣菜を定期的に利用している者は成人男性41.3%，女性29.2%であり，男女とも20歳代で最も高くなってい

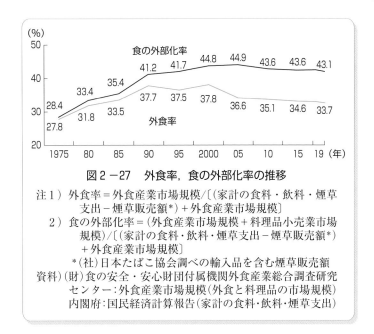

図2－27　外食率，食の外部化率の推移

注1）外食率＝外食産業市場規模／〔（家計の食料・飲料・煙草
　　　支出－煙草販売額＊）＋外食産業市場規模〕
　2）食の外部化率＝（外食産業市場規模＋料理品小売業市場
　　　規模）／〔（家計の食料・飲料・煙草支出－煙草販売額＊）
　　　＋外食産業市場規模〕
　　＊(社)日本たばこ協会調べの輸入品を含む煙草販売額
資料）(財)食の安全・安心財団付属機関外食産業総合調査研究
　　　センター：外食産業市場規模（外食と料理品の市場規模）
　　　内閣府：国民経済計算報告（家計の食料・飲料・煙草支出）

る。また，定期的に利用している者は，ほとんど利用していない者と比べて，主食・主菜・副菜を組み合わせた食事の頻度が低い傾向にあると報告されているが，外食は悪いという考えではなく，外食や中食の際には野菜を意識して選択するなどの工夫が必要である。健康日本21（第2次）ではヘルシーメニューを提供する飲食店や食品企業の増加を目標にあげ一定の成果を得たが（⇨p.89表4－3），健康的な食が選択できる環境の整備をさらに進めるとともに利用する者への情報提供も進めていかねばならない。2015（平成27）年に施行された食品表示法ではすべての加工食品に栄養成分表示をすることが義務化されたが，栄養だけでなく「食の安全」を重視した表示や販売が望まれている。

5.2　食知識・食態度・食スキル

（1）栄養や食育に対する関心と知識

　2021（令和3）年食育に関する意識調査報告書によると，食育に「関心がある」と「どちらかといえば関心がある」と回答した者は83％にのぼり，食生活で実践したい食育の内容に関しては，栄養バランスのとれた食生活の実践，健康に留意した食生活の実践が高かった（図2－28）。

　また，安全な食生活を送るためのポイントとして，9の内容をあげ，それぞれについて，どの程度意識し，判断しているか問いたところ，「あてはまる」と回答した人の割合が最も高いのは，「生の状態（生食として販売されているものは除く）や加熱が不十分な状態で肉を食べないこと」（93.9％）であり，「健康食品を選ぶ場合は，成分名，含有量，使用上の注意，問い合わせ先，品質保証に関するマークなど表示されている内容をよく読んで自分に必要かどうか検討してから購入すること」は72.0％に留まっ

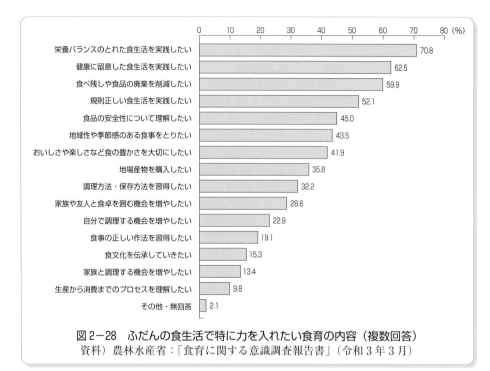

図2−28　ふだんの食生活で特に力を入れたい食育の内容（複数回答）
資料）農林水産省：「食育に関する意識調査報告書」（令和3年3月）

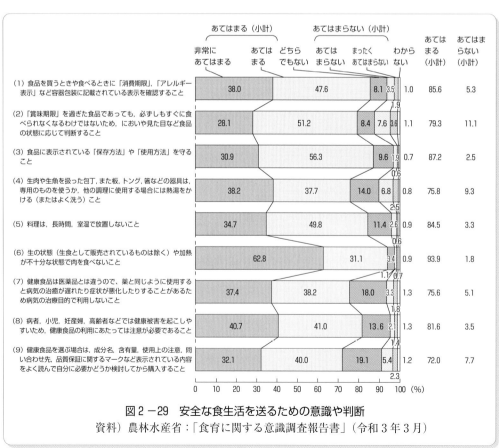

図2−29　安全な食生活を送るための意識や判断
資料）農林水産省：「食育に関する意識調査報告書」（令和3年3月）

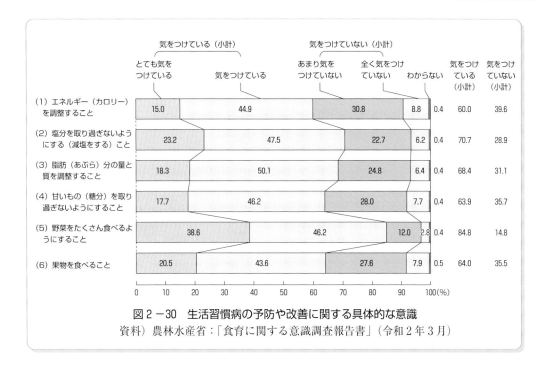

図 2 −30　生活習慣病の予防や改善に関する具体的な意識
資料）農林水産省：「食育に関する意識調査報告書」（令和 2 年 3 月）

ている（図 2 −29）。

　また，2020（令和 2 ）年の同調査では，生活習慣病の予防や改善に関する具体的な意識として気をつけているのは，「野菜をたくさん食べるようにすること」84.8％が最も高く，続いて「塩分を取り過ぎないようにすること」70.7％であった（図 2 −30）。

（2）食生活の実践

　主食・主菜・副菜を組み合わせた食事は日本の食事パターンであり，良好な栄養素摂取量，栄養状態につながることが報告されている[5〜7]。2018（平成30）年国民健康・栄養調査によると主食・主菜・副菜を組み合わせた食事を 1 日に 2 回以上食べることが，「ほとんど毎日」の割合は，男性45.4％，女性49.0％であり，男女ともに若い世代ほどその割合が低い傾向にあった（図 2 −31）。生活習慣病の一次予防のためにも，今後，若い世代への働きかけを重点的に行うことが重要である。

問：あなたは，主食（ごはん，パン，麺類などの料理），主菜（魚介類，肉類，卵類，大豆・大豆製品を主材料にした料理），
　　副菜（野菜類，海藻類，きのこ類を主材料にした料理）の 3 つを組み合わせて食べることが 1 日に 2 回以上あるの
　　は週に何日ありますか。

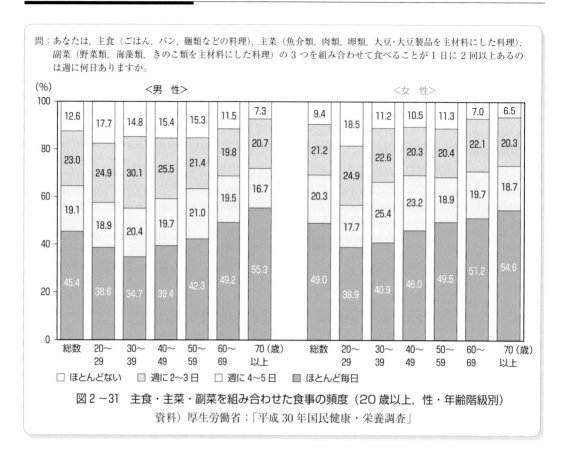

図 2−31　主食・主菜・副菜を組み合わせた食事の頻度（20 歳以上，性・年齢階級別）

資料）厚生労働省：「平成 30 年国民健康・栄養調査」

6．食環境の変化

　　今日私たちは，国内はもとより世界中から取り寄せたさまざまな食品を，好きなと
きに好きなだけ食べることができる。この日本の食生活を支えている食環境を，食物
へのアクセス（フードシステム）と情報へのアクセスの両面で捉え，主な課題をまとめ
た。食環境は社会環境，生活環境，自然環境などの変化に伴い，大きく変動している。

6．1　食品生産・流通

　　日本の農業や漁業は，農地や漁場の減少，従事者の減少と高齢化が進行しており，
危機感が増している。食品の流通については，従来の生産者から卸売市場を通して専
門小売店での販売となる経路から，近年ではスーパーマーケットやコンビニエンスス
トアなどのように大規模化・全国化する小売業者が増え，メーカーからの直接仕入れ
や独自の流通経路により，経費削減，安定供給を行う形が増えてきた（表2−6）。

　　一方では，生産者と消費者が直接，取引をする通信販売も増えている。品質や安全
性，スピードなど多様化する消費者ニーズに合わせ，24時間対応のインターネットに
よる注文や宅配など，サービスも多様化している。

表2－6　食料消費支出に占める購入先別支出割合の推移　　　　　　（%）

	一般小売店	スーパーマーケット	コンビニエンスストア	百貨店	生協・購買	ディスカウントストア・量販店	通信販売	その他
1999（平成11）年	18.8	55.4	2.4	4.9	8.8	2.5	0.6	6.6
2004（平成16）年	16.0	56.6	2.8	4.8	9.6	3.8	1.5	4.9
2009（平成21）年	14.0	60.5	2.9	4.4	7.8	4.3	1.5	4.6
2014（平成26）年	12.2	62.2	4.0	3.9	5.4	4.6	3.0	4.8
2019（令和元）年	11.3	62.4	4.6	3.2	6.3	5.5	1.9	4.8

注）消費支出からは外食を除く。
資料）2014年までは総務省「全国消費実態調査」（全国・2人以上の世帯）を基に農林水産省で作成。2019年は総務省「全国家計構造調査」より作成。

食環境の変化には，社会環境の変化も影響している。家族形態の変化，雇用形態の変化に伴い，経済優先・効率優先主義の浸透などが「食に対する価値観」の変化をもたらしている。

食生活は自ら創り出すものではなく，多数ある選択肢から適当に選ぶ「食の簡便化の進展」につながり，調理食品の購入額が増加している。

また，わが国では食品が日常的に廃棄され，大量の食品ロスが発生している。2019（令和元）年には，SDGs（持続可能な開発目標）の目標に応じて，「食品ロスの削減の推進に関する法律」（略称：食品ロス削減推進法）が創設された。2015（平成27）年までは「食品ロス統計調査」（農林水産省）が行われていたが，現在は，農林水産省と環境省が，食品ロス削減の取組に活かすため，食品ロス量の推計を行っている。2021年度の食品ロス量は523万トンと推計され（⇨詳細は，p.16），徐々に減少しており，推計を開始した2012（平成24）年以降で最少量となっている。

近年，過疎地域だけではなく都市部でも，高齢者を中心に食料品の買い物や飲食で不便や苦労を感じる消費者が増加し，「フードデザート（食の砂漠）問題」とよばれている。「買い物弱者」「買い物難民」ともよばれ，低栄養などの健康にも影響を及ぼしており，対策が急務となっている。

6．2　食情報の提供

2020（令和2）年の食育に関する意識調査報告書によると，信頼できる食品安全に関する情報源として「テレビ」をあげる者が70.6%と最も多く，新聞47.1%，以下インターネット，口コミと続いている（図2－32）。今日の日本では，「食」「健康」をキーワードに取り上げる情報がマスメディアを通じて，毎日，大量に流されており，その情報に関心も大きい。しかし，これらの情報の多くは食のビジネスサイドからの情報であり，フードファディズムとよばれる特定の食品の誇大信奉をもたらすことも多い。それぞれの個人が情報を吟味し，正しい情報を見極める力をつけていけるよう行政や医療関係者からの情報発信，環境の整備がさらに求められる。

また，食品の生産・加工・流通が高度化・複雑化する中で，食品の安全性にかかわ

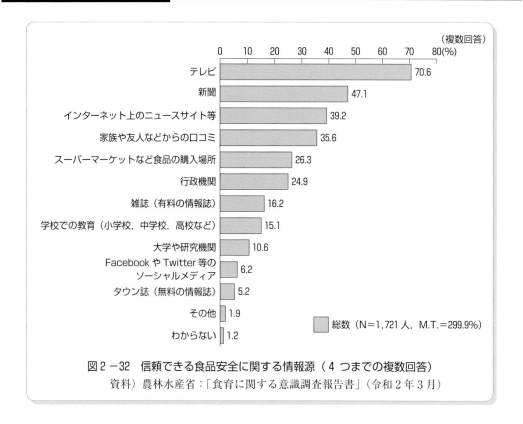

図 2 −32　信頼できる食品安全に関する情報源（ 4 つまでの複数回答）
資料）農林水産省：「食育に関する意識調査報告書」（令和 2 年 3 月）

●トレーサビリティ

　生産から販売まで，それぞれのたどってきたルートを把握できるように，各段階で商品の入荷と出荷に関する記載簿を作成し保存しておくこと（コーデックス，2004）。食品事故等の問題があったときに，食品の移動ルート等を書類等で特定し，遡及・追跡して，原因究明や商品回収等を円滑に行えるようにする仕組みである（農林水産省資料より）。

●リスクコミュニケーション

　リスク分析において消費者，事業者，行政担当者などの関係者の間で，情報や意見をお互いに交換し合うこと。関係者が会場などに集まって行う意見交換会，新たな規制の設定などの際に行う意見徴収（いわゆるパブリックコメント）が双方向性のものであるが，ホームページを通じた情報発信など一方向的なものも広い意味で含まれる。

る表示の偽装などが社会問題となっている。その対策のために食品のトレーサビリティやリスクコミュニケーションのシステムがあり，厚生労働省や消費者庁，国立健康・栄養研究所のホームページに食品・栄養の安全性に関する情報が掲載されている。

6.3　食料需給表（フードバランスシート）

　食料需給表は「フードバランスシート」ともよばれ，農林水産省がFAO（国際連合食糧農業機関）の手引きに準拠して，1960（昭和35）年より毎年作成している（図 2 −33）。したがって，食料需給表は国際比較が可能である。計測期間は 4 月 1 日〜翌年 3 月31日までの 1 年間である。わが国で供給される食料の生産から最終消費に至るまで

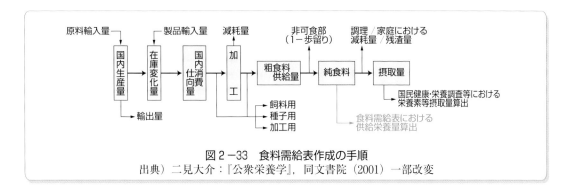

図2−33　食料需給表作成の手順
出典）二見大介：『公衆栄養学』，同文書院（2001）一部改変

表2−7　国民1人1年当たり主な供給純食料の推移　　　　（kg）

	米	豆類	野菜	果実	肉類	鶏卵	牛乳・乳製品	魚介類	砂糖類	油脂類
1965（昭和40）年度	111.7	9.5	108.2	28.5	9.2	11.3	37.5	28.1	18.7	6.3
1975（昭和50）年度	88.0	9.4	109.4	42.5	17.9	13.7	53.6	34.9	25.1	10.9
1985（昭和60）年度	74.6	9.0	110.8	38.2	22.9	14.5	70.6	35.5	22.0	14.0
1995（平成7）年度	67.8	8.8	105.8	42.2	28.5	17.2	91.2	39.3	21.2	14.6
2005（平成17）年度	61.4	9.3	96.2	43.1	28.5	16.5	92.0	34.4	19.9	14.6
2015（平成27）年度	54.6	8.5	90.7	34.9	30.7	16.9	91.1	25.7	18.5	14.2
2020（令和2）年度	50.7	8.9	88.5	34.1	33.5	17.1	94.3	23.4	16.6	14.4

資料）農林水産省：「食料需給表」（各年）

表2−8　国民1人1日当たりの供給熱量とPFC熱量比率の推移

	熱量（kcal）	PFC熱量比率（％）		
		たんぱく質	脂質	炭水化物
1965（昭和40）年度	2,458	12.2	16.2	71.6
1975（昭和50）年度	2,517	12.7	22.8	64.5
1985（昭和60）年度	2,596	12.7	26.1	61.2
1995（平成7）年度	2,639	13.3	28.1	58.6
2005（平成17）年度	2,573	13.1	28.9	58.0
2015（平成27）年度	2,416	12.9	29.5	57.6
2020（令和2）年度	2,269	13.7	32.5	53.8

資料）農林水産省：「食料需給表」（各年）

の総量を明らかにしたものであり，食料自給率の算出の基礎となっている。

　国民1人1年当たりの食料供給量の推移をみると（表2−7），米の供給量は1965（昭和40）年からの50年間でほぼ半減した。肉類，牛乳・乳製品の供給量は増加傾向が続いているが，1995（平成7）年以降，魚介類，野菜類，砂糖類は減少している。

　1人1日当たりの供給栄養素量（表2−8）は，その年度の10月1日現在の人口を用

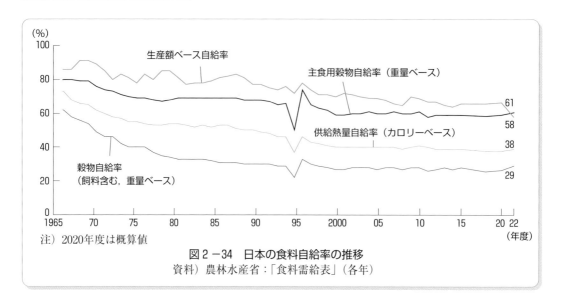

図2−34　日本の食料自給率の推移
資料）農林水産省：「食料需給表」（各年）

いて，集計時の最新の「日本食品標準成分表」の栄養量を使用して，熱量，たんぱく質，脂質量とPFCエネルギー比率が算出されている。2019（令和元）年度以降の供給熱量は，「日本食品標準成分表2020年版（八訂）」を参照しているが，単位熱量の算定方法が大幅に改訂されているため，それ以前と比較する場合は留意が必要である。ここ最近は供給熱量が2,500kcalを割り，減少傾向である。

6.4　食料自給率

食料自給率とは，国内に供給された食料（国内消費仕向量）のうち，国内で生産された割合を示したものである。食料需給表から算出される食料自給率には，①重量ベース自給率，②供給熱量ベース（カロリーベース）自給率，③生産額ベース自給率がある。日本の食料自給率は，低下ないし横ばい傾向を続けている（図2−34）。

食料自給率をカロリーベースでみると，1960（昭和35）年度の79％から2000（平成12）年度まで低下し続けていたが，2000年以降は40％前後となり，ここ数年は40％を割り込む状況となっている。

2022（令和4）年の主要品目別自給率（重量ベース）でみると，高い食品は米99％，鶏卵97％，野菜79％，いも類70％，牛乳・乳製品62％，魚介類54％，肉類53％などであるが，畜産物の場合，飼料自給率を考慮した値では著しく低い。低い食品は，果実39％，砂糖類34％，油脂類14％，小麦15％，豆類7％となっている（表2−9）。

日本の食料自給率は世界の先進国の中で最低水準となっており（表2−10），食の海外依存度の高さが際立っている。食料自給率低下の主な理由としては，食生活の変化があげられる。わが国の食生活は欧米化が進み，自給可能な米の供給量が低下し続ける中，肉や乳製品，油脂の消費が増大したことで，その家畜の飼料となる大豆や穀類，油糧などが大量に必要となった。飼料を含む穀物自給率は現在29％と低く（図2−34），

表2－9　品目別自給率の推移　　　　　　　　　　　　　　　（％）

品　　目	1975 （昭和50）	1985 （昭和60）	1995 （平成7）	2005 （平成17）	2010 （平成22）	2015 （平成27）	2020 （令和2）	2022 （令和4）
米	110	107	104	95	97	98	97	99
うち主食用				100	100	100	100	100
小　麦	4	14	7	14	9	15	15	15
大麦・裸麦	10	15	8	8	8	9	12	12
いも類	99	96	87	81	76	76	73	70
豆　類	9	8	5	7	8	9	8	7
野　菜	99	95	85	79	81	80	80	79
果　実	84	77	49	41	38	40	38	39
肉類（鯨肉を除く）	77	81	57	54	56	54	53	53
	(16)	(13)	(8)	(8)	(7)	(9)	(7)	(8)
鶏　卵	97	98	96	94	96	96	97	97
	(13)	(10)	(10)	(11)	(10)	(13)	(12)	(13)
牛乳および乳製品	81	85	72	68	67	62	61	62
	(44)	(43)	(32)	(29)	(28)	(27)	(26)	(27)
魚介類	99	93	57	51	55	54	55	54
海藻類	86	74	68	65	70	70	70	67
砂糖類	15	33	31	34	26	33	36	34
油脂類	23	32	15	13	13	12	13	14
きのこ類	110	102	78	79	86	88	89	89

注1）品目別自給率の算出は次式による。自給率＝国内生産量/国内消費仕向量×100（重量ベース）
　2）米については，国内生産と国産米在庫の取り崩しで国内需要に対応している実態を踏まえ，1998年度から国内生産量に国産米在庫取り崩し量を加えた数量を用いて算出している。
　3）魚介類については，飼肥料も含む魚介類全体の自給率を掲載している。
　4）肉類（鯨肉を除く），鶏卵，牛乳および乳製品の（　）については，飼料自給率を考慮した値である。
　5）2022年度は概算値
資料）農林水産省：「食料需給表」（各年）

表2－10　諸外国の食料自給率（カロリーベース）の推移　　　　（％）

	1965年	1975年	1985年	1995年	2005年	2010年	2015年	2020年
アメリカ	117	146	142	129	123	135	129	115
カナダ	152	143	176	163	173	225	255	221
ドイツ	66	73	85	88	85	93	93	84
フランス	109	117	135	131	129	130	132	117
イギリス	45	48	72	76	69	69	71	54
オーストラリア	199	230	242	261	245	182	214	173
韓　国	－	－	－	51	45	47	43	34
日　本	73	54	53	43	40	39	39	37

注1）日本は年度，それ以外は暦年。
　2）食料自給率（カロリーベース）は，総供給熱量に占める国産供給熱量の割合である。畜産物，加工食品については，輸入飼料，輸入原料を考慮している。
　3）ドイツについては，統合前の東西ドイツを合わせた形で遡及している。
資料）農林水産省「食料需給表」，FAO "Food Balance Sheets" 等を基に，農林水産省で試算した（酒類等は含まない）。

海外の農産物が地球温暖化等の天候の影響で不作であったような場合，日本の畜産物の価格にも大きく影響する状況である。その他，食の外部化やグルメ化，低価格競争は，安い輸入食材の使用量を増加させたと考えられる。

　農林水産省では，2008（平成20）年より，国産農産物の消費拡大をめざす国民運動「フード・アクション・ニッポン」を推進している。2020（令和2）年3月に閣議決定された「食料・農業・農村基本計画」では，食料自給率向上と食料安全保障確立を基本方針として，食料自給率（カロリーベース）目標を2030（令和12）年45%とし，2015（平成27）年より示されている「食料自給力指標」（食料の潜在生産能力）に，農地面積に加え，労働力も考慮した指標を提示している。

文　献

●引用文献

1 ）Swinburn BA, Sacks G, Hall KD, McPherson K, Finegood DT, Moodie ML, Gortmaker S：The global obesity pandemic：shaped by global drivers and local environments, *Lancet*, **378**, 804-814（2011）

2 ）World Health Organization：Global report on diabetes（2016）

3 ）International Diabetes Federation：Diabetes facts and figures（2019）
　　https://www.idf.org/aboutdiabetes/what-is-diabetes/facts-figures.html

4 ）Yokoyama A, Muramatsu T, Ohmori T et al：Esophageal cancer and aldehyde dehydrogenase-2 genotypes in Japanese males. *Cancer Epidemiology, Biomarkers & Prevention* **5**：99-102（1996）

5 ）足立己幸：料理選択型栄養教育の枠組としての核料理とその構成に関する研究，民族衛生，**50**（2），70-107（1984）

6 ）針谷順子：料理選択型栄養教育をふまえた一食単位の食事構成力形成に関する研究—「弁当箱ダイエット法」による食事の適量把握に関する介入プログラムとその評価，栄養学雑誌，**61**（6），349-356（2003）

7 ）嶋田雅子・小林陽子・坂口寄子ほか：小学6年生における「弁当箱ダイエット法」を用いたランチバイキング学習前後の食物選択の改善，日本健康教育学会誌，**16**（3），94-109（2008）

●参考文献

・厚生労働省：国民栄養の現状，国民健康・栄養調査報告（各年）
・農林水産省：食料・農業・農村白書（各年）
・農林水産省：食育白書（各年）
・農林水産省：食料需給表（各年）
・厚生科学審議会地域保健健康増進栄養部会健康日本21（第二次）推進専門委員会：健康日本21（第二次）最終評価報告書（2022）
・厚生科学審議会地域保健健康増進栄養部会，次期国民健康づくりプラン（令和6年度開始）策定専門委員会ほか：健康日本21（第3次）推進のための説明資料（2023）
・厚生労働省：平成27年乳幼児栄養調査
・農林水産省ホームページ

第 3 章

栄 養 政 策

1. わが国の公衆栄養活動の現状と役割

　健康の保持・増進のため，栄養学上適正な食生活を営むには，単に栄養知識や調理技術だけで足りるものではない。食生活は，家族構成，食習慣，食情報，食品の生産・流通，教育，経済など多岐にわたる食環境の影響や制約を受けている。このような状況の中，正しい食生活を通じて人々の健康の保持・増進と福祉を向上させるには，各個人の努力はもちろん，国や地方公共団体または組織された社会や民間組織等が連携・協働・支援を図り，地域の人々と協力しながら地域活動に取り組む必要がある。

　前述したように，公衆栄養活動の基本は，共通の目的をもった組織が連携・協働・支援を図って，地域における人々の健康・栄養状態を改善し，その地域の健康水準を高めることである（⇨第1章，p.5）。その際，地域における組織的活動を効率的かつ効果的に進めるには，地域社会全体のコンセンサスが不可欠であり，その活動の主体は国民であることを忘れてはならない。このことからも，公衆栄養活動を牽引する行政機関は，活動の主体となるのではなく，地域（集団）の人々が主体となり，共通の目的に向かって組織活動ができるよう，その組織に対し活動の場を提供するとともに，財政的，技術的，制度的な面での援助・支援を中心に，組織が主体的に考えて行動するよう，活動の側面からの助言を行っている。この点では，公衆栄養活動の中心ともいうべき保健所や保健センターに勤務する管理栄養士や栄養士は，公衆栄養活動のコーディネーターとしての役割を果たす必要がある。地域住民のニーズを踏まえた公衆栄養活動を牽引するコーディネーターとして，住民の積極的な行政施策への参画を促すとともに，住民等の自主的活動を活性化させ，住民自らが食生活の改善・管理・変容ができるようにすることが重要である。

2. わが国の法体系と仕組み

　公衆栄養活動を行うにあたっては，まず，法令上に規定する内容を優先的に，その法令を根拠にして実施しなければならない。このため，公衆栄養行政に携わる管理栄養士等は少なくとも法令の見方を理解し，現在進めている事業内容が「政策」としての対策事業なのか，「施策」としての事業なのか理解する必要がある。

2.1 法の仕組み

　法とは通常，社会，秩序を維持するための強制力をもった社会生活の規範と解することができ，国や地方公共団体等は，まず法令上に規定する事項を執行対策として実施しなければならない。そのためにも，公衆栄養活動に携わる管理栄養士等は，それらを執行する上で必要な法令の種類とその概要を理解し，読み解くことは必要不可欠である。表3－1に法令の種類とその概略を示す。

　なお，法令内容を個別具体的に解釈し，その執行方法等を示すのが「通達」である。

表3－1　法令の種類とその概略

種　類	概　　　要
憲　法	国家の統治体制の基礎を定めた国の最高法規 　　立法，司法，行政とも憲法に違反することはできない。
法　律	憲法の定めるところにより，国会の議決を経て制定した法規 　　政令，条例等，他の法規の上位にある。
政　令	憲法や法律の規定を実施するために，あるいは法律の委任に基づいて内閣が制定する規定
省　令	各省庁大臣が制定する規定 　　法律もしくは政令を施行するため，または法律もしくは政令の特別の委任について定めたもの。通常，法律は基本的事項を，政令・省令は技術的事項などの細目を定める。
告　示	公の機関が定めた事項などを，公式に広く一般に知らせるために，各省庁大臣が制定する規定 　　原則として法規としての性格はもたないが，法律や政令に基づいた告示は，その根拠となっている法律や政令と同じ効力を有している。
（地方公共団体） 条　例	地方公共団体の議会が国の法令（法律，政令，省令，告示）の範囲内で制定する規定 　　条例は法令に違反しない限りにおいて，地方公共団体の機能に属する事務に関する事項について制定することができる。
規　則	地方公共団体が，省令等の内容に属する事務に関する事項について，さらなる詳細な個別具体的な事項の規定

2.2 政策と施策の違い

　公衆栄養活動を行うにあたっては，先述のようにまず，法令上に規定する内容を優先的に，執行対策として進めるが，通常，法令上に規定する事業は政策と捉える。政策は国家の政治上の方針や手段であり，国にとって，法令に規定するほど必要不可欠かつ優先的に実施すべき施策（対策）ともいうべきものである。

　一方，よく間違えられる施策は，政策をほどこすべき対策であり，すなわち，法令上に規定された政策を具現化するための一方策と考えるべきであろう。食事バランスガイドや健康づくりのための身体活動指針等がそれに該当する。表3－2に双方の具体例の一部を示す。

表3－2　栄養政策と栄養施策の区別例

栄養政策の一例 （法令上に規定）	栄養施策の一例 （法令上に未規定）
・健康増進基本方針と健康増進計画（健康増進法） ・国民健康・栄養調査の実施（健康増進法） ・栄養相談・健康増進事業の実施（健康増進法） ・特定給食施設の栄養管理（健康増進法） ・食品の表示規格と指導（食品表示法，健康増進法） ・食事摂取基準の策定（健康増進法） ・食生活指針の策定（食料・農業・農村基本法，食育基本法） ・食育推進基本計画（食育基本法）	・食事バランスガイド ・健康づくりのための身体活動指針 ・外食の栄養成分表示 ・栄養改善マニュアル ・授乳・離乳の支援ガイド ・妊産婦のための食事バランスガイド

3．公衆栄養活動と組織

　わが国の栄養改善・健康づくり施策（公衆栄養活動）は歴史的には行政主導によって推進され，発展してきた。当初は厚生省（現 厚生労働省）を中心としたものであったが，現在は，国や国際レベルをはじめ，地域や職域等に至る集団を対象に，保健・医療・福祉・介護分野から食料・教育等の分野まで，広範にわたる活動が住民参画のもと，包括的に実施されている。このため，わが国ではこれらの領域の関係省庁において連携・協働を図りながら，領域分野の施策目標・方針を明確化するとともに，その目標等の実現・具現化に向けた法令や指針，ガイドライン等の策定を行っている。

　以下には，わが国の各関係省庁の業務についてその概略を示すが，わが国の公衆栄養活動の体系（組織体制）を一覧にまとめると，表3－3のとおりである。

3．1　厚生労働省

　地域保健活動の中心を担っているのは厚生労働省である。基本的には厚生労働省は地域保健活動に係る関連法規の制定・改正を行い，栄養政策の基本的考え方や方向性，目標値を示す。都道府県は，国の政策の方向性等を踏まえ，各都道府県の実情を考慮した施策を推進している。市町村は，国・都道府県の施策方針に従う形で，施策方針の具現化に向けた個別具体的な事業を実施している。

　具体的な組織体系として，厚生労働省では，大臣官房，健康局，医薬・生活衛生局，老健局，保険局等の各部局において，健康増進法，地域保健法，高齢者の医療の確保に関する法律（高齢者医療確保法），介護保険法等に基づく健康日本21，地域保健対策，健やか親子21，特定健診・特定保健指導，介護サービスなど保健・医療・福祉・介護政策全般を担っている。また，これら領域の政策の執行機関であり，地域保健を支える資源として，都道府県・市区町村が設置する公的機関（保健所，市町村保健センター，地域包括支援センター）や医療施設・民間企業などの物的資源，保健医療福祉従事者やNPO（非営利団体）・ボランティア組織など人的資源がある。これら組織が住民に身近なところで連携・協働を図って，地域の人々と協力しながら地域保健活動（公衆栄養

表3－3　わが国の公衆栄養活動の体系（組織体制）

組織体制	主な事業内容	主な法律
内閣府	食品安全対策，食品安全委員会	食品安全基本法
消費者庁	食品表示対策	食品衛生法，JAS法，食品表示法，健康増進法，景品表示法
こども家庭庁	子ども・母性の保健・栄養指導，健やか親子21の推進	母子保健法，次世代育成支援対策推進法
総務省	統計総括	統計法
文部科学省	大学設置審査，栄養教諭，学校給食，食育指導，日本食品標準成分表	学校教育法，学校給食法，学校保健安全法，食育基本法
農林水産省	食料・農業・農村基本計画の推進，食料需給表，食育対策・推進	食料・農業・農村基本法，JAS法，食育基本法
厚生労働省	医療監視指導，診療報酬基準の設定	医療法，健康保険法
厚生労働省	健康日本21，国民健康・栄養調査，地域保健対策，食育対策・推進，管理栄養士等養成	健康増進法，地域保健法，食育基本法，栄養士法
厚生労働省	衛生管理指導，食品の監視指導	食品衛生法，医薬品医療機器等法
厚生労働省	介護保険事業の実施，特定保健指導	介護保険法，高齢者医療確保法
厚生労働省	労働衛生指導	労働安全衛生法

活動）に取り組んでいる。厚生労働省の保健医療福祉行政の流れは以下のとおりである。

国（厚生労働省）────都道府県（衛生主管〈保健福祉〉部───保健所）
　　　　────市町村（衛生主管〈保健福祉〉課───保健センター）

　なお，公衆栄養行政の企画・立案から，栄養改善・健康づくり事業の実施・評価までを総合的に推進し，地域住民の健康生活の質的向上をめざして公衆栄養活動を行う行政栄養士の主な専門的機能と役割については，2013（平成25）年に国から都道府県等へ通達されている（表3－4）。その基本施策構成は，①組織体制の整備，②健康・栄養課題の明確化，③生活習慣病の発症予防，④自立化に向けた機能の維持・向上のための施策の推進，⑤社会環境の整備の充実，である。

3.2　内　閣　府

　内閣府では，政策統括担当部局において，食品安全基本法に基づく食品安全委員会を管轄している。

　また，内閣府の外局である消費者庁では，食品安全基本法，食品表示法（2015（平成27）年4月施行），食品衛生法，健康増進法等に基づく食の安全・安心確保の政策・研究等の推進を図っている。消費者庁は，消費者行政の一元化を目的に，食品の広告・表示について一括所管している。

　なお，消費者庁の執行機関には，独立行政法人国民生活センターや都道府県・市町

表3－4　地域における行政栄養士による健康づくりおよび栄養・食生活の改善の基本指針：都道府県，
　　　　保健所設置市および特別区，市町村の業務役割とPDCAサイクルによる事業の推進（例）

都道府県（保健所を含む）	保健所設置市・特別区 （保健所を含む）	市町村
1 組織体制の整備 ①関係部局との体制整備・人材確保 ②地域集団データの活用 ③市町村との協働体制確保	1 組織体制の整備 ①配置関係部局との情報集約・共有体制の確保 ②未配置関係部局との施策情報の共有体制の確保	1 組織体制の整備 ①配置関係部局との情報集約・共有体制の確保 ②未配置関係部局との施策情報の共有体制の確保
2 健康・栄養課題の明確化 （1）PDCAサイクルに基づく施策・推進 ①市町村健診結果の収集・整理 ②各種調査結果の収集・整理・分析 ③計画策定・目標設定・評価 ④市町村への支援 ⑤ネットワーク活用による専門的栄養指導の推進	2 健康・栄養課題の明確化 （1）PDCAサイクルに基づく施策・推進 ①健診結果の分析 ②各種調査結果の分析 ③分析結果に基づく計画策定・目標設定・評価 ⑤ネットワーク活用による専門的栄養指導の推進	2 健康・栄養課題の明確化 （1）PDCAサイクルに基づく施策・推進 ①健診結果の分析 ②各種調査結果の分析 ③分析結果に基づく計画策定・目標設定・評価 ④都道府県等に情報提供を求めながらの事業展開
3 生活習慣病の発症予防 （1）重症化予防の徹底のための施策の推進 ①市町村や保険者等の連携による特定健診・保健指導結果の共有化・収集・整理・情報の還元 ②地域特性の明確化・周知・共有化	3 生活習慣病の発症予防 （1）重症化予防の徹底のための施策の推進 ①特定健診・保健指導結果に基づく分析・課題の明確化・計画化・目標設定・栄養指導の実施 ②行動変容につなげる栄養指導の実施・評価・改善 ③設定目標に対する評価・検証，戦略的取組の検討	3 生活習慣病の発症予防 （1）重症化予防の徹底のための施策の推進 ①特定健診・保健指導結果に基づく分析・課題の明確化・計画化・目標設定・栄養指導の実施 ②行動変容につなげる栄養指導の実施・評価・改善 ③設定目標に対する評価・検証，戦略的取組の検討
4 自立化に向けた機能の維持・向上のための施策の推進 ①乳幼児・高齢者の栄養状態の実態の集約・整理・栄養情報の還元 ②児童生徒の課題解決のため教育委員会との調整 ③栄養・食生活支援の取組事例の収集・整理・情報の還元	4 自立化に向けた機能の維持・向上のための施策の推進 ①次世代の健康 ・健やか親子21と連動した目標設定・取組 ・乳幼児健診データの集計・解析評価・個別支援 ・他職種，教育委員会等との連携による課題解決・観察・分析 ②高齢者の健康 ・他職種連携による栄養・食生活支援体制の確保 ・低栄養高齢者の実態把握・分析・計画・取組	4 自立化に向けた機能の維持・向上のための施策の推進 ①次世代の健康 ・健やか親子21と連動した目標設定・取組 ・乳幼児健診データの集計・解析評価・個別支援 ・他職種，教育委員会等との連携による課題解決・観察・分析 ②高齢者の健康 ・他職種連携による栄養・食生活支援体制の確保 ・低栄養高齢者の実態把握・分析・計画・取組
5 社会環境の整備の充実 （1）特定給食施設への指導・支援・評価 ①特定給食施設への栄養士等配置指導 （2）飲食店によるヘルシーメニューの提供等の促進 ①ヘルシーメニュー実践の効果検証 ②栄養表示の活用・普及 ③栄養表示販売食品の検査・収去 ④消費者庁との連携 （3）地域の栄養ケア等の拠点の整備 ①在宅療養者の栄養・食生活の実態把握 ②地域の関係団体との連携による整備促進 ③大学等との連携による栄養情報拠点の整備 （4）保健・医療・福祉・介護領域における管理栄養士・栄養士の養成 （5）食に関する多領域の施策の推進 ①教育・福祉・農政・産業振興等の多岐領域との食育推進の計画策定・実施・評価 ②科学的根拠に基づく施策推進 （6）健康危機管理への対応 ①発生防止等対応のためのネットワークの構築 ②災害時の栄養・食生活支援体制の整備	5 社会環境の整備の充実 （1）特定給食施設への指導・支援・評価 ①特定給食施設への栄養士等配置指導 （2）飲食店によるヘルシーメニューの提供等の促進 ①ヘルシーメニュー実践の効果検証 ②栄養表示の活用・普及 ③栄養表示販売食品の検査・収去 ④消費者庁との連携 （4）保健・医療・福祉・介護領域における管理栄養士・栄養士の養成 （5）食育推進のネットワークの構築 ①教育・福祉・農政・産業振興等の多岐領域との食育推進の計画策定・実施・評価 ②ボランティア組織の育成とネットワークの構築 （6）健康危機管理への対応 ①発生防止等対応のためのネットワークの構築 ②災害時の栄養・食生活支援体制の整備	5 社会環境の整備の充実 （4）保健・医療・福祉・介護領域における管理栄養士・栄養士の養成 （5）食育推進のネットワークの構築 ①教育・福祉・農政・産業振興等の多岐領域との食育推進の計画策定・実施・評価 ②ボランティア組織の育成とネットワークの構築 （6）健康危機管理への対応 ①発生防止等対応のためのネットワークの構築 ②災害時の栄養・食生活支援体制の整備

資料）平成25年3月29日　健が発0329第4号通知「地域における行政栄養士による健康づくり及び栄養・
　　　食生活の改善の基本指針について」のまとめ（一部改変）

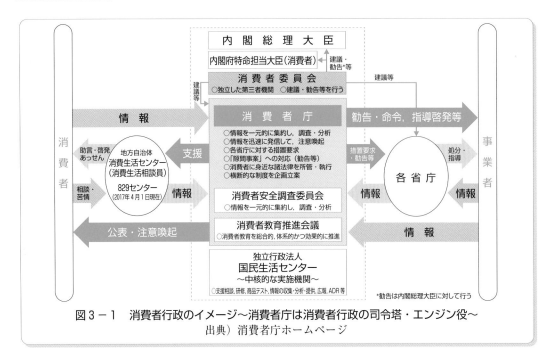

図3-1　消費者行政のイメージ〜消費者庁は消費者行政の司令塔・エンジン役〜
出典）消費者庁ホームページ

村の消費生活センターがあるが，厚生労働省や農林水産省，地方公共団体の保健所等とも連携を図りながら，以下の流れで消費者行政を執行している（図3-1）。

国（内閣府：消費者庁）── （独）国民生活センター
── 都道府県消費生活センター（必置）── 市町村消費生活センター（設置努力義務）

さらに，2023（令和5）年度には外局としてこども家庭庁が設立された（⇨p.8）。

3.3　文部科学省

文部科学省では，初等中等教育局等において，学校教育法に基づく栄養教諭の職務指導・配置促進，食育基本法に基づく食育施策の推進，学校給食法に基づく学校給食の実施等，学校における食育・保健教育施策全般を担っている。

文部科学省の学校保健行政の流れは以下のとおりである。

国（文部科学省）── 都道府県教育委員会 ── 市区町村教育委員会 ── 学校

3.4　農林水産省

農林水産省では，政策課等において，食料・農業・農村基本法に基づく食料の安定確保，資源の有効活用，食育政策の推進等を行うなど，食料政策全般を担っている。特に，食料の安定供給の確保を図るため，食品産業の振興や地産地消の展開をはじめ，食生活指針や食事バランスガイドを策定するなど，その普及については民間等を含めた関係機関による連携・協働事業の推進に努めている。

　また，内閣府より引き継ぐ形で食育基本法に基づく食育推進計画の策定，食育政策の推進・研究等を行っている。その具体化については，地方公共団体や学校，民間を含めた各種関係機関で，国の食育の基本方針に基づき，地域交流，食文化の継承，地産地消の推進など，地域社会に根差した多種多様な食育事業を展開している。

　なお，農林水産省の食料政策の流れは以下のとおりである。

国（農林水産省）── 地方農政局──都道府県（農政主管部，普及指導センター）── 市町村農政主管部（農業委員会を含む）── JA（農業協同組合）

4．公衆栄養行政における人材育成

　公衆栄養活動を効率的かつ効果的に推進するには，健康づくりおよび栄養・食生活の改善に関する地域の実態把握・分析による課題の抽出，健康・栄養対策の計画立案，具体的な施策の推進，評価までを総合的に取り組む必要がある。それには，これら一連の公衆栄養マネジメントを推進するための専門職種とボランティア組織の人材の育成は重要である。以下に，保健衛生行政で実施されている人材育成を記述する。

（1）都道府県，保健所設置市および特別区の保健所における人材育成

　都道府県等においては，公衆栄養活動を推進する指導的人材として，保健・医療・福祉・介護領域で活動する管理栄養士・栄養士等の専門職種に対し，定期的に必要な研修や情報提供を行っている。また，食生活改善推進員（ヘルスメイト），ヘルスサポーター等のボランティア組織に対しては，ボランティアのリーダー等の育成を目的とした研修を行っている。

（2）市町村における人材育成

　市町村では，ライフステージに応じた生活習慣の改善のための健康教育・相談，健康教室，介護予防・支援など，地域における健康づくりおよび栄養・食生活の改善に取り組む実践人材を育成している。地域の管理栄養士・栄養士（地域活動栄養士）に対して，必要な情報提供を行い，住民に対しては，ボランティア等の人材の育成，自主グループの組織化，さらにはホームヘルパー等に対する教育研修を実施している。

（3）その他の領域における人材育成

　国民生活センターでは，消費者・企業の消費者窓口担当者，地方公共団体の消費者行政担当職員，消費生活専門相談員などに対し，消費者問題に関する知識の提供，消費生活相談や消費者啓発に必要な研修を実施している。消費生活専門相談員の資格は，消費生活相談に応じるために一定水準以上の知識と能力をもち合わせていることが必要であり，試験を実施して国民生活センターが認定している。

5．公衆栄養活動分野別にみた栄養政策と関係法規

　公衆栄養活動を進めるにあたっては，先述したように，社会秩序を維持するためにも法令を遵守した上で，その範疇における対策・事業が行われている。

　以下には，地方公共団体における公衆栄養活動を中心に，どのような法令に基づき，どのような対策・事業（政策）が行われているのか概説する。

5.1　健康増進分野（健康増進法，食料・農業・農村基本法）における栄養政策

　わが国において，本格的な栄養改善・健康づくり施策は，1978（昭和53）年の第一次国民健康づくり運動から始まり，その後，第二次（アクティブ80ヘルスプラン），21世紀における健康づくり運動（健康日本21），健康日本21（第2次）が順次進められ，2024（令和6）年度からは健康日本21（第3次）が開始される（⇨第4章，p.82）。しかし，これら施策が法的根拠に基づいて実施されるようになったのは，健康日本21からである。それまでの健康づくり施策には法的根拠がなく，都道府県等からは法的基盤整備の要望が高まり，2002（平成14）年に健康増進法（平成14年法律第103号）が創設された。

　以下に，健康増進法にはどのような内容の規定が盛り込まれ，どのような手順で事業展開がなされているのか，食生活指針の策定（食料・農業・農村基本法（平成11年法律第106号））も含めて概説する。

（1）健康増進の基本方針と健康増進計画（健康増進法）

　栄養改善・健康づくり政策として，2024年度から進められる健康日本21（第3次）は，健康増進法第7条に規定されている基本方針の策定を踏まえて実施されている。基本方針には，①健康増進の基本的方向と目標，②都道府県等の健康増進計画の策定，③健康増進事業実施者間における連携・協働，④食生活・運動・飲酒・喫煙等の生活習慣に関する事項等が規定されている（詳細は，令和5年5月厚生労働省告示第207号，⇨第4章，p.88）。

　また，第8条第1項には都道府県による健康増進計画の策定義務が，第2項には市町村による健康増進計画の策定努力義務が規定されている。すべての都道府県においては，すでに国が示す方向性を勘案し，都道府県等の地域特性等を勘案した健康増進計画が策定されている。一方，市町村では策定努力義務であることから，全市町村では策定されていないが，少子高齢社会を迎え，栄養改善・健康づくり対策は社会保障等の課題解決にとっても重要な政策であり，9割以上の市町村で策定されている。

（2）国民健康・栄養調査の実施（健康増進法）

　健康日本21（第3次）を推進する上では，国民の食生活，運動，飲酒，喫煙，歯科保健等を含めた生活習慣全般の実態を一体的に調査・把握し，その状況のアセスメントを踏まえた事業の展開が重要である。そのため，健康増進法ではこれらの実態およ

び事業の進捗状況等を把握するために，**第10条**において，国民健康・栄養調査の実施の規定が設けられている。第10条には国の実施規定のほか，第3項においては都道府県知事（保健所設置市および特別区の長を含む）により，その管轄区域内の国民健康・栄養調査の執行に関する事務を行うことが規定されている。**第11〜16条**には実施方法等が規定されている（⇨p.67）。

（3）栄養相談・栄養指導・保健指導，健康増進事業の実施（健康増進法）

国民の健康の保持・増進を図るためには，その基本でもある栄養相談・指導や保健指導は必要不可欠であり，さまざまな医療職種等の連携・協働による事業の展開が重要である。このため，健康増進法には**第17〜19条の4**で保健指導等が定められている。市町村と都道府県（保健所設置市および特別区を含む）の役割を明確化する形で，**第17条**においては市町村による栄養相談および栄養指導・保健指導の実施が，**第18条**においては都道府県による専門的な栄養指導および保健指導の実施が規定されている。

これらの規定は，地域保健法における国や都道府県，市町村等の責務規定（第3条）に沿ったものであるが，第17条の条文規定で重要なことは，栄養指導も保健指導も保健医療専門職種を中心として誰（医師，歯科医師，保健師，管理栄養士等）もが実施できることである。栄養指導は管理栄養士等の独占業務ではなく，名称独占業務にすぎないことを認識する必要がある。さらに，第18条の条文規定に関連して第19条においては，都道府県（保健所設置市および特別区を含む）の栄養指導に関し，その職務にあたる者として栄養指導員（医師または管理栄養士）を命ずることが規定されている。このことは，都道府県における栄養指導は管理栄養士等の独占（優先）業務ともいえる規定となっている。

なお，第19条の2においては，高齢者医療確保法（⇨p.60）が施行されたことから，2008（平成20）年4月より，市町村では従来，老人保健法（対象40歳以上）で実施されていた保健事業が，健康増進法に一体化されて実施されている。市町村が実施する事業は，栄養指導や保健指導以外に，健康増進法施行規則第4条の2において規定する事業（①歯周疾患検診，②骨粗鬆症検診，③肝炎ウイルス検診，④特定健康診査の対象とならない者等への健康診査，⑤特定健康診査非対象者に対する保健指導，⑥がん検診）の実施努力規定が設けられている。

（4）特定給食施設の栄養管理指導（健康増進法）

特定給食施設とは，特定多数の者に対して継続的に食事を供給する施設のうち，栄養管理が必要なものとして，厚生労働省令で定めるもの（1回100食以上または1日250食以上の給食を供給する施設）で，健康増進法**第20〜24条**に規定されている。

このような大きな給食施設においては，**第21条**により，厚生労働省令で定める栄養管理基準を遵守しなければならない。健康増進法には異質ともいえるこの規定が設けられているのは，特定給食施設における適切な栄養管理が，従業員の健康増進だけで

はなく，その家族あるいは地域の健康増進につながるとの考えからである。このことから，**第22〜24条**の規定に基づき，特定給食施設に対し，都道府県は指導・助言，勧告・命令，立入検査等を実施している（⇨p.78）。

（5）「日本人の食事摂取基準」の策定と活用（健康増進法）

　「日本人の食事摂取基準」は，2005年版までは行政施策の一環として策定されていたが，2010年版からは健康増進法**第16条の2**に基づいて策定されている。2019（令和元）年12月に公表された，2020年版の「日本人の食事摂取基準」では，健康日本21（第2次）の主要な施策である生活習慣病の発症予防と重症化予防の徹底を図ることを目的に，新基準（追加・修正を含む）が示されているが，これまでどおり，個人（特に今後は保健指導において）の他，給食施設の栄養管理，食品の栄養成分表示の基準として，幅広く活用されている（⇨第6章，p.118）。

（6）食生活指針の策定（食料・農業・農村基本法）

　健康づくりのための食生活指針は，1985（昭和60）年に厚生省（現 厚生労働省）が策定したことに始まる。このときには行政施策の一環として策定されていたが，その後，2000（平成12）年には，食料・農業・農村基本法**第16条第2項**「国は，食料消費の改善及び農業資源の有効利用に資するため，健全な食生活に関する指針の策定，食料の消費に関する知識の普及及び情報の提供その他必要な施策を講ずるものとする」に基づき，文部省（現 文部科学省），厚生省，農林水産省の3省合同で策定された（⇨p.70）。なお，2005（平成17）年に創設された食育基本法にも指針の策定が規定されている。

5.2　地域保健分野（地域保健法）における栄養政策

　1947（昭和22）年に制定された保健所法が1994（平成6）年に改正され，新たに地域保健法（昭和22年法律第101号）として公布された。この法律の創設のねらいは，地域保健活動を進めるにあたって，国，都道府県，市町村の責務を明確にし，地域特性を生かしながら，地域の実情に対応した住民に身近な保健サービスを行うことである。主な規定内容は，国と地方公共団体の責務，地域保健対策の推進に関する基本的指針の策定，保健所や市町村保健センターに関する規定の整備などである。

（1）地域保健対策の推進に関する基本指針（第4条）

　厚生労働大臣は，地域保健対策の円滑な実施と総合的な推進を図るため，地域保健対策や保健所および市町村保健センター等の基本的事項についての基本指針を定めることとなっている。基本指針には，①地域保健対策の推進の基本的な方向，②保健所および市町村保健センターの整備および運営に関する基本的事項，③人材確保支援計画の策定に関する基本的事項，④地域保健に関する調査および研究に関する基本的事項等が盛り込まれている。

（2）保健所についての基本事項（第5～17条）

　保健所は，都道府県あるいは特定の市（指定都市，中核市および地域保健法施行令で定める市）および特別区に設置することができ，2023（令和5）年4月1日現在，468か所である。保健所の事業として，人口動態統計，地域保健に対する統計，栄養改善・食品衛生・環境衛生，公共医療事業の向上と増進，その他の地域住民の健康の保持・増進に関する事項等14項目が規定されている（地域保健法第6条）。また，政令において，地方公共団体の長は，保健所業務に必要な医師，獣医師，薬剤師，保健師，診療放射線技師，管理栄養士・栄養士等の職員を置くことを規定している。

（3）市町村保健センターについての基本事項（第18～20条）

　市町村保健センターは，市町村が設置でき，2023（令和5）年4月1日現在，2,419か所である。市町村保健センターの位置づけは，住民に対して身近な場所で，健康相談，保健指導，健康診査など，地域保健の向上に必要な事業を行う「場」であり，行政機関としての業を主とする保健所とは性格が異なっている。職員には特に定めがないが，主に保健師，栄養士（管理栄養士），歯科衛生士などが配置されている。

（4）保健所と市町村の栄養士関連業務

　公衆栄養活動における保健所と市町村の主な栄養士関連業務を，地域保健法に沿って区分けすると，表3－5のとおりである。

表3－5　栄養士関連業務の区分け

	保健所	市町村
基本方針	対物・専門・広域	対人・一般・狭域
業務内容	①特定給食施設への監視指導 ②国民健康・栄養調査の実施 ③食品関連企業に対する助言・指導 ④専門的技術を要する栄養指導	①母子健診に伴う栄養指導 ②一般住民への健康教育・栄養相談 ③食生活改善推進員等のボランティアの育成・援助 ④在宅寝たきり高齢者の食事介護・指導 ⑤健康展や健康なまちづくり事業の実施 ⑥未熟児に対する訪問指導

5.3　食育分野（食育基本法）における栄養政策

　2005（平成17）年，内閣府において，国民が生涯にわたって健全な心身を培い，豊かな人間性を育むために，食育に関する政策を総合的かつ計画的に推進すること等を目的として創設されたのが食育基本法（平成17年法律第63号）である。食育は国民一人ひとりが，生涯を通じた健全な食生活の実現，食文化の継承，健康の維持・増進を図れるよう，自らの食について考え，食に関する適切な判断力を養うための学習等の取組である。このため法律には，国や地方公共団体等の責務（第9～13条）をはじめ，食育推進基本計画の策定（第16～18条，国：義務，都道府県・市町村：努力義務），基本的施策（第19～25条），食育推進会議の設置（第26～33条，国：義務，都道府県・市町村：努力

義務）等が規定されている（⇨第4章，p.93）。

　なお，食育基本法は2016（平成28）年4月より，農林水産省へ移管された。

（1）基本的施策（第19〜25条）

　基本的施策には，①家庭・学校・保育所等における食育の推進，②地域における食生活改善，③生産者と消費者との交流促進，④食文化の継承などが盛り込まれている。これらを効果的に推進するために，国や地方公共団体において文部科学省・厚生労働省・農林水産省など関連省庁・機関が連携・協働を図り，また，幅広い国民の参加のもと，全国各地の保健医療・農林漁業・学校教育の各種関係者・機関等が連携・協働を図って，地域社会に根差した多種多様な事業を展開している（⇨第4章，p.94）。

（2）食育推進基本計画と数値目標（第16〜18条）

　国の食育推進会議には食育推進基本計画を策定する義務が，都道府県・市町村には食育推進計画を策定する努力義務があることが規定されている。現在，2021〜2025（令和3〜令和7）年度の5年間を第4次計画として，基本計画が策定されている。また，食育を有効的かつ効率的に推進するには，国や地方公共団体をはじめ，多くの関係者の理解と協力のもと，共通の目標を掲げ，その達成をめざして取り組むことが重要である（⇨第4章，p.93）。

5.4　高齢者保健・介護分野（高齢者医療確保法，介護保険法等）における栄養政策

　少子高齢化に伴う多数の課題解決のために，21世紀における公衆栄養活動において，健康づくりを支援して生活の質を高める活動（セルフケアやヘルスプロモーション）が進められている。特に，高齢者においては低栄養と過剰栄養の問題が共存し，双方とも疾病の回復遅延や生活機能（日常生活動作：ADL）の低下と深い関係があることからも，その人のライフスタイルに応じた対応が重要である。

　これまで，わが国は世界に先駆けて，高齢者保健対策については着手してきた。老人保健法（昭和57年法律第80号。平成18年法律第83号により高齢者の医療の確保に関する法律（略称：高齢者医療確保法）に改称）による健康診査や健康教育等の実施をはじめ，2000（平成12）年には介護保険法（平成9年法律第123号）による介護保険制度が開始され，2008（平成20）年から高齢者医療確保法に基づく特定健康診査・特定保健指導事業などが推進されている。

　以下に，高齢者対策として重要な高齢者医療確保法と介護保険法について概説する。

（1）特定健康診査・特定保健指導（高齢者医療確保法）

　特定健康診査・特定保健指導は，第18〜31条に規定されている。管理栄養士がかかわる特定保健指導は第24条に規定され，その実施に関する基準は特定健康診査・特定保健指導の実施に関する基準（2007（平成19）年厚生労働省令）において，詳細な規定

が設けられている（⇨第9章，p.209，表9－6）。特定保健指導を担当する主な専門職種として，医師，保健師，管理栄養士があげられている。

（2）在宅ケア：在宅医療および在宅介護（健康保険法，介護保険法）

在宅ケアとは，継続的な医療（介護）が必要で，通院困難な患者（介護が必要な者）に，居宅で専門的な医療（介護）を提供することである。在宅ケアの推進には，在宅医療（介護）を提供する病院，診療所，薬局，訪問看護ステーション，地域包括支援センターなどの医療機関や福祉機関，そこに従事する医療関係者（かかりつけ医，看護師，理学療法士，薬剤師，管理栄養士・栄養士等）の連携・協働は欠かせない。

1）在宅医療と在宅患者訪問栄養食事指導料（健康保険法）

在宅医療に関する規定は，健康保険法（大正11年法律第70号）に基づく診療報酬点数（第76条第2項，第82条第1項）として定められている。管理栄養士に係る在宅医療の診療報酬には在宅患者訪問栄養食事指導料があり，保険医療機関の管理栄養士（非常勤可）が，医師の指示箋に伴う指導を行った場合に算定できる。

2）在宅介護と居宅療養管理指導費（介護保険法）

在宅介護に関する規定は，介護保険法に定められている。介護保険が適用されるサービスには居宅サービス，施設サービス，地域密着型サービスの3つがあるが，管理栄養士が公衆栄養活動としてかかわることが可能な在宅介護のサービスには，居宅サービスの居宅療養管理指導がある。居宅療養管理指導費（介護サービス費）は，かかりつけ医（保険医療機関）の管理栄養士（非常勤可）が，医師の指示に基づき，栄養管理指導（情報提供や栄養食事相談または助言の場合も含む）を行った場合に算定できる。

（3）地域支援事業：介護予防のための施策（介護保険法）

市町村においては，地域包括ケアシステムの構築（⇨p.2）を目的に，地域住民ができるだけ要支援・要介護とならないよう，または介護が必要となった場合でも住み慣れた地域の中で自立した日常生活を送れるように支援する目的で，2011（平成23）年6月，介護保険法を一部改正し，介護保険法第115条の45により地域支援事業（介護予防・日常生活支援総合事業，以下「総合事業」とする）が行われている。また，2014（平成26）年6月には地域包括ケアシステムをより積極的に推進するために，医療介護総合確保推進法（正式名称：地域における医療及び介護の総合的な確保を推進する関係法律の整備等に関する法律）が創設された。

この支援事業には，2015（平成27）年4月から地域包括ケアシステムの構築を重点的に取り組むために，全市町村が行う必須事業（総合事業と包括的支援事業）と各市町村の判断で行われる任意事業がある（⇨p.189，図9－3）。総合事業は，すべての市町村において，65歳以上で要支援1～2，および要介護でない者を対象に，訪問型・通所型サービス（運動・口腔・栄養改善事業を含む），その他の生活支援サービス（配食サービス）および一般介護予防事業が行われている。通常，管理栄養士がかかわってい

る事業には訪問型Cサービスや介護予防事業などがある。一方，包括的支援事業は，地域包括支援センターを中心に事業がなされ，ケアプランの策定など介護予防ケアマネジメント業務を実施している。

5.5　母子保健分野（次世代育成支援対策推進法，母子保健法）における栄養政策

　わが国の母子保健対策については母子保健法（昭和40年法律第141号）に基づき，乳幼児健診や保健指導・訪問指導等が実施されており，母性と乳幼児の健康の保持・増進に努めている。併せて，近年の政策として，2000（平成12）年に健やか親子21（当時厚生労働省所管）が打ち出され，母子保健の取組の方向性と目標値が示された。この計画の推進の裏づけとなる法律が次世代育成支援対策推進法（平成15年法律第120号）である。当初は少子化対策に重点が置かれていたが，最近の政策では，子ども・子育てビジョンと銘打って，育児環境の整備，子育て支援のための育児相談・訪問指導など，社会全体で子育てを支えるための施策に力点を置いている。2015（平成27）年度からは，健やか親子21（第2次）が始まっている（2023（令和5）年度よりこども家庭庁所管に移行）。

（1）子育て行動計画策定指針と行動計画（次世代育成支援対策推進法）

　次世代育成支援対策推進法は，急速な少子化への対策の一環として2003（平成15）年に創設された時限立法（2015（平成27）年3月31日まで：現在，2025（令和7）年3月31日までに延長されている）である。次世代を担う子どもたちが健やかに生まれ，育成される社会の環境整備を行うことを目的としている。第7条に，国は子育て行動計画策定指針を定めることが規定されている。第8・9条では，市町村と都道府県はその指針に則し，5年ごとに「子育て行動計画」を策定することが義務づけられている。

（2）乳幼児健康診査と保健指導，訪問指導（母子保健法）

　母子保健事業の主体は市町村であり，第13条の乳幼児等の健康診査，第10・11条の保健指導，第16条の母子健康手帳の交付（妊娠の届出後），第19条の未熟児の訪問指導等が実施されている。市町村の管理栄養士等は，健診後の栄養指導，未熟児に対する訪問栄養指導等に携わっている。最近の母子保健事情として，出生時の体重が2,500g未満の低出生体重児（市町村への届出義務あり）が増加傾向にあり，妊娠前からの母性の食生活指導も重要となっている。

　なお，2015（平成27）年9月に実施された乳幼児栄養調査が，2016（平成28）年8月に公表された。この調査は10年ごとに実施されており，乳幼児の栄養方法および食事状況等の実態を把握するもので，今後の育児政策にとって重要である。

5.6　栄養士法

　栄養士法（昭和22年法律第245号）は，栄養士・管理栄養士に関する身分法である。主

な規定内容は栄養士および管理栄養士の定義・免許制度，管理栄養士国家試験，主治医の指導，名称の使用制限などである（次項参照）。

なお，栄養士法は他の医療職種の法律と違い，目的，守秘義務，就業届出規定がないことからも，今後，法律改正が必要である。

栄養士とは，都道府県知事の免許を受け，栄養士の名称を用いて栄養の指導に従事する者をいい，管理栄養士とは，厚生労働大臣の免許を受けて，管理栄養士の名称を用いて，次の業務を行うことを業とする者をいう。

①傷病者に対する療養のために必要な栄養の指導

②個人の身体の状況，栄養状態などに応じた高度な専門知識・技術を必要とする，健康の保持・増進のための栄養の指導

③特定多数人に対して継続的に食事を供給する施設（特定給食施設等）における利用者の身体の状況，栄養状態，利用の状況などに応じた特別な配慮を必要とする給食管理

④特定多数人に対して継続的に食事を供給する施設に対する栄養改善上必要な指導

なお，管理栄養士が傷病者に対する療養のため必要な栄養の指導を行うにあたっては，主治の医師の指導を受けなければならない。

また，栄養士・管理栄養士の免許を受けた者のみが，その名称を用いて栄養の指導に従事することができ，その免許を受けた者でなければ，栄養士・管理栄養士，またはこれに類似する名称を使用してはならない（名称独占）。

栄養士の免許は，厚生労働大臣の指定した栄養士の養成施設で2年以上栄養士として必要な知識・技能を修得した者に，都道府県知事が与える。管理栄養士の免許は，受験資格がある者が管理栄養士国家試験に合格した場合に，厚生労働大臣が与える。

6．わが国の管理栄養士・栄養士制度

6.1　管理栄養士・栄養士制度の変遷

法的規定に基づく栄養士制度の始まりは，1945（昭和20）年の栄養士規則である。当時は，早期に栄養士を輩出する必要性から1年養成であったが，公式に栄養士の資格を地方長官の免許制として定めたことで，栄養士の身分，業務が確立された。

1947（昭和22）年には，議員立法により栄養士法が制定され，「栄養の指導に従事することを業とする者」として栄養士の資格が法制化された。このとき，栄養士の養成が2年以上となり，現在に至っている。この法律が制定されたのに併せて，順次，医療法等において，栄養士の給食施設への配置の規定が設けられるなど，給食施設を中心に栄養士の配置が進んでいった。

1962（昭和37）年には，栄養学や医療技術等の進歩により，2年の養成だけでは対応しきれないこともあり，栄養士の上位の資格として，4年養成を基本とした管理栄養士制度が創設された。創設当初は，栄養士との区別が明確ではなく，法律上も「栄養の

指導を行うにあたって，複雑又は困難なものを行なう適格性を有する者」とあいまいな定義であり，管理栄養士の養成施設において必要な単位を取得すれば，無試験で資格が取得できる仕組み（短大等は実務経験を要件に管理栄養士試験合格により取得）であった。新しい資格制度が創設されたことにより，併せて，栄養改善法も一部改正され，集団給食施設への栄養士・管理栄養士配置の努力規定が新設された。

1985（昭和60）年には，栄養士法と栄養改善法が一部改正され，管理栄養士養成施設卒業者の無試験による資格取得制度を廃止し，国家試験の合格（管理栄養士養成施設卒業者には試験科目の一部免除あり）が資格取得条件となると同時に，都道府県知事の指定する集団給食施設には管理栄養士の必置規定が創設された。

2000（平成12）年には，栄養士法が一部改正され，管理栄養士の業務の明確化，管理栄養士の免許化，国家試験受験資格の見直しなどが行われ，管理栄養士の定義も「管理栄養士の名称を用いて，①傷病者に対する療養のため必要な栄養の指導，②個人の身体の状況や栄養状態等に応じた栄養の指導，③特定給食施設における給食管理，④特定給食施設等への指導等を行う者」と規定され，管理栄養士の役割が明確となり，現在に至っている。

6.2 管理栄養士・栄養士制度の現状

管理栄養士・栄養士制度は，先に記述したように，社会情勢の変化に応じて見直しがなされてきているが，現状は以下のとおりである（図3−2）。

管理栄養士になるには，国家試験合格が要件であり，その受験資格は，養成年限の違いにより，実務経験なしから3年以上までの4種がある。一方，栄養士は養成施設において必要な単位を取得すれば，資格が得られる仕組みとなっている。

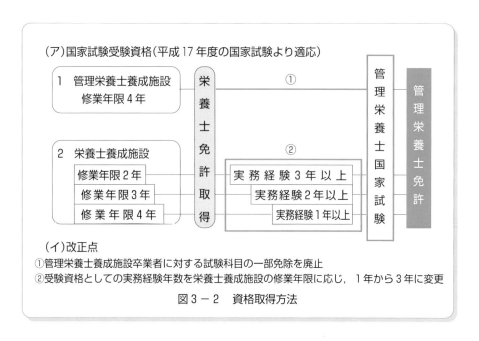

図3−2 資格取得方法

　2000（平成12）年の栄養士法改正により，管理栄養士の定義が明確となったが，現場における管理栄養士と栄養士の業務および役割分担が明確でなく，管理栄養士と栄養士の業務の差異がはっきりしていないのが現状である。あえて区別するならば，栄養士が給食管理業務，管理栄養士が定義に沿った栄養指導業務であろう。

　なお，栄養士・管理栄養士養成施設の定員は2022（令和4）年度現在約22,000人，卒業生は約17,200人である。しかも先述したように，栄養士免許はすべてが無試験による資格付与者である。一方，管理栄養士国家試験（2023（令和5）年2月実施）の合格者は9,254人である。

6.3　栄養士制度の課題と期待

　前述したように，栄養士と管理栄養士の定義は法的に明確となっているが，現場における業務および役割分担が明確ではないのが現状である。しかも，現況の栄養士業務は，職域組織や業務内容等の外部環境が急速に複雑化・高度化している状況の中，社会的ニーズや行政施策等の変化に的確かつ迅速に対応しきれているとはいい難い。

　以下には，栄養士制度の現状を踏まえた課題を掲げる。私たちは今後，何をなすべきか。今日の栄養士・管理栄養士には，これまで以上にその専門性および社会的地位の確立のために，従来からの給食管理業務のほか，本来業務である栄養管理・指導にマーケティング手法も取り入れることが必要で，また，個別経営が可能な制度化の確立が不可欠である。

1）栄養士養成制度を取り巻く課題
①無試験による栄養士資格付与（能力取得不確認による資格付与，資質低下の助長）
②実務経験による管理栄養士国家試験受験資格付与（専門分野への対応不可）
③管理栄養士国家試験不合格者への栄養士資格付与（過度な優遇措置）
④需給バランスの不均衡（養成人数と必要就業人数の不均衡）

2）栄養士の自立への課題
①新領域業務の挑戦・開発・展開を難しくしている制度（院内外栄養指導が認められていない，栄養ケア・ステーションの運営が困難）
②独り立ちできない，採算が取れない診療・介護報酬制度

3）栄養士業務の裏づけ（確立）への課題
①EBN（evidence-based nutrition：科学的根拠に基づく栄養学）に基づく栄養食事療法の未整理・未検証部分が多い
②臨床栄養分野（医療現場）における業務独占の規定がない
③管理栄養士等の就業実態が不明確（就業届出制度なし）

4）その他の課題
①管理栄養士と栄養士の業務区分が不明確で，明確な差違がない
②管理栄養士等配置基準と実態との乖離
③医療職種には必要不可欠な守秘義務規定がない

6.4　職業倫理

　倫理と聞くと，哲学的で難しいイメージをもつことが多いのではないだろうか。そもそも，倫理の意味を調べると，「人として守るべき道」「善悪・正邪の判断において普遍的な基準となるもの」「道徳，モラル」である。すなわち，社会の中で何らかの行為をするときに「この行為が，善いことか，正しいことか，なしてはならないことか」を判断する根拠を「倫理」という。このことから，職業倫理とは，「特定の職業に要請される倫理，または職業人に求められる倫理」のことをいう。ある職業に就いている個人や企業は，必ず自らの社会的な役割や責任をもっている。その役割や責任を果たすために，自身の行動を律するための基準や規範を示したものが職業倫理である。

　管理栄養士・栄養士も栄養士法に規定された公的資格であることから，当該職種としての職業倫理（倫理綱領，責務）が，公益社団法人日本栄養士会において定められている（2002年制定，2014年改訂）。以下に，「管理栄養士・栄養士倫理綱領」と，注釈として付されている責務の要点を示す。

＜倫理綱領＞
　倫理綱領には，管理栄養士・栄養士は，「栄養の指導」を実践する専門職として，社会において，以下の点について努力することが明示されている。
① 職業の尊厳と責任を自覚し，科学的根拠に裏づけられた「栄養の指導」を実践する。
② 人々の人権・人格を尊重し，良心と愛情ももって接し，同僚や他の関係者とともに協働して人々のニーズに応える
③ 法規範の遵守および法秩序の形成に努め，常に自らを律し，職能の発揮に努める。

＜責務＞
　綱領に対し，管理栄養士・栄養士の責務が以下の内容等で，追加解説されている。
① 「栄養の指導」を実践する場合には，人びとの生きる権利，尊厳を保つ権利，等しく支援を受ける権利などの人権を尊重する。
② 人びとの自己決定権とインフォームド・コンセントを尊重する。
③ 科学的根拠に裏づけられた望ましい基準を設定し，もてる限りのより質の高い「栄養の指導」を行い，生命環境の問題について社会に貢献する。
④ 常に人格の陶冶（人間性・道徳観を高めて円満に育成すること）および関係法を遵守する。
⑤ 職務遂行にあたって，品位と信用を損なう行為，信義にもとる行為をしてはならない。

　管理栄養士・栄養士は上記綱領を遵守するとともに，職務遂行にあたっては，品位と信用を損なう行為，信義にもとる（反する）行為をしてはならない。特に，職務上知り得た個人情報の保護に努め，守秘義務を遵守しなければならない。

7.　国民健康・栄養調査

（1）調査の目的と根拠法令

　国民健康・栄養調査は，健康増進法に基づき実施されるもので，国民の身体の状況，栄養素等摂取および生活習慣の状況を明らかにし，国民の健康の増進の総合的な推進を

図るための基礎資料を得ることを目的としている（⇨p.56）。なお，調査を実施する際には統計法に基づく一般統計調査として総務省統計局から承認を得なければならない。

（2）調査内容

本調査は，身体状況調査，栄養摂取状況調査，生活習慣調査からなる。その概要は以下のとおりである。

●国民健康・栄養調査項目（調査項目，対象年齢等は年によって違うので注意すること。以下は2022（令和4）年の調査項目，対象年齢である）

⑴ **身体状況調査**
　① 身長・体重（1歳以上）
　② 腹囲（20歳以上）
　③ 血圧（20歳以上）
　④ 血液検査（20歳以上）
　⑤ 問診〈服薬状況，運動習慣等〉（20歳以上）
⑵ **栄養摂取状況調査**（1歳以上）
　① 秤量目安記録法による世帯と個人の食品および栄養素摂取量，欠食や外食などの食事状況
　② 1日の身体活動量〈歩数〉（20歳以上）
⑶ **生活習慣調査**（アンケート，インターネットでも回答可能）（満20歳以上の全員）
　食生活，身体活動，休養（睡眠），飲酒，喫煙，歯の健康等の状況

（3）調査方法

1）調査の流れと組織

調査実施の流れは図3－3のとおりである。厚生労働省では企画・立案を行い，都道府県，保健所設置市，特別区に委託して行う。実際の調査は，調査地区を管轄する保健所が行う。調査票の整理，審査，集計等は国立研究開発法人医薬基盤・健康・栄養研究所（国立健康・栄養研究所）が行い，解析や報告は厚生労働省が行う。

2）調査対象

全国の世帯および世帯員を母集団として，国民生活基礎調査地区より設定された単位区から層化無作為抽出された世帯および世帯員が調査対象である。2019（令和元）年は，296単位区内の約4,500世帯および約9,200人の世帯員を対象とした。実施率は約60％で，実施世帯数は約2,800世帯，実施世帯員数は約6,000人である。2016（平成28）年は大規模調査のため，実施世帯数約10,800世帯，実施世帯員数約26,000人であった。

3）調査時期および調査日数

①身体状況調査：原則，11月中に，調査地区の実状を考慮して，最も高い受診率をあげうる日時を選定して実施される。

②栄養摂取状況調査：11月中の日曜・祝日を除く任意の1日に実施される。

③生活習慣調査：栄養摂取状況調査日と同日に実施される。

4）事前準備

調査実施前には，対象世帯に対して説明会が開催されるとともに，「国民健康・栄養調査の実施についてのお願い」（図3－4）が配付され，事前に十分な説明がなされる。

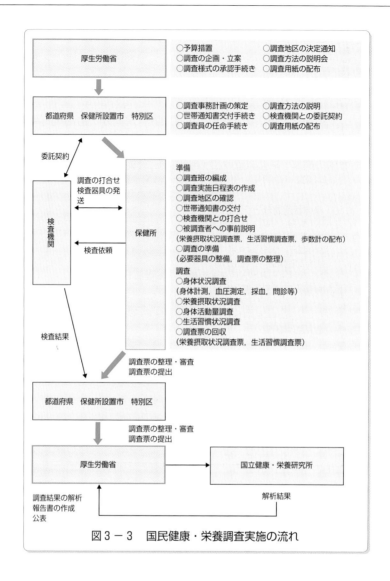

図3-3 国民健康・栄養調査実施の流れ

生活習慣調査票は，栄養摂取状況調査票と併せて配付し，被調査者本人が記入することになっている。

5）身体状況調査

身体状況調査は，被調査者を会場に集めて医師等が調査項目の計測および問診を行う（図3-5）。また1日の身体活動量については，栄養摂取状況調査日と同じ日に歩数計を用いて，1日の歩数を測定する。問診の中の「運動の習慣有り」とは，①運動の実施頻度として週2回以上，②運動の持続時間として30分以上，③運動の継続期間として1年以上，の3項目全部が該当しなければならない。

なお，データの精度を高めるため，調査員には測定方法が詳細に明記された「国民健康・栄養調査必携」が配付されている。また，血液サンプルも1か所の検査機関において同じ精度のもとで測定されている。

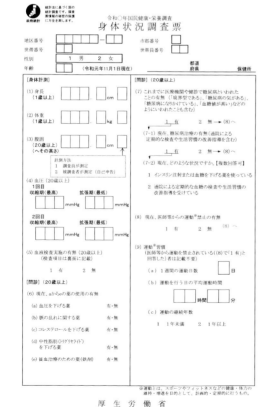

被調査世帯主　　殿

厚生労働省

国民健康・栄養調査の実施についてのお願い

　厚生労働省では健康増進法（平成14年法律第103号）に基づき国民健康・栄養調査を実施することになりました。この調査は、皆さま方がどのような生活を送っているか、健康状態はどうかなどを調べて、国民の健康のめやすとしたり、健康づくりの対策を進めるための基礎資料として役立てられているものです。

　今年6月に行われた国民生活基礎調査の対象地区の中から抽選の結果、あなたのお住まいの地区が選ばれました。

　この調査は、あらかじめ配付される調査票に、日頃の生活習慣やある一日に食べたものの種類と量をお書きいただくものと身体状況に関する計測等を行うものです。

　世帯の皆さまには、身体状況に関する計測を下記の日時及び場所において実施いたしますので、ご多忙のところ恐縮ではございますが会場までお越しいただきますようお願いいたします。20歳以上でご了解の得られた方々につきましては、あわせて血液検査を実施いたします。血液検査項目は血色素量、ヘマトクリット値、赤血球数、白血球数、血小板数、血糖値、ヘモグロビンA1c、総コレステロール、HDL－コレステロール、トリグリセライド、総たんぱく質、フェリチン、アルブミンの13項目です。なお、一部の地区の方には、ニコチンを検査いたしますので、14項目になります。

　検査結果は後日お知らせいたしますので、皆さま方の健康管理にお役立てください。

　調査の結果は、目的以外に使うことはありませんし、法律により秘密は十分に守られます。

　ご協力いただきますようよろしくお願いいたします。

図3-4　「国民健康・栄養調査の実施についてのお願い」

図3-5　身体状況調査票

6）栄養摂取状況調査

　栄養摂取状況調査は、調査日前後に調査員である管理栄養士等が世帯を訪問して、世帯の代表者および食事づくり担当者に面接の上、秤量方法や記入方法を説明し、記入された調査票のチェックなどを行っている。

①　**世帯状況，食事状況**　　世帯員の氏名，生年月日，性別，妊婦・授乳婦別，仕事の種類，1日の身体活動量（歩数）を記入するとともに，調査日1日の3食の食事を，「家庭食」「外食」「調理済み食」「給食」「その他」に分類する（図3-6）。なお，世帯員の情報は栄養素等摂取量の算定に用いられる。

②　**食物摂取状況**　　食物摂取状況の調査票は，朝食，昼食，夕食，間食，予備ページの別に，それぞれ被調査者記入欄と調査員記入欄からなる（図3-7）。

　食物摂取状況調査は，基本的には世帯単位の秤量目安記録法を用い，測定不能な食品については目安量を用いてもよいことになっている。被調査者の食事づくり担当者に，その日に世帯で食べた料理名，食品名（食材料）ならびにその使用量・廃棄量を記入してもらい，それを各世帯員と残菜に案分比率を用いて振り分けてもらう。

　被調査者世帯において記入してもらった情報については，調査員のチェック，確認後，コンピュータ処理を行うために，食品番号，調理コード，純使用量（使用量－廃棄量，外食の場合は人前），1桁の整数の案分比率に置き換え，調査票を整理する。食品番号や調理コード等は別途作成の「食品番号表」に掲載されている。コードづけされたデータは、国立健康・

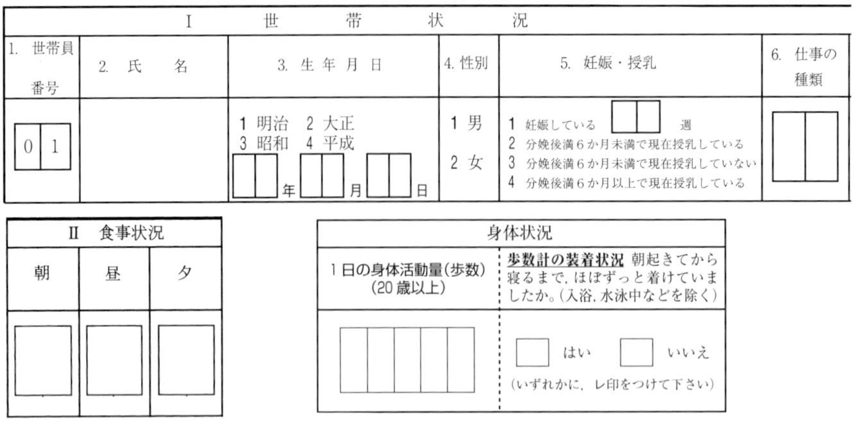

図3−6　世帯状況，食事状況調査票

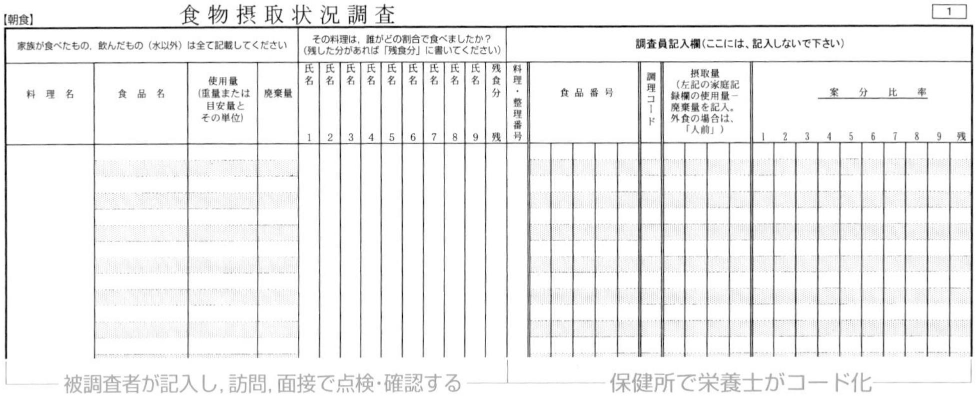

図3−7　食物摂取状況調査票

　栄養研究所において整理・集計等が行われ，出されたデータを用いて厚生労働省が解析・報告を行うこととなっている。

8．食生活指針・食事バランスガイド

8.1　食生活指針

（1）食生活指針の策定の経緯

　1985（昭和60）年，厚生省（現 厚生労働省）は，国民の健康の保持・増進を図る観点から，食生活において特に留意すべき事項として5項目を設定した「健康づくりのための食生活指針」を策定した。また，1990（平成2）年には，「健康づくりのための食

表3－6　食生活指針（2000年）

1．食事を楽しみましょう。
2．1日の食事のリズムから，健やかな生活リズムを。
3．主食，主菜，副菜を基本に，食事のバランスを。
4．ごはんなどの穀類をしっかりと。
5．野菜・果物，牛乳・乳製品，豆類，魚なども組み合わせて。
6．食塩や脂肪は控えめに。
7．適正体重を知り，日々の活動に見合った食事量を。
8．食文化や地域の産物を活かし，ときには新しい料理も。
9．調理や保存を上手にして無駄や廃棄を少なく。
10．自分の食生活を見直してみましょう。
　　　（2000（平成12）年3月，文部省・厚生省・農林水産省策定）

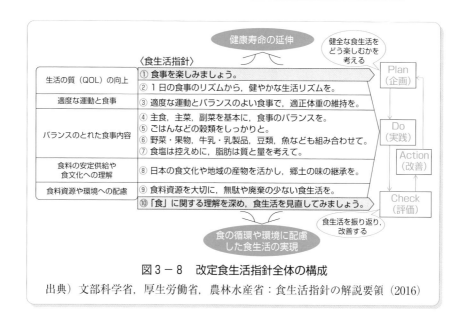

図3－8　改定食生活指針全体の構成

出典）文部科学省，厚生労働省，農林水産省：食生活指針の解説要領（2016）

生活指針（対象特性別）」を策定し，成人病（現在の生活習慣病）予防，女性（母性を含む），成長期，高齢者の個々人の特性に応じた具体的な目標を示した食生活指針を策定した。

　2000（平成12）年には，厚生省，文部省（現 文部科学省），および農林水産省の3省が連携して，10の実践項目からなる「食生活指針」（表3－6）を策定した。この指針は，国民の健康増進，生活の質（QOL）の向上および食料の安定供給の確保を図ることを目的としている。

　この策定から16年が経過し，その間に「食育基本法」の制定，国民の健康づくり運動である「健康日本21（第2次）」の策定，「和食（日本人の伝統的な食文化）」のユネスコ無形文化遺産登録，「第3次食育推進基本計画」の策定等の「食」をめぐる大きな動きを踏まえ，2016（平成28）年6月に改定が行われた（図3－8）。この指針は，食料生産・流通から食卓，健康へと幅広く食生活全体を視野に入れたものになっている。内容については，QOLの向上を重視し，バランスのとれた食事内容を中心に，食料の

表3－7　妊娠前からはじめる妊産婦のための食生活指針

> 妊娠前から，バランスのよい食事をしっかりとりましょう
> 「主食」を中心に，エネルギーをしっかりと
> 不足しがちなビタミン・ミネラルを，「副菜」でたっぷりと
> 「主菜」を組み合わせてたんぱく質を十分に
> 乳製品，緑黄色野菜，豆類，小魚などでカルシウムを十分に
> 妊娠中の体重増加は，お母さんと赤ちゃんにとって望ましい量に
> 母乳育児も，バランスのよい食生活のなかで
> 無理なくからだを動かしましょう
> たばことお酒の害から赤ちゃんを守りましょう
> お母さんと赤ちゃんのからだと心のゆとりは，周囲のあたたかいサポートから
>
> （2021（令和3）年，厚生労働省）

安定供給や食文化，環境にまで配慮したものになっている。この食生活指針では，1番目と10番目の項目では「…しましょう」と表現し，まずは健全な食生活をどう楽しむかを考え（Plan），2番目～9番目の内容を実践するなかで（Do），食生活を振り返り（Check），改善する（Action）というPDCAサイクルの活用により，実践を積み重ねていくことをねらいとしている。

　なお，食生活指針の策定は，食料・農業・農村基本法（第16条第2項），と食育基本法（第21条）に基づいている。

（2）妊産婦のための食生活指針

　近年，若い女性において食事の偏りや低体重（やせ）の者の割合が増加するなど，健康上の問題が指摘されている。妊婦においても，必要な摂取量が確保されていない状況にあり，低出生体重児の割合も増加している。そのため，妊娠期および授乳期においても母子の健康の確保のため適切な食習慣の確立を図ることが重要な課題となっている。厚生労働省は，2006（平成18）年2月，妊娠期および授乳期における望ましい食生活の実現に向け「妊産婦のための食生活指針」を策定した。指針の骨格となる健康づくりのための望ましい食事については「日本人の食事摂取基準」および「食事バランスガイド」を基本としている。指針策定から15年が経過した2021（令和3）年には，「妊娠前からはじめる妊産婦のための食生活指針－妊娠前から，健康なからだづくりを－」として，新たなエビデンスを検証し，2015年の指針を基として改定された（表3－7）。

8.2　食事バランスガイド
（1）食事バランスガイド策定の背景と目的

　2005（平成17）年，厚生労働省と農林水産省により「食事バランスガイド」が策定された。食事バランスガイドは，健康で豊かな食生活の実現を目的に策定された「食生活指針」（2000年）を具体的な行動に結びつけるツールとして，1日に「何を」「どれだけ」食べたらよいか，望ましい食事のとり方やおおよその量をイラストで示したも

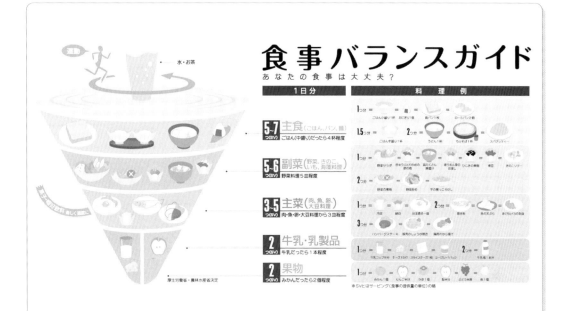

基本形のコマの中で示した料理・食品の種類と量

料理区分	摂取の目安	料理と1つ（SV）の考え方	1つ（SV）分の基準
主食 （ごはん，パン，麺）	5 〜 7つ（SV）	・1つ（SV）分＝ご飯小盛1杯（100g），おにぎり1個（100g），食パン（4 〜 6枚切）1枚 ・1.5つ（SV）分＝ご飯中盛1杯（150g） ・2つ（SV）分＝うどん1杯（300g），パスタ類1人前	主材料に由来する炭水化物 約40g
副菜 （野菜，きのこ，いも，海藻料理）	5 〜 6つ（SV）	・1つ（SV）分＝野菜サラダ（大皿），ほうれん草のお浸し，具たくさん味噌汁 ・2つ（SV）分＝野菜の煮物	主材料の重量 約70g
主菜 （肉，魚，卵，大豆料理）	3 〜 5つ（SV）	・1つ（SV）分＝目玉焼き，冷やっこ ・2つ（SV）分＝焼き魚，魚の天ぷら ・3つ（SV）分＝ハンバーグステーキ，豚の生姜焼き	主材料に由来するたんぱく質 約6g
牛乳・乳製品	2つ（SV）	・1つ（SV）分＝牛乳コップ半分，チーズ1かけ	主材料に由来するカルシウム 約100mg
果物	2つ（SV）	・1つ分＝みかん1個，りんご半分	主材料の重量 約100g

図3−9　食事バランスガイド

出典）厚生労働省・農林水産省（2005）

のである（図3-9）。食事の理想的な組み合わせとおおよその量を図のようにコマのイラストで表しており，家庭の食事だけでなく，外食時にもあてはめて使用できるため，1日のバランスを整えやすいものとなっている。

（2）食事バランスガイドの概要

健康づくりのためには栄養バランスのとれた食事と適度な運動を取り入れることが大切である。食事バランスガイドはコマの形で示され，コマの部分は摂取の目安量が多いものの順に上から主食，副菜，主菜，牛乳・乳製品，果物の5つに区分し，5つの区分ごとに1つ（SV：サービングサイズ）の目安となる量が決められており，料理に対して1つ（SV），2つ（SV）と数えていく。5区分における1つ（SV）分の基準は，炭水化物（主食），たんぱく質（主菜），カルシウム（牛乳・乳製品）は，主材料に由来する栄養素の量として，また，副菜，果物では，主材料の量として示されている。コマの中には油脂，食塩は示されておらず，調味時や食卓で使用する際に過剰とならないよう注意することが必要である。また，菓子・嗜好飲料については「楽しく，適度に」コマのヒモ部分として表されている。菓子や嗜好飲料は食生活の楽しみの部分でもあるため，バランスを考えて適度にとることを表している。

水とお茶はコマを回す軸の部分で表しており，水分も人が生きていくためには欠かせない構成要素であるため，料理や飲料として食事や食間にしっかりとり入れることが必要であることを示している。人がコマの上を走っているのは運動を表しており，「コマが回転する」＝「運動する」ことによってはじめて安定することを意味している。

（3）食事バランスガイドの活用

食事バランスガイドの基本形のエネルギーは2,200±200kcalで，料理の摂取量（SV）を調整することにより，1,400〜3,000kcalの幅が可能であり，性，年齢，身体活動レベルに応じて6歳以上に対応している。1日に必要なエネルギー量と「摂取の目安」を活用することにより，何をどれだけ食べたらよいのかを選ぶことができ，生活習慣病予防に役立てることができる。また，スーパーマーケット，外食産業で活用することにより食環境整備に役立てることができる。

9．食品の表示制度

食品の表示は，消費者が食品を購入する際，品質内容や利用方法等を見極めるための大切な情報源である。包装食品には原材料や賞味期限，保存方法等の基本事項をはじめ，栄養成分，遺伝子組み換えの有無，アレルギー物質含有，食品機能などさまざまな表示がなされている。これらの表示は消費者保護施策の観点から安全性や品質の確保を目的としており，製品に表示をする場合には各種法律や地方公共団体の条例等の規定に適合しなければならない。

　なお，消費者行政の一元化を目的として，2009（平成21）年９月内閣府に消費者庁が設置されたことから，食品の表示に係る部分についてはすべて同庁が担当している。

9．1　食品表示法の創設

（1）食品表示制度の移行

　食品表示制度については，これまで，食品衛生法，JAS法（正式名称：日本農林規格等に関する法律），景品表示法（正式名称：不当景品類及び不当表示防止法），健康増進法等の各種法規に則り，都道府県等の条例および民間レベルの自主規制により，義務的あるいは任意的各種表示が行われていたことから，非常に複雑なものであった。このため，これら法律の食品の表示部分の規定を統合し，包括的かつ一元的な制度として，消費者庁所管の食品表示法（平成25年法律第70号）が2013（平成25）年６月に創設され，2015（平成27）年４月より施行された。

　以下には，食品表示制度の中でも管理栄養士等が公衆栄養活動として携わる食品表示に係る制度について概説するが，詳細は「食品学」等を参照されたい。

（2）食品表示制度の概要

　食品表示制度の目的は，食品を摂取する際の安全性の確保および自主的かつ合理的な食品の選択の機会を確保することであるが，その制度は大きく，①名称，原材料名，賞味期限，栄養成分表示などの品質と衛生面からの基本表示制度と，②科学的根拠に基づいた健康の維持・増進に役立つ機能性の表示制度に分類することができる。

１）品質と衛生面からの基本表示制度

　この表示制度はこれまでと大きく変わるものではないが，主な表示の種類は表３－８のとおりである。横断的義務表示を基本として，特定の要件（内容）により表示方法の基準が異なる。

２）機能性の表示制度（病者用等の特別用途食品は除く）

　この表示制度は，食品に健康の維持・増進のための何らかの機能性を表示するものである。機能性を表示することができる食品は，これまで国が個別に許可した特定保

表３－８　品質と衛生面を重視の表示

表示の種類	主な内容
横断的義務表示	食品の種類等に問わない義務表示があり，そのルールを遵守 名称・保存方法・賞味（消費）期限・原材料名・添加物・内容量・栄養成分・事業者名・製造所所在地
特定項目の義務表示	アレルゲン，アスパルテーム，特定保健用食品，機能性表示食品，遺伝子組換えの表示　等
省略可能な表示	包装表示面積が30cm²以下の場合　等
個別的義務表示	特定の食品には個別の表示義務があり，そのルールを遵守
推奨表示	飽和脂肪酸量，食物繊維量
任意表示	義務表示の栄養成分以外の栄養成分表示，栄養成分の補給または適切に摂取できる旨，糖類・ナトリウム添加なしの表示　等

健用食品と国の規格基準に適合した栄養機能食品に限られていた。しかしながら、機能性をもつ食品が多数開発されたことから、その機能性をわかりやすく表示した商品の選択肢を増やし、消費者がその商品の正しい情報を得て選択できるよう、新たに、特定保健用食品と栄養機能食品に加えて、機能性表示食品制度が創設された。

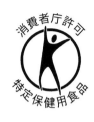

　機能性が表示された食品は、図3－10のとおり、①国が安全性や機能性（有効性）を考慮して設定された基準に則って販売する特定保健用食品（許可制）と栄養機能食品（任意制）、②国の定めるルールに基づき、事業者が食品の安全性と機能性に関する科学的根拠となるデータを消費者庁長官に届け出て機能性の表示を行う機能性表示食品（届出制）に分類することができる。これら3つを併せて保健機能食品といい、それぞれ、表示すべき基準が定められているので、その基準に従った食品表示が必要である。なお、その対象食品は加工食品だけでなく、生鮮食品も対象であるが、機能性表示食品として届けられた商品は、2023（令和5）年には6,000品目を超えている。

※　区分欄には、乳児用食品、妊産婦用食品など、当該特別の用途を記載する。

（3）虚偽・誇大な広告表示と特別用途食品の取扱い

　食品表示法は、上記に既述したように新たな制度として動き出したが、この法には「虚偽・誇大な広告表示」と「特別用途食品」に関する規定はない。この2つについてはこれまでどおり健康増進法において規定されている。

　特別用途食品は、健康増進法第43条に基づくもので、販売する食品に、乳児用、妊産婦用、病者用など特定対象者の発育や健康維持など、特別の用途に適する旨の表示を行う場合には、消費者庁の許可（法条文では「内閣総理大臣の許可」）を受けなければならない。消費者庁から許可を受けてはじめて、その食品を「特別用途食品」

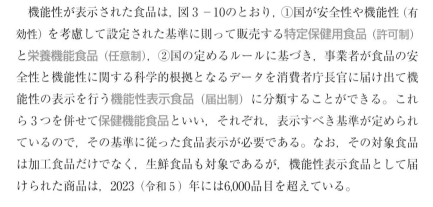

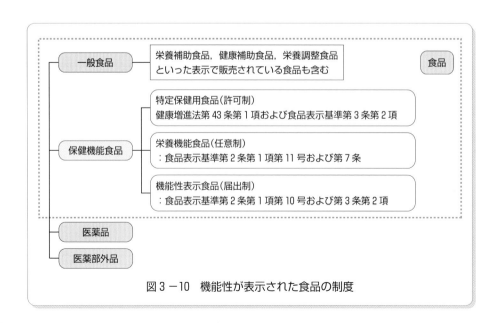

図3－10　機能性が表示された食品の制度

と称することができ，特別用途食品に限って，医薬品医療機器等法（正式名称：医薬品，医療機器等の品質，有効性及び安全性の確保等に関する法律）で禁止されている疾病名掲載の表示，例えば「アレルギー疾患等に適する」旨の表示ができる。

なお，特別用途食品（特定保健用食品を除く）については，2009（平成21）年2月に健康増進法施行規則が改正され，新たな特別用途食品の表示許可基準が同年4月から開始された。その概要は以下のとおりである。

特別用途食品には大きく「許可基準型」と「個別評価型」の2種がある。具体的には，許可基準型として乳児用調製乳，妊産婦・授乳婦用粉乳，えん下困難者用食品および病者用食品が，個別評価型として病者用食品と特定保健用食品がある。この改正は，特定保健用食品を除く特別用途食品について，①国際的栄養表示基準への不対応，②基準があいまいで，制度の主旨と実態が乖離（ニーズとのずれ），③在宅療養の必要な対象者へのきめ細かな対応などを踏まえて行われている（⇨第9章，p.197）。

10. 特定給食施設指導

健康増進法が施行されたことにより，従来，集団給食施設として規定されていた施設が，特定給食施設として取り扱われることとなった。特定給食施設とは，特定多数の者に対して継続的に食事を供給する施設のうち，栄養管理が必要なものとして，厚生労働省令（1回100食以上または1日250食以上の給食を供給する施設）で定めるものである。健康増進法では，従来，都道府県等が条例等において任意に実施していた集団給食施設等の届出が，法に基づく都道府県等への特定給食施設の届出として義務化され，また，国が示す栄養管理基準に基づく栄養（給食）管理が適切に行われない場合には罰則が科せられるなど，従来と比べ，その管理には厳格さを求めている。

特定給食施設における栄養（給食）管理については，特定多数人に対して継続的に食事を提供することから，その運営の適・不適は喫食者の健康状態に影響を与えるとともに，その家族や地域住民の健康づくり，生活習慣病の予防や治療にまで重大な役割を果たすものである。都道府県等においては，現在，給食施設にかかわる条例や健康増進法に基づく細則等を定め，特定給食施設に対し届出や栄養管理の徹底のほか，巡回等による支援・指導を行っている。

10.1 特定給食施設にかかわる法規定

1）届出規定（健康増進法第20条）

従来，都道府県等が条例や細則等で規定していたが，国における栄養士の配置等の実態把握を可能とし，同時に，都道府県等による適切な栄養管理のための指導・助言を目的に，特定給食施設の設置者に対し，給食施設の名称や住所地，給食施設の種類，開始日，1日の予定給食数などの届出を義務づけている。

表3－9　特定給食施設における栄養管理基準（省令第9条，通知）

1）身体の状況，栄養の状態等の把握，食事の提供，品質管理及び評価（規則第1号）
○利用者の身体の状況，栄養状態，生活習慣等の定期的な把握及びその評価
○栄養状態等に基づく，栄養素等の量を満たす食事の提供及びその評価
○給与栄養量の目標設定，定期的な見直し，目標達成度の確認
○適切な品質管理（食事量，栄養素量，温度，形状等）とその評価

2）利用者の日常の食事摂取量，嗜好等を配慮した献立作成（規則第2号）
○献立作成基準の作成
○喫食者の栄養状態，嗜好等を考慮した献立作成
○一定期間単位の献立作成

○複数献立やカフェテリア方式等を導入した場合には，モデル的な料理の提示

3）献立表の掲示，栄養に関する情報の提供（規則第3号）
○献立表の提示及び栄養成分表示
○各種媒体を活用した知識の普及

4）帳簿等の適正な作成，整備（規則第4号）
○栄養管理関係業務に必要な帳簿類の整備
○委託契約書の整備

5）衛生管理（規則第5号）
○「大規模食中毒対策等について」「大量調理施設衛生管理マニュアル」等に沿った衛生管理の徹底

（平成15年4月30日健習発第0430001号「健康増進法等の施行について（特定給食施設関係）」より要約）

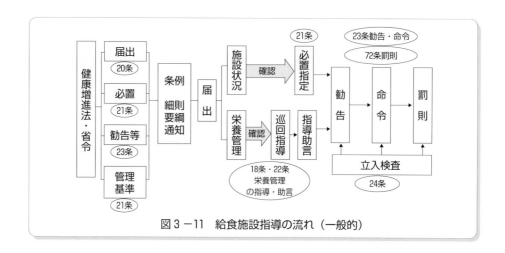

図3－11　給食施設指導の流れ（一般的）

2）栄養管理基準（健康増進法第21条）

給食施設において適切な栄養管理を行うために，一定規模以上の給食を提供する施設には厚生労働省が定める栄養管理基準（表3－9）の遵守義務を課している。そのために，栄養士や管理栄養士の配置努力や必置を規定している。

3）指導・助言および勧告等（健康増進法第22，23条）

都道府県等は，給食施設に対し，栄養管理に関する指導・助言を行うことができる。この規定を遵守せず，行政指導にも従わない場合には，その内容に応じて，勧告・命令を出すことができる。場合によっては栄養指導員による立入検査もある（図3－11）。

10.2　都道府県等による支援・指導

都道府県等における給食施設の栄養管理の水準向上のための支援・指導を効果的，効率的に行うためには，目的・位置づけの明確化，「アセスメント―支援・指導計画―

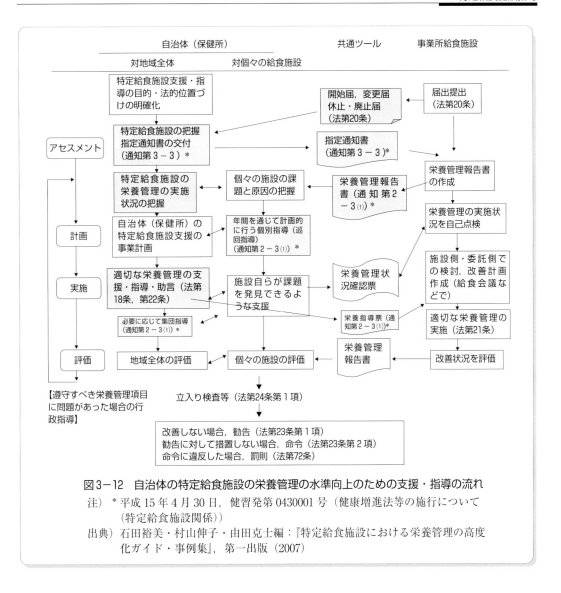

図3-12　自治体の特定給食施設の栄養管理の水準向上のための支援・指導の流れ

注）＊平成15年4月30日，健習発第0430001号（健康増進法等の施行について
（特定給食施設関係））

出典）石田裕美・村山伸子・由田克士編：『特定給食施設における栄養管理の高度
化ガイド・事例集』，第一出版（2007）

実施─評価」の流れで計画的に行うことが必要である。

　都道府県等は，栄養士等の配置規定や栄養管理基準を満たしているかどうかを確認
するために，給食施設に対し，都道府県等独自の栄養管理報告書（例：図3-13）を求
めるとともに，その内容確認のために巡回指導を実施しながら，給食施設への支援・
指導を図3-12のような手順で行っている。

特定給食施設栄養管理報告書（病院用）
（1 特定給食施設　2 小規模特定給食施設）

年　　　月　　　日

○○県　　　保健福祉事務所長殿

施設の名称	
所 在 地	
管 理 者	（職名）　　　　　　　　（氏名）

健康増進法等の施行に関する規則第12条の規定により、次のとおり栄養管理状況を報告します。

施設種別	1 病院　2 その他（　　　）	健康増進法第21条第1項による指定	1 有　　2 無

栄養管理部門の理念・方針・目標 1 有　　　2 無	1 治療効果を上げる満足感のある食事づくり 2 入院中だけでなく退院後の健康の保持増進も目指す 3 その他（　　　　　　　　　　　　　　　　　　）

組 織 （栄養管理・給食部門の位置付け）	部 門	1 栄養部　2 診療部　3 事務部　4 その他（　　　　　　　）
	責任者	（職名）　　　　　　　（氏名） 電話　　　　　　　　　　　　　　FAX
	組織図	1 有　　　　2 無

栄養管理等について検討する会議 1 有　　　2 無	【実施回数】（　　　　　　　　）回 【構　成】1 管理者 2 医師 3 管理栄養士 4 栄養士 5 看護師 6 調理師又は調理員 　　　　　7 患者 8 給食事務 9 その他（　　　　　　　　）合計　　　　　　人 【目　的】

運営方式 1 直 営 2 委 託	委託先	名　　　称	
		所　在　地	〒
		代 表 者 氏 名	（職名）　　　　　　（氏名）
		施設担当責任者氏名	（職名）　　　　　　（氏名）
		電　　　話	（　　　　）　　　　　内線
	【委託内容】1 献立作成　2 材料購入　3 調理　4 配膳　5 下膳　6 食器洗浄 　　　　　　7 施設外調理　8 栄養指導　9 その他（　　　　　　　　　）		

従事者（管理栄養士がいる施設にあつては管理栄養士、栄養士のみがいる施設にあつては栄養士1名の氏名及び登録番号を記入してください。）

管理栄養士又は栄養士の氏名	免許の種類及び番号	勤務形態		従事者数（人）					
				管理栄養士	栄養士	調理師	調理員	給食事務	その他	合 計
	1 管理栄養士 （第　　　号） 2 栄 養 士 （第　　　号）	1 専任 2 兼任	施設側　常勤 　　　　非常勤 受託側　常勤 　　　　非常勤						

従事者の研修会 1 有　　　2 無	【実施回数】（　　　　　　　）回 主な研修内容：（　　　　　　　　　　　　　　　　　　　）

食　数 （1日当たり平均食数）（食）	病床数	朝食	昼食	夕食	その他 （　　　）	合　計	備考
一　般　病　棟							
特　別　病　棟							
療　養　型　病　棟							
そ　の　他							
合　　　計							

対象者（利用者）の把握 1 有　　　2 無 （　　　年　　　月現在）	年齢区分	男（人）	女（人）	年齢区分	男（人）	女（人）
	0〜（月）			12〜14歳		
	6〜（月）			15〜17歳		
	9〜（月）			18〜29歳		
	1〜2歳			30〜49歳		
	3〜5歳			50〜64歳		
	6〜7歳			65〜74歳		
	8〜9歳			75歳以上		
	10〜11歳			合　計	人	人

（裏）

栄養状態のアセスメント （標準体重、肥満度、体格指数、皮下脂肪厚、血液検査等の身体計測調査による栄養状態の総合評価） 1 有　　2 無	【身体計測調査等の項目と対象者】					

栄養補給法	1 経口栄養法	人	約束食事せん	1 有　　2 無
	2 経腸栄養法	人		1 病態別　2 成分栄養別

食種	一般食	1 常食	人	2 軟食	人	栄養管理計画の作成等 1. 栄養管理計画の作成 2. 特別食加算 3. 食堂加算 4. 特別メニューの提供 5. 栄養サポートチーム加算 6. その他
		3 流動食	人	4 その他（　）	人	
	特別食加算対象食	加算対象食	人　数	加算対象食	人　数	
			人		人	
			人		人	
			人		人	
			人		人	

摂取量の調査 1 有　　2 無	【実施回数】（　　　　　　　　）回 【方　　法】1 残菜の調査　2 摂取量の調査　3 その他（　　　　　　　　）

平均提供食品量・平均栄養量　　　1人1日当たり

食　品　群			量	栄養素名		目標栄養量	提供栄養量	推定摂取量
平均提供食品量	穀類	ご は ん	g	エネルギー　（kcal）	平均栄養量			
		パ ン	g	たんぱく質　（g）				
		麺	g	脂質　（g）				
	いも及びでんぷん類		g	カルシウム　（mg）				
	砂糖及び甘味類		g	鉄　（mg）				
	豆　　　類		g	ビタミンA（レチノール当量）（μg）				
	野菜類	緑黄色野菜	g	ビタミンB₁（mg）				
		その他の野菜	g	ビタミンB₂（mg）				
		野菜漬物類	g	ビタミンC（mg）				
	果　実　類		g	食物繊維　（g）				
	藻　　　類		g	塩分（食塩相当量）（g）				
	魚　介　類		g	炭水化物エネルギー比（%）				
	肉　　　類		g	たんぱく質エネルギー比（%）				
	卵　　　類		g	脂質エネルギー比（%）				
	乳　　　類		g	＊				
	油　脂　類		g	＊				
	菓　子　類		g	＊				
	調理加工食品類		g	＊の欄は、記載されている項目以外で算出している栄養素があれば記入してください。				

食材料費	1人1食当たり　（　　　　　　　　　　　　　）円		

作業指示書 1 有　　2 無	1 献立名　2 材料名　3 純使用量（1人分） 4 純使用量（食数分）5 作業指示のポイント 6 その他（　　　）	栄養成分表示 1 有　　2 無	1 エネルギー　2 たんぱく質 3 脂質　4 食塩相当量 5 その他（　　　　　）

栄養教育 1 有　2 無		入院	外来	訪問	【栄養教育の内容】
	個別指導	人	人	人	
	集団指導	回 人	回 人	回 人	

非常食糧等の備蓄 1 有　2 無	（　　　　）人分を（　　　　　）日分 【献立表】　1 有　　2 無 【保管場所】1 厨房内　2 防災保管庫　3 その他（　　　　）

報告担当者	部門名　　　　　　　　職名　　　　　　　　氏名
	所在地（施設の所在地と異なる場合に記入してください。）

備考　それぞれ該当するところに〇印，数字等を記入してください。

図3-13　特定給食施設栄養管理報告書（例）

第 **4** 章

健康・食育対策と地方計画

1．健康増進基本方針と地方計画（健康日本21）

1．1　健康増進対策の経緯

（1）健康観の変遷

　「健康とは単に病気でない，虚弱でないというのみならず，身体的，精神的，社会的に完全に良好な状態をさす」という健康の定義は，1946年にWHO（世界保健機関）が唱えた有名な文言である。さらに，1998年のWHO執行理事会では，健康と疾病は別個のものではなく連続したものであり，「健康は人間の尊厳の確保や生活の質（QOL）を考えるために必要で本質的なものである」という観点から，"a dynamic state of spiritual well-being"という言葉を健康の定義に追加することが提案され，議論されている。

　1986年，健康増進またはヘルスプロモーション（オタワ憲章）とよばれる理念が登場した。これは「人々が自らの健康をコントロールし，改善することができるようにするプロセス」であり，①個人の知識や技術の習得，②地域組織活動の強化，③健康的な政策づくり，④健康を支援する環境整備，これらを踏まえた⑤保健サービスの方向転換，といった5つの活動を提唱している。この背景にあるのは，まったく病気のない状態を健康というのではなく，たとえ病気や障害があっても，「自己実現に向けて前向きに生きる状態」を健康とする捉え方である。

　健康観は各自の価値観とも関連するので，今後ますます多様化していくと考えられるが，その多様化がそのまま健康格差につながることがないように，一人ひとりの質の高い生活，人生を楽しみ，満足した豊かな生涯につながるように，「自己実現できる健康文化」を創造していく必要がある。

（2）健康づくり運動の展開

　第二次世界大戦後の感染症によって多数の死亡者が出ていた時代の後，昭和30年代から悪性新生物・心疾患・脳血管疾患といった加齢とともに罹患率・有病率が増加する，いわゆる「三大成人病」が重要な健康問題となった。1978（昭和53）年からは，健診体制の充実やバランスのとれた食生活の確保を中心とした第一次国民健康づくり対策が開始され（表4－1），成人病の二次予防が強調されるようになった。

表４－１　健康づくり運動の変遷

第一次国民健康づくり対策〈1978〜1987年〉	第二次国民健康づくり対策「アクティブ80ヘルスプラン」〈1988〜1999年〉	第三次国民健康づくり対策「健康日本21」〈2000〜2012年〉	第四次国民健康づくり対策「健康日本21（第2次）」〈2013〜2023年〉
（基本的考え方）①生涯を通じる健康づくりの推進②健康づくりの３要素（栄養・運動・休養）の健康増進事業の推進（栄養に重点）（基本方針）①健康診査・保健指導体制の確立②健康づくりの基盤整備等・健康増進センター，市町村保健センター等の整備・保健婦，栄養士等のマンパワーの確保③健康づくりの啓発・普及・市町村健康づくり推進協議会の設置・栄養所要量の普及・健康づくりに関する研究の実施④健康づくりのための食生活指針［1985年］	（基本的考え方）①生涯を通じる健康づくりの推進②栄養・運動・休養のうち遅れていた運動習慣の普及に重点を置いた健康増進事業の推進（基本方針）①健康づくりのための運動の普及・マンパワーの確保・健康増進認定施設の推進②健康づくりのための食生活指針（対象特性別）［1990年］③健康づくりのための運動指針（年齢対象別身体活動指針）［1993年］④健康づくりのための休養指針［1994年］	（基本的考え方）①すべての国民が，健康で明るく元気に生活できる社会の実現②早世（早死）の減少，認知症や寝たきりにならない状態で生活できる期間（健康寿命）の延伸等を目的に，国民の健康づくりを総合的に推進（基本方針）①多様な経路による普及啓発の推進②推進体制の整備，地方計画への支援③各種保健事業の効率的・一体的推進④科学的根拠に基づく事業の推進（その他）①施策の目標年次を定め，到達すべき疾病の発生状況や生活習慣の改善度の数値化による施策のめざす姿の具体的明示	（基本的考え方）①社会経済的な背景による健康格差の縮小②平均寿命の増加分を上回る健康寿命の増加（基本方針）①健康寿命の延伸と健康格差の縮小②主要な生活習慣病の発症予防と重症化予防③社会生活を営むために必要な機能の維持及び向上④健康を支え，守るための社会環境の整備⑤栄養・食生活，身体活動・運動，休養，飲酒，喫煙及び歯・口腔の健康に関する生活習慣及び社会環境の改善

　1988（昭和63）年からは，それまでの施策の充実を図るとともに，やや取組の遅れていた運動面からの健康づくり施策に重点を置いた第二次国民健康づくり対策（アクティブ80ヘルスプラン）が実施された。このときから一次予防の重要性が強調され，生活習慣の改善による疾病予防・健康増進の考え方へと発展した。「成人病」は栄養・運動・休養・喫煙などの生活習慣と密接に関連することが明らかになるにつれ，生活習慣の改善によって発症遅延・悪化防止が期待できる疾病として，1996（平成８）年より生活習慣病とよばれるようになった。健康づくり対策の主眼は「個人の生活習慣の改善」へと移っていった。

　これらの２つの施策では施設の整備や人材の育成に力を入れたが，国民の健康状態がどれくらい改善されたかは評価されなかった。そこで，2000（平成12）年から2012（平成24）年には第三次国民健康づくり対策として21世紀における国民健康づくり運動（健康日本21）が実施され，2013（平成25）年からは第四次国民健康づくり対策として，21世紀における第二次国民健康づくり運動健康日本21（第２次）が実施された。2023（令和５）年にはその最終評価が行われ，さらに，2024（令和６）年度からは，12年間の計画として，健康日本21（第３次）が実施される。

1.2　現在の健康増進対策

（1）疾病の一次予防

　疾病予防の対策には，健康を増進し発病を予防する<u>一次予防</u>，早期発見・早期治療を目的とする<u>二次予防</u>，リハビリテーションなどによる社会復帰を目的とした<u>三次予防</u>がある（図4－1，表4－2）。これはLeavell & Clark（1953）の考え方に基づくもので，ここでいう「予防」とは狭義の「予防（疾病発生の阻止）」だけをいうのではなく，健康と疾病状態の流れの中で疾病の全過程にわたって実施されるものと捉えている。すなわち，疾病の発症前から発症後まですべての段階で，それ以上悪化（進行）させるのを予防するという概念である。発症前の予防段階（疾病の発症予防：狭義の予防）を一次予防，発症後の治療の段階（疾病の進行を阻止して機能障害を予防）を二次予防，機能障害を起こすまで疾病が進行してしまった段階（完全な機能不全からの予防）を三次予防として，予防活動を三相に分けている。

　生活習慣病という概念が提案されてからは，二次予防に重点を置いた対策から，発症そのものを予防する一次予防に重点が置かれている。

（2）高齢者医療対策

　わが国は世界第1位の長寿国であるが，当然，年齢が高くなればなるほど健康障害は起きやすくなり，1人当たりの医療費も増大する（図4－2）。さらに老年人口が急速に増加していることから，今後はますます老人医療費も増加すると考えられる。厚生労働省の発表によれば，2021（令和3）年度の国民医療費は45.0兆円となり，このうち75歳以上の医療費は17兆円を超え，国民医療費の約40％を占める。将来推計によると，2040年度には国民医療費は66.7兆円に増加する。

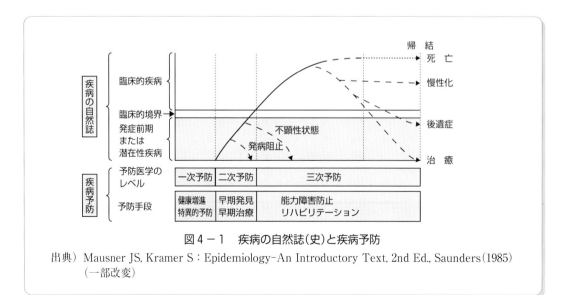

図4－1　疾病の自然誌（史）と疾病予防

出典）Mausner JS, Kramer S：Epidemiology-An Introductory Text, 2nd Ed., Saunders（1985）
　　　（一部改変）

表4-2　疾病予防

予防医学	予防手段の段階	対　策	具　体　例		
			脳血管疾患	がん	エイズ
一次予防	第一段階	健康増進	①健康教室・衛生教育 ②栄養に関する基準設定と食生活改善 ③小児の発達への配慮 ④適切な居住環境・レクリエーション・快適な労働条件の提供 ⑤結婚相談・性教育	健康教育 （生活習慣病教室・高血圧教室） 食事摂取基準 （食塩の適正な摂取量の設定） 栄養指導 （減塩指導）	健康教育 （生活習慣病教室・禁煙教育） 栄養指導 （減塩指導，栄養のバランス，緑黄色野菜，食物繊維，塩蔵食品）	健康教育・性教育 （電話相談，広報活動） 生活指導・行動の変容 （コンドームの常用，薬物常用者の注射針共有回避） 保健・医療機関でのHIV感染防止 献血，精液，臓器提供者のHIV抗体検査 感染妊婦の母子感染防止（帝王切開分娩，母乳授乳の回避）
	第二段階	特異的予防	①予防接種の活用 ②特定の伝染病に対する個人衛生 ③環境衛生の改善 ④事故防止 ⑤職業病予防 ⑥特殊栄養食品の供給 ⑦がん原性物質の除去・汚染防止	減塩食品の利用 （減塩醤油など） 居住環境の改善 （浴室・トイレの改造・暖房） 適切な運動 過労の防止	コールドチェーン・冷蔵庫の普及（塩蔵食品減少） 個人衛生 公害防止 環境モニタリング 職業がんの予防	
二次予防	第三段階	早期発見・早期治療	①個人および集団に対する患者発見の方法 ②スクリーニング・サーベイランス ③選択的サーベイランス 〈目的〉 a．治療および疾病の進行予防 b．合併症および後遺症の予防 c．機能低下期間の短縮	〈循環器検診〉 血圧測定 心電図検査 眼底検査 コレステロール 〈治療〉 高血圧の治療 救急システム 高度集中医療（ICU） 脳血管センター	〈がん検診〉 胃がん検診 子宮がん検診 大腸がん検診 〈早期治療〉 手術療法 放射線療法 化学療法	〈早期発見〉 ハイリスク者のHIV抗体検査 医療事故後の追跡的HIV抗体検査 〈早期治療〉 経過観察・管理 日和見感染の予防 専門医療施設の整備
三次予防	第四段階	能力障害防止	①疾病の進行を阻止し，合併症の進展を予防するための適切な治療 ②機能障害の進行を予防するための施設の提供	病院リハビリテーション（理学療法・作業療法）	定期受診（再発および転移の防止）（国立がんセンター）	感染者・患者・家族のQOLの向上，カウンセリングサービス，生活支援，血液製剤によるHIV感染者等に対する救済給付 職場における発症者の軽業への配置転換・休養・休職 社会的差別の回避
	第五段階	リハビリテーション	①残存能力を最大限に利用できるような再訓練，教育するための病院や公共施設 ②社会復帰した人を雇用するための一般市民や企業への教育 ③適正配置	総合リハビリテーション・センター 配置転換・休養 在宅機能訓練 デイ・サービス 訪問指導 居住環境の改善	機能障害に対するリハビリテーション 手術後の欠損・障害に対する補装具の利用	

出典）Leavell HR, Clark EG：Preventive Medicine for the Doctor in His Community. McGraw-Hill, 3rd ed.（1965）

注：曽田研二訳。原著では第四段階は二次予防に位置づけられている。具体例は日本の例を加筆。

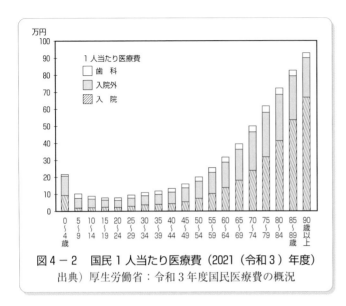

図4-2　国民1人当たり医療費（2021（令和3）年度）
出典）厚生労働省：令和3年度国民医療費の概況

1）医療保険制度

　高齢者に関する医療保険制度については，1982（昭和57）年に老人保健法が成立し，翌年に老人保健制度が創設された。老人保健制度は，高齢者の医療費は国・地方公共団体のほか，保険者が共同で費用を拠出し，高齢者の負担を軽減する仕組みであるが，制度発足後，高齢化が進んだことから，高齢者の負担の引き上げが繰り返し行われるとともに，2002（平成14）年以降は対象年齢が段階的に75歳以上に引き上げられている。

　しかし，①高齢者と現役世代の費用負担の関係が不明確，②保険料の徴収と運営主体が分離しているため財政・運営責任が不明確，③加入する制度や市町村による保険料格差，などの問題が指摘されるようになり，新たな高齢者医療制度として，2006（平成18）年には老人保健法が，高齢者の医療の確保に関する法律に改正されている（⇨第3章，p.60）。

2）高齢者保健福祉対策

　高齢者に関する保健事業のうち介護予防の観点からの取組については，2005（平成17）年の介護保険法の改正において地域支援事業を創設し，介護予防事業の実施を市区町村に義務づけた。2018（平成30）年の改正では，高齢化により増大し続ける社会保障費を抑制することを目的に，高齢者の要介護度が改善した市町村に対する財政的なインセンティブが導入された。

　高齢者保健福祉施策の充実については，ゴールドプラン，新ゴールドプラン，ゴールドプラン21の策定および推進により，高齢者福祉はかつての経済的困窮者への支援から介護を必要とする者への支援へと変化し，特に施設ケアサービスに比べて遅れていた居宅ケアサービスの計画的整備を推進するための高齢者保健福祉推進計画は，地域による差はあるものの一定の成果をあげた。

　また，2014（平成26）年に医療介護総合確保推進法（正式名称は，「地域における医療及び介護の総合的な確保を推進するための関係法律の整備等に関する法律」という。医療法や介護保険法等の一部改正により構成される）が公布されたことにより，地域包括ケアシステムの構築と費用負担の公平化が推進されることとなった。

（3）健康増進法

　「健康日本21」を推進するとともに，健康づくりや疾病予防に重点を置いた施策を

講じていくために，法的基盤整備が必要であるとの認識が高まった。そこで，栄養改善も含めた国民の健康増進を図り，国民保健の向上を目的とした健康増進法が2002（平成14）年に制定され，2003（平成15）年より施行された（⇨第3章，p.56）。

健康増進法は，その公布とともに2003（平成15）年に廃止された栄養改善法の内容も引き継ぎながら，生活習慣病を予防するための栄養改善という視点だけではなく，運動や飲酒・喫煙などの生活習慣の改善を通じた健康増進の概念を取り入れている。その内容は，国民の健康増進の総合的な推進を図るための基本的な方針を定めること，健康診査の実施等に関する指針を定めること，国民健康・栄養調査の実施に関すること，受動喫煙の防止に関すること，などとなっている。健康増進法により，今後ますます国民の健康増進が推進されることが期待される。

1.3　健康日本21（第2次）の推進

（1）健康日本21（第2次）の基本方針と目標

2013（平成25）年度から開始された「21世紀における第四次国民健康づくり運動〔健康日本 21（第2次）〕」では，個人の生活習慣の改善および個人を取り巻く社会環境の改善を通じて，生活習慣病の発症予防・重症化予防を図るとともに，社会生活機能低下の低減による生活の質の向上を図り，また，健康のための資源へのアクセスの改善と公平性の確保を図るとともに，社会参加の機会の増加による社会環境の質の向上を図り，結果として健康寿命の延伸・健康格差の縮小を実現するという考えのもと，以下の5つの基本的な方向を定めた。

　1　健康寿命の延伸と健康格差の縮小
　2　生活習慣病の発症予防と重症化予防の徹底（NCDの予防）
　3　社会生活を営むために必要な機能の維持及び向上
　4　健康を支え，守るための社会環境の整備
　5　栄養・食生活，身体活動・運動，休養，飲酒，喫煙及び歯・口腔の健康に関する生活習慣及び社会環境の改善

（2）健康日本21（第2次）の評価報告

これら5つの基本的な方向に基づき，具体的な53項目の目標が設定され，2018（平成30）年に中間評価がなされ，2022（令和4）年には最終評価が行われた。表4-3に「栄養・食生活」「身体活動・運動」「飲酒」に関する生活習慣および社会環境の改善に関する目標項目と最終目標値，および最終評価結果を示す。

53項目の達成状況は，A「目標値に達した」が8項目（15.1％），B「現時点で目標値に達していないが，改善傾向にある」が20項目（37.7％），C「変わらない」が14項目（26.4％），D「悪化している」が4項目（7.5％），E「評価困難」が7項目（13.2％）であった。全体での達成率は60.4％（32/53）で，生活習慣の改善および社会環境の改善に関する目標の達成率は59.1％（13/22）であった。

　「栄養・食生活」の目標項目では，共食の増加（食事を1人で食べる子どもの割合の減少），食塩摂取量の減少，食品中の食塩や脂肪の低減に取り組む食品企業および飲食店の登録数の増加，利用者に応じた食事の計画，調理および栄養の評価，改善を実施している特定給食施設の割合の増加については改善されていたが，適正体重を維持している者の減少，食塩摂取以外の適切な量と質の食事をとる者の増加については改善が認められなかった。

　「身体活動・運動」の目標項目では，住民が運動しやすいまちづくり・環境整備に取り組む自治体数の増加については改善されていたが，日常生活における歩数の増加や運動習慣者の割合の増加については改善が認められなかった。

　「飲酒」の目標項目では，未成年者や妊娠中の飲酒の割合は改善されたが，生活習慣病のリスクを高める量を飲酒している者の減少については改善が認められなかった。

　「栄養・食生活」「身体活動・運動」「飲酒」の目標は健康日本21から継続して掲げられている項目も多く，長期的な課題となっていると考えられること，また，その他全体の目標の進捗にも影響を及ぼすことから，今後も注視する必要がある。

　健康日本21（第2次）では「平均寿命の増加分を上回る健康寿命の増加」を最重要目標の一つとして掲げていた。ベースラインとなる2010（平成22）年から最終評価となる2019（令和元）年まで，男性の平均寿命も女性の平均寿命も延びたが，健康寿命の延びは平均寿命を上回る結果であった。健康寿命の延びは国民の生活の質の向上を反映し，社会保障財政にも好影響を及ぼすことが期待される。

　一方で，健康日本21（第2次）においては社会環境の整備に関する目標がより明確に定められていた。健康づくりに関する活動に取り組み，自発的に情報発信を行う企業等登録数や健康格差対策に取り組む自治体は改善傾向であったが，地域のつながりの強化に関しては改善が認められなかった。社会環境の整備がより一層推進されることで，個人の生活習慣の改善やそれによる生活習慣病の発症予防・重症化予防，さらには健康寿命の延伸や健康格差の縮小につながると考えられる。

1.4　健康日本21（第3次）の推進

（1）基本方針と目標

　2024（令和6）年度からは「21世紀における第五次国民健康づくり運動〔健康日本21（第3次）〕」が開始される。「誰一人取り残さない健康づくり」や「より実効性をもつ取組の推進」に重点が置かれた。図4-3に，健康日本21（第3次）の概念図を示す。

　その基本方針は「国民の健康の増進の総合的な推進を図るための基本的な方針」（令和5年5月厚生労働省告示第207号）に示されている。「健康寿命の延伸と健康格差の縮小」「個人の行動と健康状態の改善」「社会環境の質の向上」「ライフコースアプローチを踏まえた健康づくり」の基本的な方向に沿った51項目の目標を設定し，計画開始後6年（2029（令和11）年）を目途に中間評価を行うとともに，計画開始後10年（2033（令

表４－３　健康日本21（第２次）の目標項目と目標値および最終評価（抜粋）

	目標項目	対象	目標 （2022年）	最終評価 （2022年）	評価
栄養・食生活	①適正体重を維持している人の増加 （肥満（BMI 25以上），やせ（BMI 18.5未満）の減少）	20〜60歳代男性の肥満者	28%	35.1%	D
		40〜60歳代女性の肥満者	19%	22.5%	C
		20歳代女性のやせの者	20%	20.7%	C
	②適切な量と質の食事をとる者の増加 　ア　主食・主菜・副菜を組み合わせた食事が1日2回以上の日がほぼ毎日の割合の増加 　イ　食塩摂取量の減少 　ウ　野菜と果物の摂取量の増加	アの割合	80%	56.1%	D
		食塩摂取量	8 g／日	10.1g／日	B
		野菜の摂取量の平均値	350 g／日	281g／日	C
		果物の摂取量100g未満の者の割合	30%	63.3%	D
	③共食の増加（食事を1人で食べる子どもの割合の減少）	朝食　　小学生（5年生）	減少傾向へ	12.1%	A
		中学生（2年生）		28.8%	A
		夕食　　小学生（5年生）		1.6%	A
		中学生（2年生）		4.3%	A
	④食品中の食塩や脂肪の低減に取り組む食品企業および飲食店の登録数の増加	食品企業登録数	100社	117社以上	A
		飲食店登録数	30,000店舗	24,441店舗	B
	⑤利用者に応じた食事の計画，調理および栄養の評価，改善を実施している特定給食施設の割合の増加	（参考値）管理栄養士・栄養士を配置している施設の割合	80%	74.7%	B
身体活動・運動	①日常生活における歩数の増加	20〜64歳　男性 　　　　　　女性	9,000歩 8,500歩	7,864歩 6,685歩	C
		65歳以上　男性 　　　　　　女性	7,000歩 6,000歩	5,396歩 4,656歩	C
	②運動習慣者の割合の増加	20〜64歳　男性 　　　　　　女性	36% 33%	23.5% 16.9%	C D
		65歳以上　男性 　　　　　　女性	58% 48%	41.9% 33.9%	C
	③住民が運動しやすいまちづくり・環境整備に取り組む自治体数の増加		47都道府県	34都道府県	B
飲酒	①生活習慣病のリスクを高める量を飲酒している者（1日当たりの純アルコール摂取量が男性40g以上，女性20g以上の者）の割合の減少	男性 女性	13% 6.4%	14.9% 9.1%	C D
	②未成年者の飲酒をなくす	中学3年生　男子 　　　　　　女子	0%	3.8% 2.7%	B
		高校3年生　男子 　　　　　　女子	0%	10.7% 8.1%	B
	③妊娠中の飲酒をなくす		0%	1.0%	B

和15）年）を目途に最終評価を行う。表４－４に「栄養・食生活」「身体活動・運動」「飲酒」に関する生活習慣および社会環境の改善に関する目標項目と現状値，および最終目標値を示す。

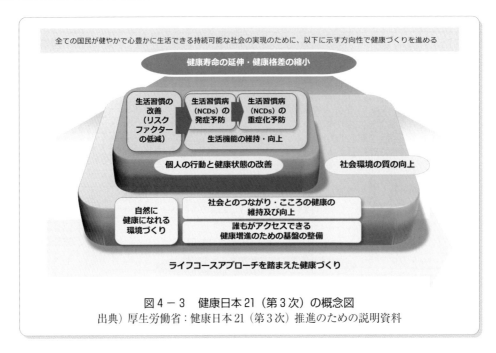

図 4 − 3　健康日本 21（第 3 次）の概念図
出典）厚生労働省：健康日本 21（第 3 次）推進のための説明資料

表 4 − 4　健康日本21（第 3 次）の目標項目と目標値（抜粋）

	目標項目	指標	現状値（2019年）	目標（2032年）
栄養・食生活	① 適正体重を維持している人の増加（肥満，若年女性のやせ，低栄養傾向の高齢者の減少）	BMI 18.5以上25未満（65歳以上はBMI 20を超え25未満）の者の割合（年齢調整値）	60.3%	66%
	② 児童・生徒における肥満傾向児の減少	児童・生徒における肥満傾向児の割合	10歳（小学 5 年生）11%（2021年）	第 2 次成育医療等基本方針に合わせて設定
	③ 低栄養傾向の高齢者の減少	BMI 20以下の高齢者（65歳以上）の割合	16.8%	13%
	④ 若年女性のやせの減少	BMI 18.5未満の20〜30歳代女性の割合	18.1%	15%
	⑤ バランスの良い食事を摂っている者の増加	主食・主菜・副菜を組み合わせた食事が 1 日 2 回以上の日がほぼ毎日の者の割合	なし	50%
	⑥ 野菜摂取量の増加	野菜摂取量の平均値	281g	350g
	⑦ 果物摂取量の増加	果物摂取量の平均値	99g	200g
	⑧ 食塩摂取量の減少	食塩摂取量の平均値	10.1g	7 g
	⑨ 地域等で共食している者の増加	地域等で共食している者の割合	なし	30%
	⑩ 「健康的で持続可能な食環境づくりのための戦略的イニシアチブ」の推進	「健康的で持続可能な食環境づくりのための戦略的イニシアチブ」に登録されている都道府県数	0 都道府県	47都道府県
	⑪ 利用者に応じた食事を提供している特定給食施設の増加	管理栄養士・栄養士を配置している施設（病院，介護老人保健施設，介護医療院を除く。）の割合	70.8%（2021年）	75%
身体活動・運動	① 日常生活における歩数の増加	1 日の歩数の平均値	6,278歩	7,100歩
		65歳以上の歩数の平均値	65歳以上　男性　5,396歩　女性　4,656歩	65歳以上　6,000歩
		20〜64歳の歩数の平均値	20〜64歳　男性　7,864歩　女性　6685歩	20〜64歳　8,000歩
	② 運動習慣者の増加	運動習慣者の割合	28.7%	40%
		65歳以上の運動習慣者の割合	65歳以上　男性　41.9%　女性　33.9%	50%
		20〜64歳の運動習慣者の割合	20〜64歳　男性　23.5%　女性　16.9%	30%
	③ 「居心地が良く歩きたくなる」まちなかづくりに取り組む市町村数の増加	滞在快適性等向上区域（まちなかウォーカブル区域）を設定している市町村数	73（2022年）	100市町村
飲酒	① 生活習慣病のリスクを高める量を飲酒している者の減少	1 日当たりの純アルコール摂取量が男性40g以上，女性20g以上の者の割合	男性　14.9%　女性　9.1%	10%
	② 未成年者の飲酒をなくす	中学生・高校生の飲酒者の割合	2.2%（2021年）	0 %

（2）地方公共団体における取組

　健康日本21（第3次）の推進において地域住民の健康寿命の延伸を図ることは，急速に進む高齢化にあって，各都道府県・各市町村にとっても，住民にとっても重要な課題である。したがって，健康増進計画の策定にあたっては，健康増進施策を地方公共団体の最も重要な行政施策として位置づけていく必要がある。

1）健康増進計画の目標の設定と評価における役割

　健康増進計画は，人口動態，医療・介護に関する統計，特定健診データ等の地域住民の健康に関する各種指標を活用しつつ，地域の社会資源等の実情を踏まえて策定する。独自に重要な課題を選択して，その到達すべき目標を設定し，定期的に評価を行って計画の改定を実施する。評価にあたっては，都道府県または市町村自らによる取組だけでなく，管内の医療保険者・学校保健関係者・産業保健関係者等における取組の進捗状況や目標の達成状況についても評価し，その後の取組等に反映するように留意する必要がある。

　また，目標の設定，目標達成の過程，目標達成の評価において，住民が主体的に参加し，その意見を積極的に反映できる仕組みを整備することも重要である。

　特に，都道府県においては，国が設定した全国的な健康増進の目標を勘案しつつ，その代表的なものについて，地域の実情を踏まえた住民にわかりやすい目標を提示するとともに，市町村における健康状態や生活習慣の状況の差の把握に努める。市町村においては，国や都道府県が設定した目標を勘案しつつ，具体的な各種の施策・事業・基盤整備等に関する目標に重点を置いて設定することも考えられる。

① **都道府県の役割**　　都道府県は，市町村，医療保険者，学校保健関係者，産業保健関係者等の一体的な取組を推進する観点から，健康増進計画の策定およびこれらの関係者の連携の強化について中心的な役割を果たす。このため，都道府県単位で，健康増進事業実施者や医療機関その他の関係機関等から構成される地域・職域連携推進協議会等を活用し，関係者の役割分担の明確化や連携促進のための方策について協議を行い，健康増進計画に反映させることが重要である。また，市町村健康増進計画の策定支援を行うとともに，市町村ごとの分析を行って市町村間の健康格差の是正に向けた目標を設定するよう努める。

② **保健所の役割**　　保健所は，地域保健の広域的，専門的かつ技術的拠点として，健康格差の縮小を図ること等を目的とした健康情報を収集・分析し，提供する。また，地域の実情に応じ，市町村における計画策定の支援を行う。

③ **市町村の役割**　　市町村健康増進計画は，都道府県や保健所と連携しつつ，事業の効率的な実施を図る観点から策定する。医療保険者として実施する保健事業と，事業実施者として行う健康増進事業との連携を図るようにすることが重要である。例えば，医療保険者として策定する特定健康診査等実施計画（高齢者医療確保法に規定）と，市町村健康増進計画を一体的に策定する。

2）健康増進を担う人材の育成

　地方公共団体においては，医師，歯科医師，薬剤師，保健師，助産師，看護師，准看護師，管理栄養士，栄養士，歯科衛生士その他の職員が，栄養・食生活，身体活動・運動，休養・こころの健康づくり，喫煙，飲酒，歯・口腔の健康等の生活習慣全般についての保健指導および住民からの相談を担当する。したがって，健康増進に関する施策を推進するための保健師や管理栄養士等の確保および資質の向上，健康運動指導士等の健康づくりのための運動指導者や健康スポーツ医との連携，食生活改善推進員・運動普及推進員・禁煙普及員等のボランティア組織や健康づくりのための自助グループの支援体制の構築等に努める。

　このため，都道府県においては，市町村，医療保険者，地域の医師会，歯科医師会，薬剤師会，看護協会，栄養士会等の関係団体等と連携し，地方公共団体の職員だけでなく，地域・職域における健康増進に関する施策に携わる専門職等に対し，最新の科学的知見に基づく研修の充実を図る必要がある。地域保健担当者，学校保健担当者等は，住民の健康増進のために相互に連携・協働を図るよう努める。

（3）多様な分野における連携・協働（推進体制）

1）地域の健康課題を解決するための効果的な推進体制

　地域の健康課題の解決には，市町村保健センターと保健所を中心に，医療保険者，医療機関，薬局，地域包括支援センター，教育関係機関，マスメディア，企業，ボランティア団体等から構成される中核的な推進組織の構築が重要である。このような組織が，各健康増進計画に則して，当該計画の目標を達成するための行動計画をできるだけ具体的に設定し，各機関および団体等の取組をそれぞれ補完し合うなど職種間の連携・協働を図りながら，効果的な取組を進めていくことが望ましい。

2）企業等多様な主体による自発的取組や連携・協働の推進

　国民の健康増進の総合的な推進には，運動や休養に関連する健康増進サービス関連企業，健康機器製造関連企業，食品関連企業等，健康づくりに関する活動に取り組む企業，NGO，NPO等の団体が自発的に，国民一人ひとりの健康増進に向けた取組を行い，その取組について国民に情報発信を行うことが必要である。

　例えば，企業における自発的な取組としては，企業内での従業員やその家族に対する健康関連情報の発信による啓発や健康づくりに関する施策の実践があげられる。これらを通して福利厚生が充実し，従業員のより働きやすい職場環境づくりと家族の生活向上につながる。また，企業活動や自社の商品・サービスを通じて，より多くの国民に対して健康づくりの意識を高め，行動を変えるよう働きかけを行うことにより，健康に関する情報の露出が図られ，健康づくりへの意識づけが広がることが期待される。さらに，健康づくりに貢献する企業が健康に対する高い意識をもつ国民の支持を受け，企業活動や社会貢献活動の拡大につながることが想定される。こうした企業レベルでの取組が，今後の国民運動の効果的な推進における課題の一つとなる。

さらに，国，地方公共団体等は，そうした企業等の取組の中で，優れた取組を行う企業等を評価するとともに，当該取組が国民に広く知られるよう，積極的に当該取組の広報を行う。これにより，他の企業等における健康づくりの取組への波及効果が期待できる。健康づくりのための社会環境の整備に取り組む企業等が増加するような動機づけを与えることが必要である。

２．食育推進基本計画策定の目的と内容

２．１　食育推進基本計画策定の目的

食育推進基本計画は，食育基本法（2005（平成17）年公布）に基づく国の基本方針を示したものである。食育基本法には，食育を具体的に推進するための基本施策（表４－５）が規定されており，その基本施策では国・地方公共団体だけでなく，各種関係者が連携を図りながら，食育を通じた地域交流，食文化の継承，地産地消の推進など，地域社会に根差した多種多様な事業の展開により，現在および将来にわたる健康で文化的な国民の生活と豊かな活力ある社会の実現をめざしている。国においては食育推進基本計画の作成の義務，地方公共団体においては食育推進計画の作成の努力義務が課せられている。なお，2016（平成28）年より，食育政策は内閣府から農林水産省へ移管されている。

表４－５　食育基本法で規定する基本的な施策

①家庭における食育の推進（第19条）
②学校，保育所等における食育の推進（第20条）
③地域における食生活の改善のための取組の推進（第21条）
④食育推進運動の展開（第22条）
⑤生産者と消費者との交流の促進，環境と調和のとれた農林漁業の活性化（第23条）
⑥食文化の継承のための活動への支援（第24条）
⑦食品の安全性，栄養その他の食生活に関する調査，研究，情報の提供，国際交流の推進（第25条）

２．２　食育推進基本計画の内容

（１）これまでの取組

食育推進基本計画は食育基本法の基本理念（第２～８条）に基づき，同法第16条により策定されている。国は15年にわたり，都道府県，市町村，関係機関・団体等多様な関係者とともに連携・協働し食育を推進してきた。この間，家庭における共食を原点とし，学校，保育所等が子どもの食育を進め，地域における多様な関係者がさまざまな形で食育を主体的に推進してきた。しかし，わが国の食をめぐる環境は大きく変化してきており，さまざまな課題を抱えている。

（2）食をめぐる現状と課題

　高齢化が進む中で，健康寿命の延伸や生活習慣病の予防は国民的課題であり，栄養バランスに配慮した食生活の重要性は増加している。人口減少，少子高齢化，世帯構造の変化や中食市場の拡大が進み，食に関する国民の価値観や暮らしのあり方も多様化し，健全な食生活を実践することが困難な場面も増えてきている。また，地域の伝統的な食文化が失われていくことも危惧される。食の供給面では，農林漁業者や農山漁村人口の著しい高齢化・減少が進み，食料の多くを海外からの輸入に頼っている一方で，年間570万トン（農林水産省，環境省，2019（令和元）年度推計）の食品ロスが発生しており，近年の地球規模の気候変動の影響等，食のあり方を考える上で環境問題を避けることはできなくなっている。また，国際的観点からみると，国際開発目標である「持続可能な開発のための2030アジェンダ」は「SDGs（持続可能な開発目標）」を掲げており，そこでは食育と関係が深い目標があり，食育の推進は，わが国の「SDGsアクションプラン2021」の中に位置づけられている。さらに，2020（令和2）年からの新型コロナウイルス感染症の流行は，在宅時間の一時的増加，外出の自粛等により飲食業が甚大な影響を受けるなど，わが国の農林水産業や食品産業にもさまざまな影響を与えた。このような，「新たな日常」の中で，食育がより多くの国民による主体的な運動となるためには，ICT（情報通信技術）や社会のデジタル化の進展を踏まえ，デジタルツールやインターネットも積極的に活用していくことが必要である。

2.3　第4次食育推進基本計画の内容

　これまでの15年間の食育の推進の成果と食をめぐる状況や諸課題とともに，国民の健全な食生活の実現と，環境や食文化を意識した持続可能な社会の実現のために，SDGsの考え方を踏まえながら，多様な関係者が相互の理解を深め，連携・協働し，国民運動として食育を推進していくため，第4次計画（2021～2025（令和3～7）年度）が策定された。第4次計画では，国民の健康や食を取り巻く環境の変化，社会のデジタル化など，食育をめぐる状況を踏まえ，基本的な方針として3つの重点事項（表4-6）と第3次計画の内容を踏襲した7つの基本的な取組方針（表4-7）を掲げ，総合的に推進することとしている。なお，これらの取組を実践するにあたっては図4-4のとおり，各関係団体が相互に連携・協働しながら計画の推進に努めている。

（1）食育推進のための3つの重点事項

①生涯を通じた心身の健康を支える食育の推進

　国民が生涯にわたって健全な心身を培い，豊かな人間性を育むためには，妊産婦や，乳幼児から高齢者に至るまで，ライフステージやライフスタイル，多様な暮らしに対応し，切れ目のない，生涯を通じた食育を推進することが重要である。しかし，依然として，成人男性の肥満，若い女性のやせ，高齢者の低栄養等，食生活に起因する課題は多い。少子高齢化が進むとともに，世帯構造や社会環境も変化し，単独世帯やひ

表4－6　第4次食育推進基本計画の重点事項

①生涯を通じた心身の健康を支える食育の推進
②持続可能な食を支える食育の推進
③「新たな日常」やデジタル化に対応した食育の推進

出典）農林水産省「第4次食育推進基本計画」（2021）より抜粋

表4－7　第4次食育推進基本計画の基本的な取組方針

①国民の心身の健康の増進と豊かな人間形成
②食に関する感謝の念と理解
③食育推進運動の展開
④子どもの食育における保護者，教育関係者等の役割
⑤食に関する体験活動と食育活動の実践
⑥わが国の伝統的な食文化，環境と調和した生産等への配慮および農山漁村の活性化と食料自給率の向上への貢献
⑦食品の安全性の確保等における食育の役割

出典）農林水産省「第4次食育推進基本計画」（2021）より抜粋

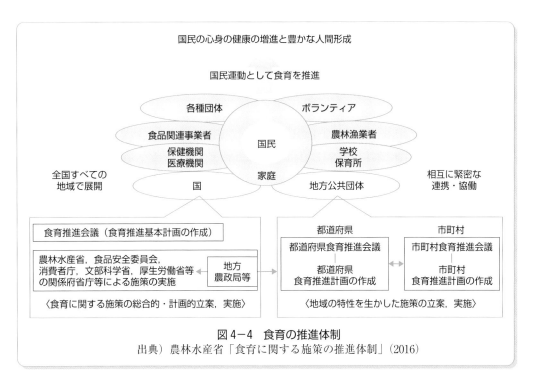

図4－4　食育の推進体制
出典）農林水産省「食育に関する施策の推進体制」（2016）

とり親世帯が増えており，また，貧困の状況にある子どもに対する支援が重要な課題となっている。このような状況を踏まえ，生活習慣病の予防や健康寿命の延伸を実現し，すべての国民が健全で充実した食生活を実現することをめざし，家庭，学校・保育所，職場，地域等の各場面において，地域や関係団体の連携・協働を図りつつ生涯を通じた食育を推進する。さらに，健康や食に関して無関心な層も含め，デジタルツールや行動経済学に基づく手法の1つであるナッジ（nudge：人々が自分自身にとって

よりよい選択を自発的にできるよう手助けする手法）を活用する等，自然に健康になれる食環境づくりを推進する。

②持続可能な食を支える食育の推進

国民が健全な食生活を送るためには，その基盤として持続可能な環境が不可欠であり，食育関係者を含む国民が一体となって，食を支える環境の持続に資する食育を推進する。

〔食と環境の調和：環境の環（わ）〕

国民の食生活が，自然の恩恵の上に成り立つことを認識し，食料の生産から消費等に至る食の循環が環境へ与える影響に配慮して，食におけるSDGsの目標12「つくる責任・つかう責任」を果たすことができるよう国民の行動変容を促すことが求められている。このため，有機農業に対する理解増進，食品ロスの削減など，環境と調和のとれた食料生産とその消費に配慮した食育を推進する。

〔農林水産業や農山漁村を支える多様な主体とのつながりの深化：人の輪（わ）〕

食料の生産から消費等に至るまでの食の循環は，多くの人々のさまざまな活動に支えられており，そのことへの感謝の念や理解を深めることが大切である。一方で，ライフスタイル等の変化により，国民が普段の食生活を通じて農林水産業等や農山漁村を意識する機会が減少している。このため，農林漁業体験の推進，生産者等や消費者との交流促進，地産地消の推進等，食の循環を担う多様な主体のつながりを広げ深める食育を推進する。

〔日本の伝統的な和食文化の保護・継承：和食文化の和（わ）〕

和食文化の保護・継承は，国民の食生活の文化的な豊かさを将来にわたって支える上で重要であるとともに，地域活性化，食料自給率の向上および環境への負荷低減に寄与し，持続可能な食に貢献することが期待される。また，和食は栄養バランスに優れ，長寿国である日本の食事は世界的にも注目されている。一方，グローバル化，流通技術の進歩，生活様式の多様化等により，和食文化が十分に継承されず，その特色が失われつつある。このため，伝統的な地域の多様な和食文化を次世代へ継承するための食育を推進する。

これらの持続可能な食に必要な，環境の環（わ），人の輪（わ），和食文化の和（わ）の3つの「わ」を支える食育を推進する。

③「新たな日常」やデジタル化に対応した食育の推進

「新しい生活様式」に対応した「新たな日常」においても食育を着実に実施するとともに，より多くの国民による主体的な運動となるよう，ICT等のデジタル技術を有効活用して効果的な情報発信を行うなど，新しい広がりを創出するデジタル化に対応した食育を推進する。また，デジタル化への対応が困難な高齢者等へ配慮した情報提供等も必要である。「新たな日常」の中では，自宅で料理や食事をすることも増えており，食生活を見直す機会にもなることから，乳幼児から高齢者までのすべての世代において栄養バランス，食文化，食品ロスなど，食に関する意識を高めることにつなが

るよう食育を推進する。

（2）基本的な取組方針

①国民の心身の健康の増進と豊かな人間形成

　「国民の心身の健康の増進と豊かな人間形成に資すること」は，食育を推進する際の目的の要であり，食育に関するあらゆる施策は，これを踏まえて講じられるべきである。健康寿命の延伸という観点からは，肥満に加え，やせや低栄養の問題も起きていることや，生活習慣病の発症だけでなく，重症化の予防や改善も視野に入れる必要があることから，健全な食生活の実践に向けて，栄養の偏りや食習慣の乱れを改善するよう，引き続き取組の推進が必要である。また，健全な食生活を自ら実践していくために必要な知識や判断力については，年齢や健康状態，さらには生活環境によっても異なる部分があることに配慮し，国民の生涯にわたる健全な食生活の実現をめざして施策を講じる。

②食に関する感謝の念と理解

　現在，世界では，約6.9億人の人々が飢餓や栄養不足で苦しんでいる。このような世界の厳しい状況を理解し，食事ができることに感謝の念をもちつつ，国内では大量の食料が食べられないまま廃棄されているという食料資源の浪費や環境への負荷の増加にも目を向ける必要がある。食べ物をむだにせず，食品ロスの削減に取り組むことは，食育の観点からもきわめて大切である。また，日々の食生活は，自然の恩恵の上に成り立ち，食べるという行為自体が貴重な動植物の命を受け継ぐことであることや，食料の生産から消費等に至るまでの食の循環においては，生産者を始めとして多くの人々の苦労や努力に支えられていることを実感できるよう，様々な体験活動や適切な情報発信等を通じて，自然に感謝の念や理解が深まっていくよう配慮した施策を講じる。

③食育推進運動の展開

　食育推進運動の展開に当たっては，国民一人ひとりが食育の意義や必要性等を理解するとともに，自ら主体的に食育を実践できるよう取り組む必要がある。このため，国民や民間団体等の自発的意思を尊重しながら，産学官による連携等，多様な主体の参加と連携・協働に立脚し，デジタル技術も活用しつつ効果的に国民運動を推進することをめざした施策を講じる。

④子どもの食育における保護者，教育関係者等の役割

　わが国の未来を担う子どもへの食育の推進は，健全な心身と豊かな人間性を育んでいく基礎をなすものであり，子どもの成長，発達に合わせた切れ目のない推進が重要である。そこで，父母その他の保護者や教育，保育に携わる関係者等の意識の向上を図るとともに，相互の密接な連携のもと，家庭，学校，保育所，地域社会等の場で子どもが楽しく食について学ぶことができるような取組が積極的になされるよう施策を講じる。また，社会環境の変化やさまざまな生活様式等，食をめぐる状況の変化に伴

い，健全な食生活を送ることが難しい子どもの存在にも配慮し，多様な関係機関・団体が連携・協働した施策を講じる。

⑤食に関する体験活動と食育推進活動の実践

食は観念的なものではなく，日々の調理や食事等とも深く結びついているきわめて体験的なものである。このため，食との関係が消費のみにとどまることが多い国民が意欲的に食育の推進のための活動を実践できるよう，食料の生産から消費等に至るまでの食の循環を理解する機会や，食に関する体験活動に参加する機会を提供するなどの施策を講じる。その際，体験活動を推進する農林漁業者，食品関連事業者，教育関係者等多様な主体により，できるだけ多くの国民が体験活動に参加できるよう，オンラインでの活動も活用しつつ関係機関・団体等との連携・協働を図るとともに，「食に関する感謝の念と理解」にも配慮し，施策を講じる。

⑥わが国の伝統的な食文化，環境と調和した生産等への配慮および農山漁村の活性化と食料自給率の向上への貢献

食をめぐる問題は，人々の精神的な豊かさと密接に関係しており，先人によって培われてきた多様な食文化を後世に伝えつつ，時代に応じた優れた食文化や豊かな味覚を育んでいくことが重要である。国民の食生活は，自然の恩恵の上に成り立っており，食料の生産から消費等に至る食の循環が環境へ与える影響に配慮する必要がある。このため，わが国の伝統ある優れた食文化や地域の特性を生かした食生活の継承・発展，環境と調和のとれた食料の生産とその消費等が図られるよう十分に配慮しつつ施策を講じる。また，消費者と生産者の信頼関係を構築していくことが必要であり，「食料・農業・農村基本計画」を踏まえ，農山漁村の活性化と食料自給率・食料自給力の維持向上に資するよう施策を講じる。

⑦食品の安全性の確保等における食育の役割

食品の安全性の確保は，国民の健康と健全な食生活の実現にとって基本的な問題であり，国民の関心は非常に高い。また，食品の提供者が食品の安全性の確保に万全を期すだけでなく，食品を消費する立場にある国民においても，食品の安全性をはじめとする食に関する知識と理解を深めるよう努めるとともに，自分の食生活について，自ら適切に判断し，選択していくことが必要である。このため，国際的な連携を図りつつ，国民の食に関する知識と食を選択する力の習得のため，食に関する幅広い情報を多様な手段で提供するとともに，教育の機会を充実させるなど，行政や関係団体，国民等との間の情報・意見交換が積極的に行われるよう施策を講じる。

（3）食育推進の目標値および現状

食育を国民運動として推進するためには，国や地方公共団体を始め，多くの関係者の理解のもと，共通の目標を掲げ，その達成をめざして連携・協働して取り組むことが有効であり，より効果的で実効性のある施策を展開していく上で，その成果や達成度を客観的で具体的な目標値により把握できるようにすることが必要である。このた

表４−８　第４次食育推進基本計画における目標値と現状値

目標	具体的な目標値	現状値 (2020年度)	目標値 (2025年度)
1　食育に関心を持っている国民を増やす	①食育に関心を持っている国民の割合	83.2%	90%以上
2　朝食または夕食を家族と一緒に食べる「共食」の回数を増やす	②朝食または夕食を家族と一緒に食べる「共食」の回数	週9.6回	週11回以上
3　地域等で共食したいと思う人が共食する割合を増やす	③地域等で共食したいと思う人が共食する割合	70.7%	75%以上
4　朝食を欠食する国民を減らす	④朝食を欠食する子どもの割合	4.6%＊	0%
	⑤朝食を欠食する若い世代の割合	21.5%	15%以下
5　学校給食における地場産物を活用した取組等を増やす	⑥栄養教諭による地場産物に係る食に関する指導の平均取組回数	月9.1回＊	月12回以上
	⑦学校給食における地場産物を使用する割合（金額ベース）を現状値（2019年度）から維持・向上した都道府県の割合	—	90%以上
	⑧学校給食における国産食材を使用する割合（金額ベース）を現状値（2019年度）から維持・向上した都道府県の割合	—	90%以上
6　栄養バランスに配慮した食生活を実践する国民を増やす	⑨主食・主菜・副菜を組み合わせた食事を1日2回以上ほぼ毎日食べている国民の割合	36.4%	50%以上
	⑩主食・主菜・副菜を組み合わせた食事を1日2回以上ほぼ毎日食べている若い世代の割合	27.4%	40%以上
	⑪1日当たりの食塩摂取量の平均値	10.1g＊	8g以下
	⑫1日当たりの野菜摂取量の平均値	280.5g＊	350g以上
	⑬1日当たりの果物摂取量100g未満の者の割合	61.6%＊	30%以下
7　生活習慣病の予防や改善のために，ふだんから適正体重の維持や減塩等に気をつけた食生活を実践する国民を増やす	⑭生活習慣病の予防や改善のために，ふだんから適正体重の維持や減塩等に気をつけた食生活を実践する国民の割合	64.3%	75%以上
8　ゆっくりよく噛んで食べる国民を増やす	⑮ゆっくりよく噛んで食べる国民の割合	47.3%	55%以上
9　食育の推進にかかわるボランティアの数を増やす	⑯食育の推進にかかわるボランティア団体等において活動している国民の数	36.2万人＊	37万人以上
10　農林漁業体験を経験した国民を増やす	⑰農林漁業体験を経験した国民（世帯）の割合	65.7%	70%以上
11　産地や生産者を意識して農林水産物・食品を選ぶ国民を増やす	⑱産地や生産者を意識して農林水産物・食品を選ぶ国民の割合	73.5%	80%以上
12　環境に配慮した農林水産物・食品を選ぶ国民を増やす	⑲環境に配慮した農林水産物・食品を選ぶ国民の割合	67.1%	75%以上
13　食品ロス削減のために何らかの行動をしている国民を増やす	⑳食品ロス削減のために何らかの行動をしている国民の割合	76.5%＊	80%以上
14　地域や家庭で受け継がれてきた伝統的な料理や作法等を継承し，伝えている国民を増やす	㉑地域や家庭で受け継がれてきた伝統的な料理や作法等を継承し，伝えている国民の割合	50.4%	55%以上
	㉒郷土料理や伝統料理を月1回以上食べている国民の割合	44.6%	50%以上
15　食品の安全性について基礎的な知識を持ち，自ら判断する国民を増やす	㉓食品の安全性について基礎的な知識を持ち，自ら判断する国民の割合	75.2%	80%以上
16　推進計画を作成・実施している市町村を増やす	㉔推進計画を作成・実施している市町村の割合	87.5%＊	100%

現状値＊：2019年度の数値　　　　　　　　　　　　出典）農林水産省：第4次食育推進基本計画［概要］(2021)

め，食育推進基本計画においては，国民運動として食育を推進するにふさわしい定量的な目標値を主要な項目について設定し，その達成が図られるよう基本計画に基づく取組を推進する。第4次食育推進基本計画においては，SDGsの考え方を踏まえた食育の推進や重点事項に対応した食育の推進の観点から，目標を設定している（表4－8）。

2.4　地方食育推進計画
（1）地方食育推進計画の意義と役割

食育基本法では，国の責務として，食育推進施策の総合的・計画的な策定と実施（第16条），都道府県・市町村は国の基本方針を踏まえ，実践的な推進計画の策定（第17条，第18条）を定めている。国の基本計画・方針を踏まえた食育を展開し，その普及を図るには，都道府県・市町村の協力は不可欠である。食育基本法では，都道府県での食育推進計画の策定は努力義務を課している。都道府県では，国の食育推進基本計画を踏まえ，地域特性に応じた食育推進計画を策定し，社会体制の整備をはじめ，関係者，関係組織との役割分担による住民に身近な実情にあった具体的な食育プログラムを実施している。都道府県によっては，国と同様に食育の進捗状況の把握と効果等の評価をもとに，基本計画の見直しを実施している。

（2）地方における食育推進計画の事例

地方食育推進計画として，佐賀県の取組を紹介する。佐賀県では，2005（平成17）年の食育基本法の制定を受け，2006（平成18）年に「佐賀県食育推進基本計画」を策定し，15年にわたり，市町や関係団体と連携しながら食育を進めてきたが，2019（令和元）年に「食品ロスの削減の推進に関する法律」が策定されたことを受け，食育の推進と食品ロス削減の推進の実現のため，これまでの第3次食育推進基本計画の取組の評価における課題や留意点を踏まえ，佐賀県食育・食品ロス削減推進計画（2021～2025（令和3～7）年度）を策定した（図4－5）。特に取り組むべき重点課題（表4－9）を定め，取組を展開している。指標と目標値の例を表4－10に示す。計画の推進にあたっては，多様な主体の参加と連携・協働が不可欠であり，食育を効果的に推進していくために，食生活の基本となる家庭・消費者・生産者・教育・社会福祉・医療・CSO（市民社会組織）等の関係団体，企業および行政機関が，それぞれの役割に応じて活動し，相互に連携・協働しながら計画の推進に努めている。

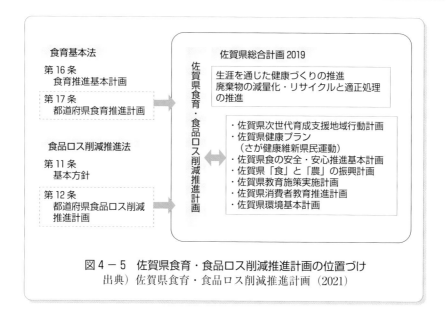

図4－5　佐賀県食育・食品ロス削減推進計画の位置づけ
出典）佐賀県食育・食品ロス削減推進計画（2021）

表4－9　佐賀県食育・食品ロス削減推進計画の重点課題

重点課題
（1）生涯を通じた健康づくり支える食育の推進 生涯にわたって健全な心身を培い，豊かな人間性を育むためには，妊産婦や，乳幼児から高齢者に至るまで，多様な暮らしに対応し，家庭，学校，保育所，幼稚園，認定こども園等，地域の各段階において，切れ目なく生涯を通じた健康を支えることが重要です。 ・生活習慣病（メタボリックシンドローム，糖尿病 など）の予防，改善 ・若い世代のやせおよび高齢者の低栄養予防，改善 ・歯の健康を保つなどの習慣づくり
（2）持続可能な食を支える食育の推進 健全な食生活の基盤として持続可能な食環境が不欠であり，食育においても食環境の持続に資する以下の取組を推進することが重要です。 ・食と環境との調和 ・農林水産業や農山漁村を支える多様な主体とのつながりの深化 ・食文化の継承
（3）食品ロス削減に向けた取組の推進 食品ロスが発生している生産，製造，販売，消費等の各段階において主体的にこの課題に対応していくよう，食べ物を無駄にしない意識の醸成とその定着を図っていくことが重要です。
（4）多様な団体との連携・協働による食育の推進 さまざまな分野の関係者が連携を密にして，問題意識を共有しながら，各々の特性を活かした食育の推進を図ることや「ネットワークさが」の会員の相互連携を図り食育を推進することが重要です。

出典）佐賀県食育・食品ロス削減推進基本計画（2021）

表 4 −10　佐賀県食育・食品ロス削減推進基本計画における指標と目標値（一部抜粋）

指　標	区　分	現状値 （2019年度）	目標値 （2025年度）
①「健康に食事は大切である」と考える児童生徒の割合 [※1]	小 5 男 小 5 女 中 2 男 中 2 女	89.90% 90.10% 91.10% 90.70%	91.5%以上 92.7%以上 90.3%以上 88.2%以上
②肥満（BMI 25以上）の人の割合（40〜69歳）	男性 女性	33.5% 20.9%	27.40% 16.30%
③栄養バランスに配慮した食生活を実践する県民			
1 日の献立パターンで主食・主菜・副菜が 2 回以上そろっている人の割合 [※2]	男性 女性	39.20% 33.60%	男女とも 60%以上
食塩の 1 日の摂取量（成人 1 人 1 日当たりの摂取量）[※2]	男性 女性	10.4g 8.6g	7.5g未満 6.5g未満
野菜摂取量（成人 1 人 1 日当たりの野菜摂取量の平均値）[※2]	成人	270.2g	350g以上
果物摂取量（成人 1 人 1 日当たりの果物摂取量100g未満の人の割合）	成人	63.30%	30.00%
④朝食を欠食する県民 [※2]	男性 女性	16.40% 15.30%	男性9.7%未満 女性8.0%未満

※ 1　目標値を令和元年国民健康・栄養調査全国平均値とする
※ 2　直近（2016年度実績）の数値を採用

第 **5** 章

諸外国の栄養状況と施策

1. 諸外国の健康・栄養問題の現状と課題

1.1 先進諸国

(1) 主な死因

　図5－1に高所得国の主な死因を示す。心疾患，脳血管疾患，悪性新生物（がん）が死因の上位を占めているのは日本と同様である。死因の上位10位までをみると，6位の下気道呼吸器感染症以外はすべて非感染性疾患（non-communicable disease；NCDs）であり，日本の健康日本21（第2次）と同様，NCDs対策が重要な課題であることがわかる。アルツハイマー病とその他の認知症および下気道呼吸器感染症による死亡率が高いのは，人口の高齢化が一因である。

(2) NCDsの危険因子

　死因の1位と3位を占める虚血性心疾患と脳血管疾患の予防として重要なのは，減塩および高血圧・肥満・糖尿病の削減である。これら危険因子の分布を地域別に図5－2に示す。18歳以上の肥満者（BMI（body mass index）30以上）の割合は北アメリカ

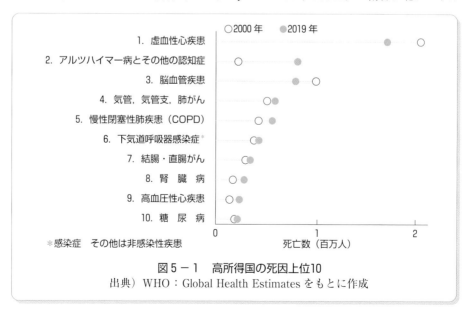

図5－1　高所得国の死因上位10
出典）WHO：Global Health Estimates をもとに作成

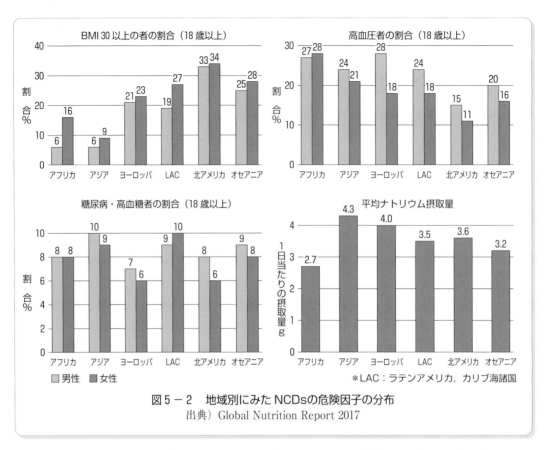

図 5 - 2　地域別にみた NCDs の危険因子の分布
出典）Global Nutrition Report 2017

やオセアニアに多い。また，日本の成人においては，女性より男性に肥満が多いが，世界的にみると女性の方が肥満者の割合が多いことがわかる。ナトリウムの摂取量は日本をはじめとするアジアで多く，世界保健機関（World Health Organization；WHO）が上限としている 2 g/日（食塩相当量として 5 g/日）未満の倍以上摂取している。アフリカではナトリウム摂取量が最も少ないものの，高血圧者の割合は男女とも最も多い。これには，アフリカ人が高血圧になりやすい遺伝的素因をもつことが関係している[1]。一方で，アジア人は肥満の割合が少ないものの，糖尿病や高血糖の割合が多い。これにもアジア人の遺伝的素因が関係しているといわれている。

（3）栄養不良とは

　開発途上国の栄養問題といえば栄養不良（malnutrition）と思う人も多いだろう。しかし，栄養不良とは栄養（nutrition）が悪い（mal）状態を指しており，低栄養（undernutrition）と過栄養（overnutrition）の両方の問題を含む。栄養不良＝低栄養ではないことに注意する。低栄養にはたんぱく質・エネルギー栄養不良（protein energy malnutrition；PEM）と微量栄養素欠乏がある。過栄養の指標となるのは過体重と肥満である。図 5 - 3 をみると，先進諸国を含むすべての国が何らかの栄養不良の問題を抱えていることがわかる。

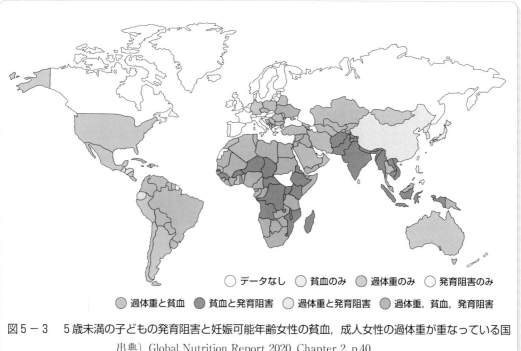

図 5 - 3　5 歳未満の子どもの発育阻害と妊娠可能年齢女性の貧血，成人女性の過体重が重なっている国
出典）Global Nutrition Report 2020, Chapter 2, p.40

凡例: ○ データなし　○ 貧血のみ　○ 過体重のみ　○ 発育阻害のみ
○ 過体重と貧血　○ 貧血と発育阻害　○ 過体重と発育阻害　○ 過体重，貧血，発育阻害

1.2　開発途上国

（1）たんぱく質・エネルギー栄養不良

　PEMは日本においても高齢者の栄養ケアや臨床栄養の現場で出てくる問題であるが，開発途上国においては子どもの栄養問題として重要である。PEMには，たんぱく質とエネルギーの両方が不足した状態のマラスムスと，主としてたんぱく質が不足しているクワシオコルがある。マラスムスの子どもは手足が枝のようにやせ細っているが，腹はぽっこりと出ている。骨と皮だけの老人様顔貌で，強い飢餓感があり，いらいらしている。一方のクワシオコルは，たんぱく質不足で手足が浮腫でパンパンにむくみ，髪や皮膚などたんぱく質でできている器官に傷みがみられる。むくみによる満月様顔貌で無気力な様子が特徴である。

（2）子どもの栄養状態の評価

　5 歳未満の子どもの栄養状態の評価には，身体計測値のzスコアが用いられる。zスコアとは，身長や体重などの分布を，平均値（正規分布の場合は中央値と同じ値になる）を 0，標準偏差を 1 の標準正規分布に変換した標準得点である。低栄養の指標には，低体重（underweight），発育阻害（stunting），消耗症（wasting）があり，それぞれ年齢別体重，年齢別身長，身長別体重がWHOの基準集団の中央値を標準偏差の 2 倍以上下回っている（zスコア< −2）ときに診断される。発育阻害を例に説明すると，その

子どもの身長が同じ性・年齢の集団の身長の分布の下位2.3％に属することを意味する。つまり，年齢に見合った身長の伸びがみられない子どもということになる。

　過栄養の指標には過体重があるが，成人のようにBMIは用いず，zスコアを使う。身長別体重のzスコアが1を上回る場合，過体重と評価される。

（3）栄養不良の二重負荷

　世界的にみると，5歳未満の子どもの栄養問題の中で最も多くみられるのが発育阻害であり，5歳未満の子どもの21.9％を占める[2]。次いで多いのが消耗症であり，7.3％である。それと同時に5.9％の子どもに過体重がみられる。このように低栄養と過栄養という相反する栄養問題が両方存在することを栄養不良の二重負荷（double burden of malnutrition）という。

　地理的にみると，5歳未満の子どもの栄養不良が最も多いのはアジア，次いでアフリカである。2018年のデータによると，発育阻害の子どもの55％がアジア，39％がアフリカに，消耗症の子どもの68％がアジア，28％がアフリカに存在し，低栄養の子どものほとんどがこの2つの地域に偏在している[2]。一方で，過体重の子どもが最も多いのもアジアであり，全体の47％を占め，次いでアフリカが24％を占める。低栄養も過栄養もこの2つの地域に集中している。

　図5－3に示したように，現在では子どもの発育阻害と成人女性の過体重に微量栄養素欠乏である鉄欠乏性貧血を加えた栄養不良の三重負荷（triple burden of malnutrition）も問題となっている。栄養不良の三重負荷を抱える国はアフリカに多い。

（4）微量栄養素欠乏

　鉄欠乏，ビタミンA欠乏，ヨウ素欠乏が世界の三大微量栄養素欠乏である。これらのリスクは，開発途上国の5歳未満の子どもや妊娠可能年齢の女性において特に高い。図5－4は鉄とビタミンAの1人1日当たりの摂取量を国の所得別に示したものである。いずれも動物性食品の摂取量が多い高所得国で最も高く，植物性食品中心の低所得国や低中所得国で低いことがわかる。しかし，各国の経済発展に伴い，世界全体では増加傾向がみられる。

1）鉄　欠　乏

　世界で最も多くみられる栄養欠乏症である。鉄欠乏性貧血（iron deficiency anemia：IDA）は，日本をはじめとする先進国にもみられるが，吸収率の高いヘム鉄を含む動物性食品の摂取が少なく，鉄の吸収阻害因子である食物繊維やフィチン酸を含む穀類や豆類などの植物性食品を多量に摂取する発展途上国により多くみられる。さらに発展途上国では，マラリアや寄生虫などの感染症がIDAを悪化させている。

2）ビタミンA欠乏

　ビタミンAは，皮膚および粘膜上皮の正常保持，粘膜分泌機能の維持にかかわる。ビタミンA欠乏は，夜盲症，眼球乾燥症，失明などの眼疾患の原因となる。また，ビ

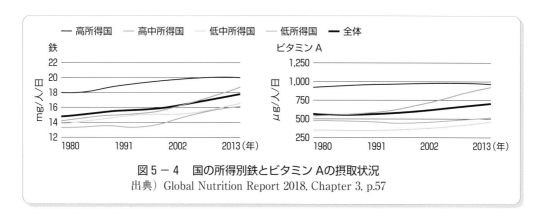

図5−4　国の所得別鉄とビタミンAの摂取状況
出典）Global Nutrition Report 2018, Chapter 3, p.57

タミンAが不足すると，免疫力が低下し，感染症による死亡のリスクが高まる。妊婦における不足は，妊産婦死亡やヒト免疫不全ウイルス（human immunodeficiency virus；HIV）の垂直感染のリスクを高める。血清または血漿レチノール濃度が0.70μmol/Lを下回った場合，夜盲症などの臨床症状に至る前段階の不足状態と判断する。

　ビタミンA欠乏対策として広く行われているのが，ビタミンAのカプセルを配布するサプリメンテーションと，ビタミンAの供給源となる食物を家庭菜園で生産することにより摂取を増やすことを目的としたホームガーデンというプログラムである。

　微量栄養素欠乏とは，特定の微量栄養素の欠乏によって起こる状態で，その栄養素の欠乏自体が重篤な健康障害をもたらす。換言すれば，その栄養素を補いさえすれば，健康障害を予防・緩和することができるため，サプリメンテーションは費用対効果が高く，即効性のある手段である。

　ホームガーデンとは，現金収入の限られた農村部の人々が，緑黄色野菜やマンゴーなどの赤い果物，卵やレバーといったビタミンAを多く含む食品を購入しなくても食べられるようにするために，家庭菜園で果物や野菜を育てたり，鶏や家畜を飼育したりすることを奨励し，技術的・経済的な支援を行うプログラムである。

　開発途上国の農村部においては，道路や交通手段が未発達なため市場へのアクセスが悪く，また現金収入が限られるため，食品を購入して食べることはまれで，自分たちの作っている作物や身近にある食物を使って料理を作る。またコールドチェーンが発達していないため，動物性食品や生鮮食品の流通が悪く，冷蔵庫がないため，家庭での保存もきかない。

　このような条件下では，いくら栄養教育を行ってビタミンAを多く含む食品の摂取をうながしても行動変容は起こりにくい。まず，ビタミンAの供給源となる食品を恒常的に入手できる環境を整えるところから始めなければならない。栄養価の高い食物を家庭で生産し，直接食べることができるホームガーデンは，地域住民の生活や経済状況を考慮した方策である。

　サプリメンテーションは，ビタミンAカプセルの供給（援助）が途切れれば終わってしまうのに対し，ホームガーデンは食物を自ら入手する力を身につけさせるもので

あり，持続性がある。

3）ヨウ素欠乏

　ヨウ素は海水や海産物に多く含まれるので，ヨウ素欠乏は山岳地帯や大陸内陸部などの海から離れた土地に多いという地域性がみられる。体内のヨウ素はごく微量で，70～80％が甲状腺に存在し，甲状腺ホルモンの合成に不可欠である。甲状腺ホルモンは生殖，発育，発達等の生理的なプロセスを制御しており，妊娠中に不足すると，死産，流産，胎児の先天異常，先天性甲状腺機能低下症（クレチン症）を引き起こす。重度の先天性甲状腺機能低下症は，全般的な精神遅滞，低身長，聾唖を起こす。ヨウ素欠乏により地域で支えなければいけない障害者が増えることは地域社会の負担増につながる。

　ヨウ素のような微量元素は土壌や水に含まれるが，ヨウ素欠乏のみられる地域では，そこに育つ作物やそれを飼料とする家畜もヨウ素欠乏状態にある。家畜も人間同様，ヨウ素が不足すると発育が遅くなり，繁殖が少なくなるなど，家畜飼育を生業とする地域の経済損失につながる。

　ヨウ素欠乏による学習困難や大きな甲状腺腫は，就職や結婚の機会を奪い，その人生に大きな影響を及ぼす。このような問題は適切な量のヨウ素を摂取しさえすれば防ぐことができる。

　ヨウ素欠乏対策として世界中で行われているのは，食塩にヨウ素を添加することである。食塩は，①すべての人が必ず摂取する食品である，②ほとんどの国において専売制で国が管理している，③ヨウ素添加にかかる費用がリーズナブルである，④ヨウ素を添加しても色，味，においに影響がない，などの理由から，ヨウ素を添加する食品として適している。

1.3　地域間格差

　同じ低所得国や低中所得国内であっても，都市部と農村部では 5 歳未満の子どもの栄養状態に差がみられる。低栄養の指標である発育阻害や消耗症の割合は農村部で多く，過栄養の指標である過体重の割合は都市部で多い（図 5 - 5）。居住地域による差のほか，子どもの性別，世帯の豊かさ，母親の教育レベルによっても差がみられる。なかでも，世帯の豊かさによる格差が最も大きいことがわかる。発育阻害や消耗症の割合は貧困世帯で多く，過栄養は富裕世帯で多い。

　すべての格差は発育阻害において最も顕著にみられる。発育阻害は年齢に見合った身長の伸びがみられない状態であり，長期的な栄養不良の指標である。世帯を豊かさの順に並べて五等分すると，最も貧しいグループにおける発育阻害の割合は，最も豊かなグループの 2 倍以上に及ぶ。低所得国や高所得国といった国の豊かさだけでなく，同じ国の中においても，豊かさによる格差がみられる。また，世帯の豊かさに次いで影響が大きいのが，母親の教育レベルである。教育レベルの低い母親の子どもほど低栄養の割合が高く，過体重の割合は低い。

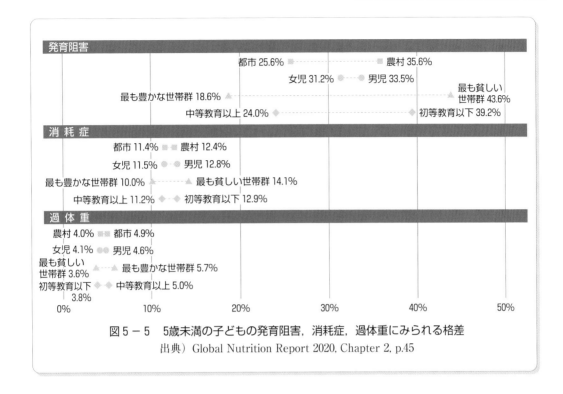

図5－5　5歳未満の子どもの発育阻害，消耗症，過体重にみられる格差
出典）Global Nutrition Report 2020, Chapter 2, p.45

2．諸外国の健康・栄養政策

2.1　公衆栄養活動に関係する国際的な栄養行政組織

　国連とは国際連合（United Nations；UN）の略である。国連は，国境を越えて，世界が抱える共通の課題への取り組みや，貧しい国々への援助，紛争や災害などの非常時の支援などを行っている。海や大気を共有している以上，環境問題に国境はなく，気候変動や漁業資源の保護などにも，世界が協力して取り組む必要がある。人や物の移動が激しい今日では，食品安全や感染症対策も一国の中ではおさまらない。また，地球上の限りある資源である食料やエネルギーの問題についても国際協調が欠かせない。これらの問題に対処するのが各国の分担金によって運営されているのが国連である。

　国連の本体（main body）とよばれるのは，主な意思決定機関である総会や，安全保障理事会，経済社会理事会などの6つの組織である。

　衛生，栄養，教育，権利保護など子どもの健康と福祉に関することなら何でも扱う国連児童基金（United Nations Children's Fund；UNICEF）や，緊急支援や学校給食を行う世界最大の食料援助機関である世界食糧計画（World Food Plan；WFP），難民に対する水や食料支援および難民の保護を行う国連難民高等弁務官事務所（UNHCR）などのような基金・計画・事務所は，総会と経済社会理事会に属している。

　感染症やNCDs対策を行うWHOや，食料安全保障（food security）に取り組んでいる国連食糧農業機関（Food and Agricultural Organization；FAO）は経済社会理事会と連

携関係協定を結んでいる専門機関である。食料安全保障とは，1996年の世界食料サミットで登場した言葉であり，「活動的で健康な生活のために，すべての人が，いつでも，必要量と嗜好に合った十分な量の安全な栄養のある食料に物理的にも経済的にもアクセスできるときに存在する」ものであると定義されている[3]。

2.2　公衆栄養関連計画

（1）ミレニアム開発目標と持続可能な開発目標

　2000年9月，ニューヨークで開催された国連ミレニアムサミットにおいて，国連ミレニアム宣言が採択された。この国連ミレニアム宣言と1990年代に開催された主要な国際会議やサミットで採択された国際開発目標を統合し，一つの共通の枠組みとしてまとめられたものが2015年を到達期限としたミレニアム開発目標（Millennium Development Goals；MDGs）である。

　MDGsの期限到来を受け，2015年9月に開催された国連総会は，「持続可能な開発のための2030アジェンダ」を採択した。その中核が2030年を達成期限とする持続可能な開発目標（Sustainable Development Goals；SDGs）である。

　MDGsが開発途上国を対象にしていたのに対し，SDGsは先進国を含むすべての国々を対象としており，目標やその下のターゲットの数も増加した（表5－1）。MDGsにはなかった豊かさや平和に関する目標も加わった。

（2）WHOの世界目標

　毎年5月にスイス・ジュネーブのWHO本部で開催される世界保健総会（World Health Assembly：WHA）はWHOの最高意思決定機関である。

　2012年の第65回WHAで承認された「母子栄養に関する包括的推進プラン」の中の6つの世界栄養目標（Global Nutrition Target 2025）を表5－2に示す。翌年の第66回WHAではNCDsの予防と管理のためのグローバル・アクションプラン2013-2020が承認された。その中で設定されたNCDsに関する9つの世界目標を表5－3に示す（栄養に関するのはターゲット1，4，6，7）。p.103で述べたとおり，NCDs対策として重要なのは減塩および高血圧・肥満・糖尿病の削減であることが示されている。

（3）アメリカの健康増進計画（ヘルシーピープル2030）

　健康日本21を策定する際に参考にされたのが，アメリカのヘルシーピープルである。数値目標を設定し，健康政策の効果を客観的に評価できるようにした点が新しかった。ヘルシーピープルは10年ごとに改定されており，現行は第5次計画のヘルシーピープル2030である。栄養に関する目標値は，食生活全般に関する14項目のほか，青少年（給食プログラムに関する2項目），がん（1項目），糖尿病（1項目），心臓病と脳卒中（2項目），乳幼児（母乳栄養に関する2項目），過体重と肥満（2項目），女性（葉酸と鉄に関する2項目），職場（従業員への栄養プログラムの1項目）である。

表5－1　ミレニアム開発目標（MDGs）と持続可能な開発目標（SDGs）の比較

	ミレニアム開発目標（MDGs）	持続可能な開発目標（SDGs）	
達成期限	2015年	2030年	SDGsの5つのP
対　象	開発途上国	先進国を含むすべての国	
目 標 数	8	17	
ターゲット数	21	169	
目　　標	1：極度の貧困と飢餓の撲滅	1：貧困をなくそう	People（人間）
		2：飢餓をゼロに	
	2：初等教育の完全普及の達成	4：質の高い教育をみんなに	
	3：ジェンダー平等推進と女性の地位向上	5：ジェンダー平等を実現しよう	
	4：乳幼児死亡率の削減	3：すべての人に健康と福祉を	
	5：妊産婦の健康の改善		
	6：HIV/エイズ，マラリア，その他の疾病の蔓延の防止		
	7：環境の持続可能性確保	6：安全な水とトイレを世界中に 12：つくる責任つかう責任 13：気候変動に具体的な対策を 14：海の豊かさを守ろう 15：陸の豊かさも守ろう	Planet（地球）
	8：開発のためのグローバルなパートナーシップの推進	17：パートナーシップで目標達成しよう	Partnership（パートナーシップ）
		7：エネルギーをみんなにそしてクリーンに 8：働きがいも経済成長も 9：産業と技術革新の基盤をつくろう 10：人と国の不平等をなくそう 11：住み続けられるまちづくりを	Prosperity（豊かさ）
		16：平和と公正をすべての人に	Peace（平和）

出典）保本正芳，中西將之，池田靖章：自分ごとからはじめようSDGs探求ワークブック〜旅して学ぶ，サスティナブルな考え方〜，2019より作成

表5－2　WHOの母子栄養に関する世界栄養目標（Global Nutrition Targets 2025）

	2018年の現状値	2025年までの目標値
5歳未満の発育阻害の子どもの人数を40%削減する	1億4,900万人	1億人前後
妊娠可能年齢の女性の貧血の割合を50%削減する	32.8%（2016）	15%
低出生体重児の割合を30%削減する	14.6%（2015）	10.5%
過体重の子どもの割合を増加させない	5.9%	5.5%以下
生後6か月間は母乳栄養のみで育てる割合を少なくとも50%まで増加させる	42.2%	50%以上
消耗症の子どもを5%未満にする	7.3%	5%未満

出典）Global Nutrition Report 2020, Chapter 2, p.35

表 5 － 3　NCDsの予防と管理のためのグローバルアクションプラン2013-2020における 9 つの世界目標と2030年までの延長目標

	NCDsの予防と管理のためのグローバルアクションプラン2013-2020	2030年までの延長目標
1	心血管疾患，悪性新生物，糖尿病，慢性呼吸器疾患による早世のリスクを25%削減する	33.3%削減
2	国内事情に鑑みて適切な方法で，有害なアルコール摂取を少なくとも10%削減する	20%削減
3	身体活動が不十分な人の割合を10%削減する	15%削減
4	食塩/ナトリウムの摂取量の平均値を30%削減する	40%削減
5	喫煙者の割合を30%削減する	40%削減
6	高血圧の有病率を25%削減する，もしくは国内の状況に応じて，高血圧の広がりを食い止める	33.3%削減
7	糖尿病と肥満の増加を食い止める	変更なし
8	必要な人の少なくとも50%が心臓発作や脳卒中を予防するための薬物療法やカウンセリング（グリセミック・コントロールを含む）を受けられるようにする	変更なし
9	公的・私的機関の両方で，主要なNCDsの治療に必要な，ジェネリック薬品のような安価な基本技術と必須医薬品の入手可能性を80%にする	変更なし

2.3　食生活指針・フードガイド

（1）アメリカの食生活指針

　アメリカの食生活指針は，アメリカ国民が健康的な食生活を送るための情報提供といった役割のほかに，保健医療従事者や政策立案者が学校給食プログラムなどを実施する際に参照する最新の科学的知見をまとめた報告書としての役割をもっている。いずれの場合もわが国同様，食生活の改善を通じた慢性疾患の予防による医療費削減が大きな目的となっている。最新の知見をまとめたサイエンスレポートという性質上，法律に基づき，保健福祉省と農務省が合同で 5 年ごとに改訂している。

　2020-2025年版のアメリカ人の食生活指針（以下「新食生活指針」という）は，2015-2020年版と同様，慢性疾患の予防と「健康的な食事パタン」にフォーカスしているが，新食生活指針の新しい視点は，指針 1 の「生涯を通じたアプローチ」である。報告書の 1 章は 2 歳未満の乳幼児，3 章は 2 ～18歳の子ども，4 章は19～59歳の成人，5 章は妊婦・授乳婦，6 章は60歳以上の高齢者を対象にしており，各ライフステージ別の構成となっているのは今回が初めてである。すべてのライフステージにわたって健康的な食事パタンを実践することの重要性を強調しているが，特に重視しているのは，前回まで対象としてこなかった 2 歳未満の乳幼児である。人生の早い時期からの食生活がその後の健康においても重要であるとしている。以下に新食生活指針のポイントを示す（表 5 － 4 ）。

1）2 歳までの乳幼児を重視

　新食生活指針は出生以降のすべてのライフステージを対象にしているが，指針 1 のメインは 2 歳未満の乳幼児である。これは，受胎から 2 歳の誕生日を迎えるまでの「最

表5－4　アメリカ人の食生活指針（Dietary Guidelines for Americans, 2020-2025）

指針1	すべてのライフステージにおいて健康的な食事パタンを守りましょう。
説明	健康的な食生活を始めるのに，早すぎたり，遅すぎたりすることはありません。 ・生後6か月までは… 完全母乳栄養で育てましょう。少なくとも生後1年間は母乳を与え，それ以降も継続してかまいません。もし母乳をあげられない場合は，生後1年間は鉄が添加された乳児用ミルクを与えます。生後すぐにビタミンDサプリメントを与えます。 ・6か月頃には… 栄養素密度の高い離乳食を始めます。アレルギーを起こす可能性のある食品は，他の離乳食とともに与え始めます。すべての食品群から多様な食品を食べるように子どもにすすめます。特に人工栄養の子どもには，鉄や亜鉛を多く含む食品を与えます。 ・1歳から高齢期までを通して… 栄養素の必要量を満たすために，生涯を通じて健康的な食事パタンを守ることで，健康体重の達成や慢性疾患のリスクを減らすことができます。
指針2	個人の好みや文化的慣習，予算を反映させた栄養素密度の高い飲食物の選択をカスタマイズし，楽しみましょう。
説明	健康的な食事パタンは，年齢，人種，民族，現在の健康状態にかかわらず，すべての人にとってプラスになります。食生活指針は，個人の必要量や嗜好，アメリカ国内の多様な食文化に合わせてカスタマイズできる枠組を示しています。
指針3	栄養素密度の高い飲食物で食品群の必要量を満たし，制限カロリー内におさめることに集中しましょう。
説明	食生活指針の基本的な前提は，第一に飲食物，特に栄養素密度の高い飲食物によって栄養素の必要量を満たすことです。栄養素密度の高い食品は，ビタミン，ミネラルや健康増進効果のある化合物を供給し，添加糖や飽和脂肪，ナトリウムは全く，もしくはほとんど含んでいません。健康的な食事パタンは，すべての食品群から選ばれた，推奨される量の栄養素密度の高い飲食物で構成されていて，制限カロリー内におさまっています。 ・あらゆる種類の野菜 ・果物，特に丸ごと ・穀類，少なくとも半分は全粒で ・乳製品 ・たんぱく質食品 ・油脂
指針4	添加糖や飽和脂肪，ナトリウムを多く含む食品，アルコール飲料は控えましょう。
説明	・添加糖 与えるのは2歳からにし，1日のカロリーの10％未満におさえましょう。2歳未満の子どもに砂糖の入った飲食物を与えるのは避けましょう。 ・飽和脂肪 与えるのは2歳からにし，1日のカロリーの10％未満におさえましょう。 ・アルコール飲料 法的に飲酒できる年齢の大人は，飲まない，もしくは，飲むなら，男性なら1日2ドリンク未満，女性なら1日1ドリンク未満を上限とした適度な飲酒にしましょう。多めに飲むよりも少なめに飲む方が健康にはよいのです。成人でも，妊娠中の女性のように，飲酒すべきでない人もいます。

　初の千日間」の栄養が適切な発育・発達に決定的に重要であるとともに，この時期に健康的な食事パタンを確立させることが生涯にわたる食行動や健康の道筋に影響を及ぼすためである。この時期は，脳の発達や身体発育に欠かせない栄養素が適切な量で供給される必要があるが，この年齢の子どもの食事摂取量はわずかであるため，その一口一口が重要になってくる。

2 ）すべてのライフステージにおける健康的な食事パタン

　食事パタンとは，その人の食事を構成する習慣的な食品と飲料の組み合わせのことである。これが健康的でないと，肥満や糖尿病などの慢性疾患につながる。これは生涯にわたって健康的であり続ける必要があり，毎回，口にするすべての飲食物に注意を払うことの重要性を述べている。指針 2 と 3 にでてくる「栄養素密度の高い飲食物」とは，健康によいビタミン，ミネラル等を多く含み，固形脂肪や添加糖，精製でんぷんやナトリウムを含まない，もしくは含有量の少ない食品を指す（野菜・果物，穀類，低・無脂肪の乳製品，脂肪の少ない肉などのたんぱく質を含んだ食品）。栄養素密度の高い飲食物をとることの意義は，エネルギーやナトリウム摂取量を増やすことなしに，栄養素必要量を満たすことが可能になる点である。

　指針 2 の「個人の好みや文化的慣習，予算を反映させた栄養素密度の高い飲食物の選択」の例をあげると，野菜・果物の積極的な摂取，バターの代わりに植物油を使う，赤身の肉，卵，魚介類，豆類を選ぶ，砂糖入り全脂肪ヨーグルトの代わりに果物の入った低脂肪のプレーンヨーグルトを選ぶといった感じである。普段の食品選択を少し工夫することで，健康的な食事パタンを実践することができる。このような「シフト」は，2015-2020年版のポイントにもなっていた点で，摂取量自体を増加させるのではなく，あまり健康的でない食品を栄養素密度の高い食品に置き換えることによって，栄養素の必要量を満たす。それによって，栄養素の摂取量が増えても，エネルギー摂取量は制限範囲内におさめることができるのである。

　多様な食品を摂取するためには，すべての食品群から選択するだけでなく，一つの食品群から同じものばかり選ばずに，多様な食品を選ぶようにする。例えば，野菜を選ぶときも，濃い緑色のもの，赤や橙色のもの，いんげんやさやえんどうといった豆の野菜，でんぷん質の野菜など，毎日種類を変えて多様な選択をする。アメリカでは，日本より早くからサプリメントが普及してきたが，食生活指針では，必要な栄養素は基本的に食品からとることを前提としている。これは，栄養素密度の高い食品には，ビタミンやミネラルといった栄養素だけでなく，食物繊維やその他の健康によい物質が自然に含まれているからである。

（2）アメリカの食事ガイド

1 ）食事ガイドの変遷

　1990年代以降のアメリカの食事ガイドの変遷を図 5 - 6 に示す。3 つの食事ガイドを比べて，それぞれの特徴を考えてみよう。

　まず，フード・ガイド・ピラミッドは，三角形の中に各食品群のイラストが描かれており，各食品群からの摂取量の目安がサービング数で示されていた。

　続くマイ・ピラミッドでは，三角形は踏襲されているものの，食品のイラストはなくなり，各食品群は色分けして示されている。摂取量の目安にサービング数を用いるのはやめ，カップやオンスを用いるとともに，それを図上に示さずに，MyPyramid.

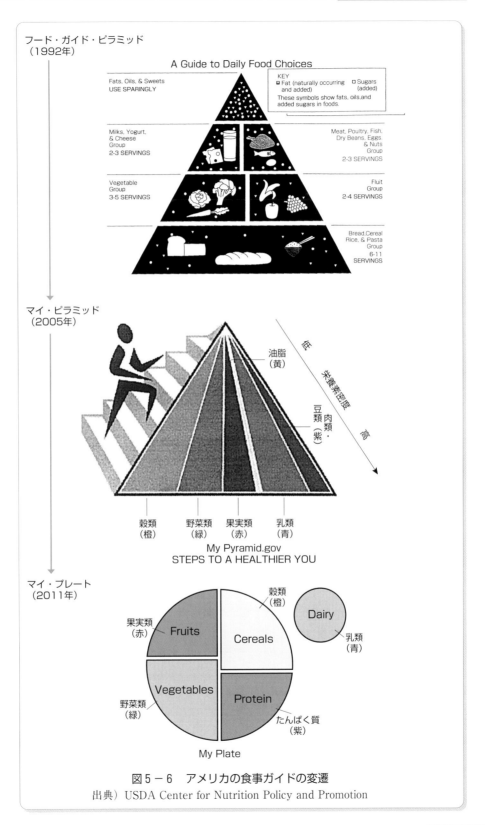

図5－6　アメリカの食事ガイドの変遷
出典）USDA Center for Nutrition Policy and Promotion

govというウェブサイト上で示した。このようにインターネットを併用するようになったのはマイ・ピラミッドからである。これは，一つのグラフィックのみで，栄養に関する適切な情報をすべて伝えるのは困難との認識から導入された。

　マイ・プレートでも引き続きインターネットのウェブサイト（MyPlate.gov）を併用している。

2）マイ・プレート

　マイ・プレートでは，マイ・ピラミッドにおいて階段を昇る人のイラストで示されていた運動の要素はなくなり，初めてプレートのデザインが取り入れられた。1984年に発表されたFood Wheel（車輪）など，これまでも円形のデザインはあったが，皿を模したのは今回が初めてである。

　ピラミッドからプレートに変わった理由は2つある。1992年から2005年まで10年以上にわたって使用されたフード・ガイド・ピラミッドは，これまでのアメリカの食事ガイドの中で最も知名度が高かった。いまだにフード・ガイド・ピラミッドを使い続けている人もおり，マイ・ピラミッドを使用する人との間に混乱が生じた。また国民はピラミッド型の食事ガイドに慣れきってしまったため，今さらその内容に注意をはらったり，それを実行しようとする風潮が薄かった。あらためて健康的な食生活について考えてもらうためには，イメージを一新する必要性があったのである。

　マイ・プレートの食品群は，これまであった油脂類がなくなり，右上から時計まわりに，乳類（青），穀類（橙），たんぱく質（紫），野菜類（緑），果実類（赤）の5つになった。マイ・ピラミッドでは，各色の三角形の面積で，それぞれの食品群から摂取すべき割合を示していたが，三角形を実際の食事に置き換えるのは難しい。一方，マイ・プレートでは，乳類は，牛乳かヨーグルトを1カップ食事に添えればよいことが視覚的にイメージできる。また，食事の半分は野菜か果物，もう半分は穀類とたんぱく質をとればよいことがわかり，野菜は果物よりやや多め，穀類はメインディッシュのたんぱく源よりやや多めにとればよいことも簡単に理解できる。このシンプルさがマイ・プレートの最大の特長である。

（3）アメリカの登録栄養士養成制度

1）登録栄養士養成施設

　日本の管理栄養士に相当するアメリカの資格は，登録栄養士（RD；Registered Dietitian，またはRDN：Registered Dietitian Nutritionist）である。日本と異なり，RD養成と資格試験に国は関与しておらず，これらはアメリカ栄養士会（AND；Academy of Nutrition and Dietetics）が行っている。

　RDになるのに必要な要件を表5-5に示す。表5-5の①～③は，4年制大学に設置されたインターン組み込み型の統合プログラムを履修すれ

表5-5　アメリカの登録栄養士になるのに必要な要件

①学士号の取得
②アメリカ栄養士会の栄養学教育資格認定委員会が認めたコースワークを修了すること
③1,200時間の指導者つきの実習を修了すること
④アメリカ栄養士会の栄養士登録委員会が実施する全国試験に合格すること

ば修得できる。それ以外の方法としては，講義プログラムという①と②のみのプログラムを履修したのちにインターンプログラムで③の臨地実習を修了する方法がある。

2）登録と更新

RDの登録は永年ではなく，更新する必要がある。登録を維持するには，登録維持費を納付するとともに，5年間の更新期間中に栄養士登録委員会（CDR：Commission on Dietetic Registration）が定めた生涯専門教育を少なくとも75時間履修する必要がある。生涯専門教育の単位（CPEUs：Continuing Professional Education Units）を取得するには，栄養学教育資格認定委員会（ACEND：Accreditation Council for Education in Nutrition and Dietetics）認可の大学が提供する遠隔教育を受講する，学会などで症例報告や展示を行う，論文の抄読会に参加する，研究を行うなど，さまざまな方法がある。そのほか，学術誌の中のCPEマークつきの論文を読むと，1本につき0.5CPEUを取得できる。どのような活動がどのくらいのCPEUに相当するかは，CDRが発行している専門能力開発ポートフォリオ（Professional Development Portfolio）に詳細に記載されている。

（4）諸外国の管理栄養士養成制度

多くの国で管理栄養士の養成は大学で行われている。日本では，4年制の専門学校でも養成されていることから，学士号は必須ではない。一方アメリカでは，大学のほか，大学院においてもRDが養成されている。

必要とされる臨地実習の単位（時間数）は，日本は諸外国に比べてかなり少ない。これにはいくつか理由が考えられる。まず，管理栄養士の養成数において，日本は世界最多であり，さらに養成施設在学者は全員臨地実習を受けることになるため，実習先の不足があげられる。現行の180時間においても，養成施設では実習先確保に苦労している現状を考えると，実習時間を増やすためには，諸外国のように臨地実習を受けるための選抜を導入するなどの方策が必要となるであろう。

文　献

●引用文献

1）King FS, Burgess A, Quinn VJ, Osei AK：Nutrition for Developing Countries Third Edition, Oxford University Press, p.233（2015）

2）UNICEF, WHO, World Bank：Levels and Trends in Child Malnutrition：Key Findings of the 2019 Edition of the Joint Child Malnutrition Estimates, WHO, p.1-2（2019）

3）FAO：Food Security, Policy Brief, June（2）, p.1（2006）

第 6 章

食事摂取基準の活用方法

1. 食事摂取基準の活用にあたっての基本事項

　「日本人の食事摂取基準」（以下，食事摂取基準）は，健康な個人ならびに集団を対象として，国民の健康の保持・増進，生活習慣病の予防を目的として，1人1日にどれくらいのエネルギー・各栄養素を摂取すればよいかの基準を示すものである。

　厚生労働省から5年ごとに改定版が発表されているが，2019（令和元）年12月に，「日本人の食事摂取基準（2020年版）」として改定された食事摂取基準は，摂取不足や過剰摂取による健康障害を防ぐとともに，2013（平成25）年に開始した「健康日本21（第2次）」を背景に，主要な生活習慣病の発症予防と重症化予防に加えて，高齢者の低栄

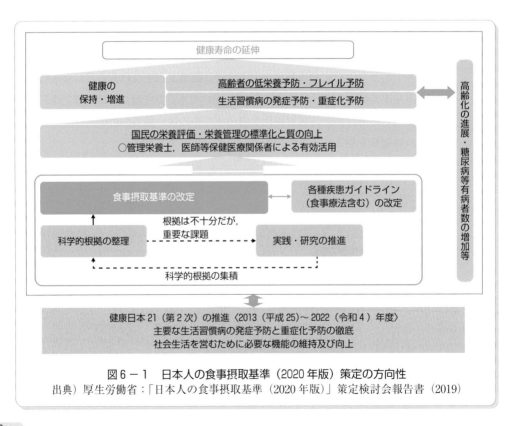

図6－1　日本人の食事摂取基準（2020年版）策定の方向性
出典）厚生労働省：「日本人の食事摂取基準（2020年版）」策定検討会報告書（2019）

養予防やフレイル予防にも対応したものとなっている（図6‐1）。地域での公衆栄養活動を行う管理栄養士・栄養士には，その内容を正しく理解した上での適切な活用が求められる。本章では，食事摂取基準を活用するにあたっての基本事項と活用方法について述べる。

1.1 食事摂取基準の活用にあたっての注意事項

（1）対象とする個人ならびに集団の範疇

食事摂取基準を適用する対象は，健康な個人ならびに健康な人を中心として構成されている集団である。ただし，2020年版では，生活習慣病に関する危険因子を有していたり，また高齢者においてはフレイルに関する危険因子を有したりしても，おおむね自立した日常生活を営んでいる者およびこのような者を中心として構成されている集団も含まれている。具体的には，歩行や家事などの身体活動を行っている者であり，体格（BMI：body mass index）が標準より著しく外れていない者としている。

（2）活用の基本的考え方

健康な個人または集団を対象として，食事摂取基準を健康の保持・増進，生活習慣病の予防のための食事改善に活用する場合は，PDCAサイクルに基づいて活用する（図6‐2）。つまり，食事アセスメント（体格の測定を含む）を行い，その結果に基づいて栄養業務にあたることが基本であり，食事アセスメント（体格の測定を含む）を行わずに栄養業務にあたることを戒めている。

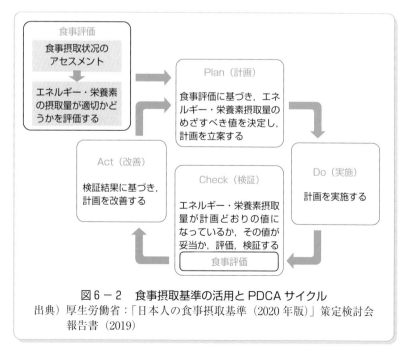

図6‐2 食事摂取基準の活用とPDCAサイクル
出典）厚生労働省：「日本人の食事摂取基準（2020年版）」策定検討会報告書（2019）

（3）食事摂取状況のアセスメントの方法と留意点

　食事摂取状況（エネルギーや各栄養素量の摂取状況）のアセスメントは，食事調査によって得られる摂取量と，食事摂取基準の各指標で示されている値を比較することによって行う。ただし，エネルギー摂取量の過不足は，BMIまたは体重変化量を用いて評価する。

　食事摂取基準の活用と食事摂取状況のアセスメントの概要を図6－3に示す。

1）アセスメントの留意点

　食事調査には測定誤差（measurement error）が伴う。より高い調査精度を確保するためには，調査方法の標準化や精度管理に十分配慮する。食事調査の測定誤差の種類や特徴，誤差の程度を知ることも重要である。特に，過小申告（underreporting）・過大申告（overreporting）と日間変動（day-to-day variation）には留意する。これらの影響を可能な限り小さくするため，エネルギー調整（密度法，残差法）をした上での栄養素摂取量の評価が望まれる。

　また，食品成分表を使用しての栄養価計算による栄養素摂取量の推定には限界があることを理解する。

　さらに，摂取量が適切かどうかは，生活習慣や生活環境等を踏まえ，対象者の状況に応じて臨床症状・臨床検査値も含め，総合的に評価する。なお，臨床症状や臨床検査値には，対象とする栄養素の摂取状況以外の影響もあることなどに留意する。

2）食事調査

　食事摂取状況に関する調査には，食事記録法，食事思い出し法，食物摂取頻度法，食事歴法，陰膳法，生体指標などの方法がある。それぞれの特徴や長所・短所を理解し，食事調査の目的や状況に合わせて適宜選択する（⇨第7章，p.141）。

　食事摂取基準は，習慣的な摂取量の基準を示したものである。したがって，その活

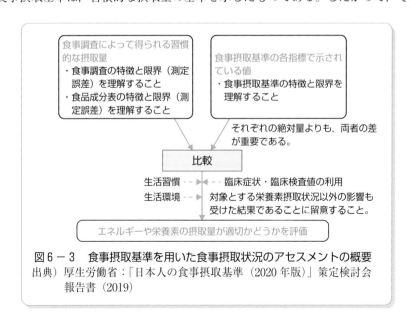

図6－3　食事摂取基準を用いた食事摂取状況のアセスメントの概要
出典）厚生労働省：「日本人の食事摂取基準（2020年版）」策定検討会
　　　報告書（2019）

用におけるアセスメントでは，習慣的な摂取量の推定が可能な食事調査法を選択する。食物摂取頻度法や食事歴法は，習慣的な摂取量の推定に適した簡便な方法ではあるが，その信頼度（妥当性と再現性）について検証する必要がある。信頼度に関する研究が論文化され，国際的にも認められているものを使用することが望まれる。

また，食事調査での摂取量の推定精度が低い栄養素は，尿などの生体指標を用いて推定する方法も考慮する必要がある。

3）身体状況調査

体重およびBMIは，身体状況の中でもエネルギー管理の観点からも最も重要な指標であり，積極的な活用が勧められる。

食事改善の計画や実施結果の評価には，BMIの変化よりも体重の変化を指標とするとよい。体重は数値の変化が大きいため，鋭敏な指標である。体重の減少もしくは増加をめざす場合は，おおむね４週間ごとに継続的に計測記録し，16週間以上フォローを行うことが勧められる。

体格の指標にはこの他，腹囲や体脂肪率などがあるが，必要に応じて利用する。

1.2　指標の特性と活用

食事摂取基準は，エネルギーや各種栄養素の摂取量についての基準を示すものであるが（表6－1），指標（エネルギー収支バランス，推定平均必要量，推奨量，目安量，耐容上限量，目標量）の特性，示された数値の信頼度，栄養素の特性，さらには対象者・対象集団の健康状態や食事摂取状況などによって，活用において栄養素の優先度が異なってくる。このため，これらの特性や状況などを総合的に把握して判断する必要がある。

まずは，エネルギー摂取の過不足を防ぐこと，栄養素の摂取不足を防ぐことを基本とする。次に，生活習慣病の予防をめざす。また，サプリメントなどを摂取している場合は，過剰摂取による健康障害を防ぐことにも配慮する。

生活習慣病の予防に関しては，目標量が設定されているが，生活習慣病の予防に関連する要因は多数ある。食事はその一部であることから，関連する因子の存在とその程度を明らかにし，これらを総合的に考慮する必要がある。心筋梗塞の例でみると，その危険因子は，肥満，高血圧，脂質異常症とともに，喫煙や運動不足がある。さらに栄養面では，食塩の過剰摂取，飽和脂肪酸の過剰摂取など関連する因子が数多くある（図6－4）。

これら危険因子の存在を確認し，それぞれの因子の科学的根拠の強さや発症に与える程度を確認する。また，対象者・対象集団における疾患のリスクの程度，関連する因子の状況やその割合について把握する。その上で，どの栄養素の摂取量の改善をめざすのか，総合的に判断することが必要である。2020年版では，目標量についてエビデンスレベルを示している。目標量の活用にあたっては，エビデンスレベルも適宜参照することが望ましい（表6－2）。

表6－1　基準を策定した栄養素と設定した指標[1]（1歳以上）

栄養素		推定平均必要量 (EAR)	推奨量 (RDA)	目安量 (AI)	耐容上限量 (UL)	目標量 (DG)
たんぱく質[2]		○[b]	○[b]	—	—	○[3]
脂質	脂質	—	—	—	—	○[3]
	飽和脂肪酸[4]	—	—	—	—	○[3]
	n-6系脂肪酸	—	—	○	—	—
	n-3系脂肪酸	—	—	○	—	—
	コレステロール[5]	—	—	—	—	—
炭水化物	炭水化物	—	—	—	—	○[3]
	食物繊維	—	—	—	—	○
	糖類	—	—	—	—	—
主要栄養素バランス[2]		—	—	—	—	○[3]
ビタミン	脂溶性 ビタミンA	○[a]	○[a]	—	○	—
	ビタミンD[2]	—	—	○	○	—
	ビタミンE	—	—	○	○	—
	ビタミンK	—	—	○	—	—
	水溶性 ビタミンB₁	○[c]	○[c]	—	—	—
	ビタミンB₂	○[c]	○[c]	—	—	—
	ナイアシン	○[a]	○[a]	—	○	—
	ビタミンB₆	○[b]	○[b]	—	○	—
	ビタミンB₁₂	○[a]	○[a]	—	—	—
	葉酸	○[a]	○[a]	—	○[7]	—
	パントテン酸	—	—	○	—	—
	ビオチン	—	—	○	—	—
	ビタミンC	○[x]	○[x]	—	—	—
ミネラル	多量 ナトリウム[6]	○[a]	—	—	—	○
	カリウム	—	—	○	—	○
	カルシウム	○[b]	○[b]	—	○	—
	マグネシウム	○[b]	○[b]	—	○[7]	—
	リン	—	—	○	○	—
	微量 鉄	○[x]	○[x]	—	○	—
	亜鉛	○[b]	○[b]	—	○	—
	銅	○[b]	○[b]	—	○	—
	マンガン	—	—	○	○	—
	ヨウ素	○[a]	○[a]	—	○	—
	セレン	○[a]	○[a]	—	○	—
	クロム	—	—	○	○	—
	モリブデン	○[b]	○[b]	—	○	—

[1] 一部の年齢区分についてだけ設定した場合も含む。
[2] フレイル予防を図る上での留意事項を表の脚注として記載。
[3] 総エネルギー摂取量に占めるべき割合（％エネルギー）。
[4] 脂質異常症の重症化予防を目的としたコレステロールの量と，トランス脂肪酸の摂取に関する参考情報を表の脚注として記載。
[5] 脂質異常症の重症化予防を目的とした量を飽和脂肪酸の表の脚注に記載。
[6] 高血圧及び慢性腎臓病（CKD）の重症化予防を目的とした量を表の脚注として記載。
[7] 通常の食品以外の食品からの摂取について定めた。
[a] 集団内の半数の者に不足又は欠乏の症状が現れ得る摂取量をもって推定平均必要量とした栄養素。
[b] 集団内の半数の者で体内量が維持される摂取量をもって推定平均必要量とした栄養素。
[c] 集団内の半数の者で体内量が飽和している摂取量をもって推定平均必要量とした栄養素。
[x] 上記以外の方法で推定平均必要量が定められた栄養素。
出典）厚生労働省：「日本人の食事摂取基準（2020年版）」策定検討会報告書（2019）

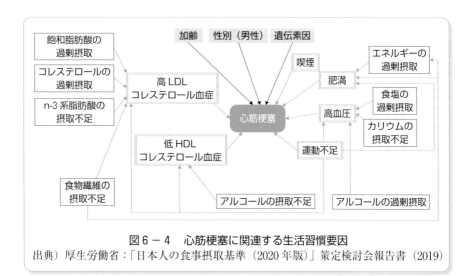

図６−４　心筋梗塞に関連する生活習慣要因

出典）厚生労働省：「日本人の食事摂取基準（2020年版）」策定検討会報告書（2019）

表６−２　目標量の算定に付したエビデンスレベル[1,2]

エビデンスレベル	数値の算定に用いられた根拠	栄養素
D1	介入研究又はコホート研究のメタ・アナリシス，並びにその他の介入研究又はコホート研究に基づく。	たんぱく質，飽和脂肪酸，食物繊維，ナトリウム（食塩相当量），カリウム
D2	複数の介入研究又はコホート研究に基づく。	－
D3	日本人の摂取量等分布に関する観察研究（記述疫学研究）に基づく。	脂質
D4	他の国・団体の食事摂取基準又はそれに類似する基準に基づく。	－
D5	その他	炭水化物[3]

[1] 複数のエビデンスレベルが該当する場合は上位のレベルとする。
[2] 目標量は食事摂取基準として十分な科学的根拠がある栄養素について策定するものであり，エビデンスレベルはあくまでも参考情報である点に留意すべきである。
[3] 炭水化物の目標量は，総エネルギー摂取量（100％エネルギー）のうち，たんぱく質及び脂質が占めるべき割合を差し引いた値である。

出典）厚生労働省：「日本人の食事摂取基準（2020年版)」策定検討会報告書（2019）

２．目的に応じた活用上の留意点

２.１　個人の食事改善を目的とした活用

　個人の食事改善を目的として食事摂取基準を活用する場合，食事摂取状況のアセスメントを行い，個人の摂取量から摂取不足や過剰摂取の可能性等を推定する。食事調査によって把握した個人の習慣的な食事量は，日間変動が大きく，大きな測定誤差が含まれた値であるという理解が必要である。

　そのことを踏まえ，結果に基づいて食事摂取基準を活用する。摂取不足や過剰摂取

表6－3　個人の食事改善を目的として食事摂取基準を活用する場合の基本的事項

目　　的	用いる指標	食事摂取状況のアセスメント	食事改善の計画と実施
エネルギー摂取の過不足の評価	体重変化量BMI	○体重変化量を測定 ○測定されたBMIが，目標とするBMIの範囲を下回っていれば「不足」，上回っていれば「過剰」のおそれがないか，他の要因も含め，総合的に判断	○BMIが目標とする範囲内に留まること，又はその方向に体重が改善することを目的として立案 〈留意点〉　おおむね4週間ごとに体重を計測記録し，16週間以上フォローを行う
栄養素の摂取不足の評価	推定平均必要量推奨量目安量	○測定された摂取量と推定平均必要量及び推奨量から不足の可能性とその確率を推定 ○目安量を用いる場合は，測定された摂取量と目安量を比較し，不足していないことを確認	○推奨量よりも摂取量が少ない場合は，推奨量を目指す計画を立案 ○摂取量が目安量付近かそれ以上であれば，その量を維持する計画を立案 〈留意点〉　測定された摂取量が目安量を下回っている場合は，不足の有無やその程度を判断できない
栄養素の過剰摂取の評価	耐容上限量	○測定された摂取量と耐容上限量から過剰摂取の可能性の有無を推定	○耐容上限量を超えて摂取している場合は，耐容上限量未満になるための計画を立案 〈留意点〉　耐容上限量を超えた摂取は避けるべきであり，それを超えて摂取していることが明らかになった場合は，問題を解決するために速やかに計画を修正，実施
生活習慣病の発症予防を目的とした評価	目標量	○測定された摂取量と目標量を比較。ただし，発症予防を目的としている生活習慣病が関連する他の栄養関連因子及び非栄養性の関連因子の存在とその程度も測定し，これらを総合的に考慮した上で評価	○摂取量が目標量の範囲内に入ることを目的とした計画を立案 〈留意点〉　発症予防を目的としている生活習慣病が関連する他の栄養関連因子及び非栄養性の関連因子の存在と程度を明らかにし，これらを総合的に考慮した上で，対象とする栄養素の摂取量の改善の程度を判断。また，生活習慣病の特徴から考えて，長い年月にわたって実施可能な改善計画の立案と実施が望ましい

出典）厚生労働省：「日本人の食事摂取基準（2020年版）」策定検討会報告書（2019）

を防ぎ，生活習慣病の発症予防のための適切なエネルギーや栄養素の摂取量について目標とする値を提案し，食事改善の計画・実施につなげる（表6－3）。よりよい行動変容をめざすには，食事や運動に関する具体的な情報の提供，効果的なツールの開発，個人の食事改善を実現するための栄養教育の企画や実施・検証も併せて行う。

2.2　集団の食事改善を目的とした活用

　集団の食事改善を目的として食事摂取基準を活用する場合，食事摂取状況のアセスメントを行い（図6－5），集団の摂取量の分布から摂取不足や過剰摂取の可能性がある人の割合等を推定する。その結果に基づいて，食事摂取基準を適用し，摂取不足や過剰摂取を防ぎ，生活習慣病の発症予防のための適切なエネルギーや栄養素の摂取量

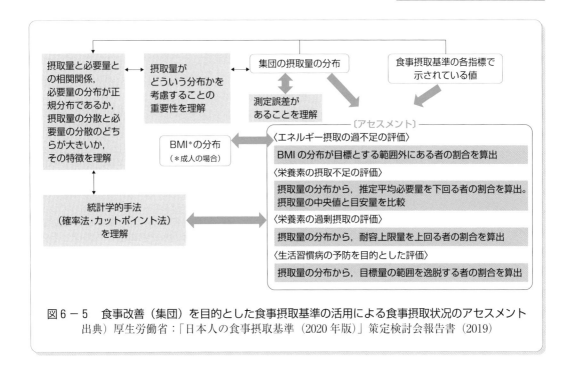

図6－5　食事改善（集団）を目的とした食事摂取基準の活用による食事摂取状況のアセスメント
出典）厚生労働省：「日本人の食事摂取基準（2020年版）」策定検討会報告書（2019）

表6－4　目標とするBMIの範囲（18歳以上）[1, 2]

年齢（歳）	目標とするBMI（kg/m²）
18〜49	18.5〜24.9
50〜64	20.0〜24.9
65〜74[3]	21.5〜24.9
75以上[3]	21.5〜24.9

注）[1]男女共通。あくまでも参考として使用すべきである。
　　[2]観察疫学研究において報告された総死亡率が最も低かったBMIを基に，疾患別の発症率とBMIとの関
　　　連，死因とBMIとの関連，喫煙や疾患の合併によるBMIや死亡リスクへの影響，日本人のBMIの実態
　　　に配慮し，総合的に判断し目標とする範囲を設定。
　　[3]高齢者では，フレイルの予防及び生活習慣病の発症予防の両者に配慮する必要があることも踏まえ，
　　　当面目標とするBMIの範囲を21.5〜24.9kg/m²とした。
出典）厚生労働省：「日本人の食事摂取基準（2020年版）」策定検討会報告書（2019）

　　　　　について目標とする値を提案し，食事改善の計画・実施につなげる。また目標に近づ
　　　けるための食行動・食生活に関する改善目標の設定やそのモニタリング，改善のため
　　　の効果的な各種事業の企画や実施・検証も併せて行う。
　　　　食事摂取状況のアセスメントを行って，集団のエネルギー摂取の過不足を評価する
　　　場合には，BMIの分布を用いる。エネルギーについては，BMIが目標とする範囲内に
　　　ある人（または目標とする範囲外にある人）の割合を算出する。BMIは，2020年版で新
　　　たに提示された目標とするBMIの範囲（表6－4）を目安とする。栄養素については，
　　　食事調査法によって得られる摂取量の分布を用いるが，集団においては，過小申告・

表6-5　集団の食事改善を目的として食事摂取基準を活用する場合の基本的事項

目　的	用いる指標	食事摂取状況のアセスメント	食事改善の計画と実施
エネルギー摂取の過不足の評価	体重変化量BMI	○体重変化量を測定 ○測定されたBMIの分布から，BMIが目標とするBMIの範囲を下回っている，あるいは上回っている者の割合を算出	○BMIが目標とする範囲内に留まっている者の割合を増やすことを目的として計画を立案 〈留意点〉一定期間をおいて2回以上の評価を行い，その結果に基づいて計画を変更し，実施
栄養素の摂取不足の評価	推定平均必要量目安量	○測定された摂取量の分布と推定平均必要量から，推定平均必要量を下回る者の割合を算出 ○目安量を用いる場合は，摂取量の中央値と目安量を比較し，不足していないことを確認	○推定平均必要量では，推定平均必要量を下回って摂取している者の集団内における割合をできるだけ少なくするための計画を立案 ○目安量では，摂取量の中央値が目安量付近かそれ以上であれば，その量を維持するための計画を立案 〈留意点〉摂取量の中央値が目安量を下回っている場合，不足状態にあるかどうかは判断できない
栄養素の過剰摂取の評価	耐容上限量	○測定された摂取量の分布と耐容上限量から，過剰摂取の可能性を有する者の割合を算出	○集団全員の摂取量が耐容上限量未満になるための計画を立案 〈留意点〉耐容上限量を超えた摂取は避けるべきであり，超えて摂取している者がいることが明らかになった場合は，問題を解決するために速やかに計画を修正，実施
生活習慣病の発症予防を目的とした評価	目標量	○測定された摂取量の分布と目標量から，目標量の範囲を逸脱する者の割合を算出する。ただし，発症予防を目的としている生活習慣病が関連する他の栄養関連因子及び非栄養性の関連因子の存在と程度も測定し，これらを総合的に考慮した上で評価	○摂取量が目標量の範囲内に入る者又は近づく者の割合を増やすことを目的とした計画を立案 〈留意点〉発症予防を目的としている生活習慣病が関連する他の栄養関連因子及び非栄養性の関連因子の存在とその程度を明らかにし，これらを総合的に考慮した上で，対象とする栄養素の摂取量の改善の程度を判断。また，生活習慣病の特徴から考え，長い年月にわたって実施可能な改善計画の立案と実施が望ましい

出典）厚生労働省：「日本人の食事摂取基準（2020年版）」策定検討会報告書（2019）

過大申告が評価に与える影響が特に大きい点に注意が必要である。

集団の食事改善を目的に食事摂取基準を活用する場合の基本的事項を，表6-5に示す。

3．生活習慣病とエネルギー・栄養素との関連

食事摂取基準（2020年版）では，軽度の生活習慣病を有するために特定保健指導など保健指導の対象となる者もその対象としている。高血圧，脂質異常症，糖尿病（高

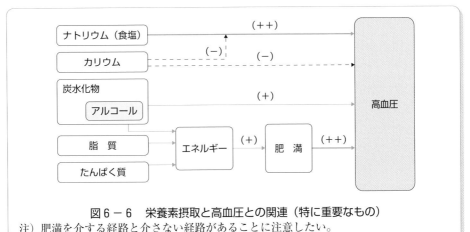

図6-6　栄養素摂取と高血圧との関連（特に重要なもの）
注）肥満を介する経路と介さない経路があることに注意したい。
　　この図はあくまでも概要を理解するための概念図として用いるに留めるべきである。
出典）厚生労働省：「日本人の食事摂取基準（2020年版）」策定検討会報告書（2019）

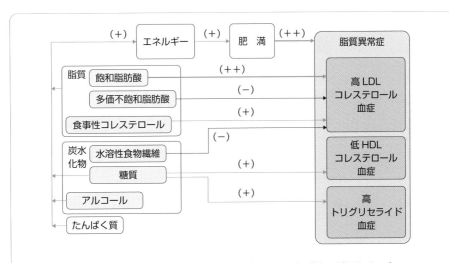

図6-7　栄養素摂取と脂質異常症との関連（特に重要なもの）
注）肥満を介する経路と介さない経路があることに注意したい。
　　この図はあくまでも概要を理解するための概念図として用いるに留めるべきである。
出典）厚生労働省：「日本人の食事摂取基準（2020年版）」策定検討会報告書（2019）

血糖），慢性腎臓病（CKD）のそれぞれについて，エネルギー・栄養素との関係で特に重要なものに限って図に示されている（図6-6〜6-9）。

　高齢化がさらに進む社会では，これらの疾病は一次予防とともに重症化予防が，今後より重要になってくる。そこで，公衆栄養活動に携わる管理栄養士・栄養士は理解を深め，活用することが望まれる。

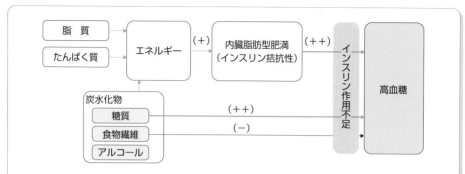

図6-8　栄養素摂取と高血糖との関連（特に重要なもの）

注）肥満を介する経路と介さない経路があることに注意したい。

　　この図はあくまでも栄養素摂取と高血糖との関連の概要を理解するための概念図として用いるに留めるべきである。

出典）厚生労働省：「日本人の食事摂取基準（2020年版）」策定検討会報告書（2019）

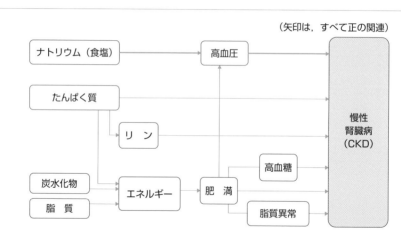

図6-9　栄養素摂取と慢性腎臓病（CKD）の重症化との関連（重要なもの）

注）高血圧・脂質異常症・糖尿病に比べると栄養素摂取量との関連を検討した研究は少なく，結果も一致していないものが多い。また，重症度によって栄養素摂取量との関連が異なる場合もある。

　　この図はあくまでも栄養素摂取と慢性腎臓病（CKD）の重症化との関連の概念を理解するための概念図として用いるに留めるべきである。

出典）厚生労働省：「日本人の食事摂取基準（2020年版）」策定検討会報告書（2019）

文　　献

●参考文献

・厚生労働省：「日本人の食事摂取基準（2020年版）」策定検討会報告書（2019）

・佐々木敏：「日本人の食事摂取基準（2015年版）」の要点—総論とエネルギーを中心に，建帛社（2014）

第 7 章

栄養疫学

1. 栄養疫学の概要と役割

　この章では，栄養疫学（nutritional epidemiology）の基礎と公衆栄養（学）（public nutrition）における役割について説明するが，その前に，疫学に関する基礎知識が不可欠であるため，疫学の概要について簡単に触れておくことにしたい。

1.1　疫学の概要

　疫学（epidemiology）とは，「明確に規定された人間集団（population）の中で出現する健康関連のいろいろな事象の頻度（frequency）と分布（distribution），およびそれらに影響（effect）を与える要因（factor）を明らかにして，健康関連の諸問題に対する有効な対策樹立に役立てるための科学」と定義される。疫学の英語 epidemiology はギリシャ語の epi（英語ではupon），demos（英語ではpeople），logos（英語ではdoctorine）が複合してできたものといわれ，「人々の中で起きている諸事象に関する学問」というような意味になる。以下，具体例をあげて説明してみよう。

① 　第一に，「人間（ヒト）」を対象とする科学である。しかも，1人のヒトではなく，「集団」を対象とする。したがって，ある1人のヒト（例えば，ある患者）をいくらていねいに調べたとしても疫学にはならない。それは，疫学の目的の一つに，健康に関連するいろいろな事象の「頻度と分布を観察すること」があるからである。例えば，「日本人の平均食塩摂取量（average salt intake, mean salt intake）」「がんの死亡率（cancer mortality：一定の人口集団の中で一定期間内にがんで死亡する人の数，一般的には1年間の死亡数を10万人当たりの数で表す）」などがあげられる。

② 　しかし，たくさんのヒトについてある値を測定しさえすれば疫学調査や疫学研究になるわけではない。例えば，大学生の体重の平均値を知りたいと考えたとしよう。大学生を適当に300人集めて体重を測ったからといってそれが大学生の体重の平均値とはいえない。男女によっても異なるだろうし，特殊な運動をしていないかどうかによっても異なるだろう。つまり，「大学生」といってもいろいろある。

③ 　ここで問題になるのが，どのような集団についての値か，ということである。「令和2年度にA大学に入学した1年生女子学生全員206人」というように集団を明確に規定しなくては頻度（例えば，肥満者の割合）や分布（体重のばらつき具合）を出す意

味は乏しい。例えば，「最近の若い女性の理想体型はBMI（body mass index）にすると18前後である」という文章をみたときに，集計結果である「BMIが18（身長160cmの場合体重46 kg）」という数値について議論する前に，「最近っていつ？」とか，「若い女性って何歳から何歳？」ということを気にしてほしい。「若い」といっても18歳の学生の考える「若い」と，50歳の人が考える「若い」とは年齢が異なるかもしれないからである。したがって，疫学のデータをみるときには，その結果だけでなく，どのような集団を対象として得られたデータなのかに注意しなくてはならない。

④　例えば，「日本で糖尿病が増えている」という調査結果が出たとしよう。次にすべきことは，「なぜ糖尿病が増えているのか」「どのようなヒトが糖尿病にかかりやすいのか」を明らかにすることである。この場合，この患者だけを調べるのではなく，同じ病気にかかった他の患者も調べることが必要になる。

⑤　さて，糖尿病の原因を明らかにすることができたとしても，それを用いて糖尿病にかかるヒトを少なくするような方法を考え，実践しなくては意味がない。どうすれば明らかにされた原因を社会から除去，または軽減できるのか（対策を考える），それを行った場合にどれくらいの効果や社会的意味があるのかを調べる（評価する）ことも疫学の仕事である。

1.2　歴史上の疫学の業績に学ぶ

現代の疫学手法に通じる方法を用いて栄養に関連する病気の原因を解明し，有効な対策を講じた例を2つ紹介しておこう。

（1）コレラ伝播様式の解明と実践

1854年の夏にロンドンでコレラが流行した。医師ジョン・スノウ（John Snow：1813～58）は，コレラによる患者と死亡者が出た家の場所と死亡日を詳細に調べて，ある共同井戸が流行の原因であると推定した。彼はその井戸を使用禁止にするよう管理者に上申し，そうすることによってさらなる大流行を未然に防いだと伝えられている。これはドイツ人細菌学者コッホ（Robert Koch）によるコレラ菌の発見（1883年）に30年も先立ち，コレラが細菌による伝染性疾患であることは知られていなかった時代のことである。なお，ここでいう井戸とは地下水を汲み上げる井戸ではなく，テムズ河から取り入れた水を流す地下水路から水を汲み上げるための井戸である。井戸枠はレンガ造りで，近くの住宅の便所に通じている配水管からの汚水がその井戸に漏れたものと考えられた。そして，その井戸の取水口を閉じることによって，ロンドンにおけるコレラの大流行を未然に防ぐことに成功した。

コレラは栄養素が直接に関連する病気ではないが，飲み水に含まれる細菌によって生じる疾患であることを考えると，これは，食事が関係する感染症対策の一例と理解することができる。

（2）脚気予防対策の解明と実践

コッホによってコレラ菌が発見されると，それに続いて重要な細菌が数多く発見され，19世紀の終わりは細菌学全盛の時代となった。そして，当時，日本で大きな問題になっていた脚気（beriberi）も細菌が原因の感染症ではないか，と考える学者が多くいた。特に，海軍における脚気の被害は甚大で，軍艦の遠洋航海中に多数の患者が発生し，作戦行動すら起こしえない状況にあった。当時，海軍軍医であった高木兼寛（1849～1920）は，かつて高木が暮らしたイギリスでは脚気の存在を聞いたことがなかったこと，ところが日本では貧窮層に少なく富裕層に多いこと，貧窮な農家出身の元気な若者が海軍に入ると脚気にかかるのに，刑務所の服役囚では脚気の発生がきわめて少ないことなどを詳細に観察し，食べ物（特に窒素と炭素のアンバランス）に原因があると推定した。高木は脚気の発生が多い集団の食事が白米に依存していることに目をつけ，大麦，大豆，牛肉を多くする食事を推奨した。自説の正しさを証明するために，1882（明治15）年に太平洋往復の演習航海で大量の脚気患者と死亡者を出した演習艦龍驤と同じ航路を，翌々年に食事だけを変えて演習艦筑波に航海させ，脚気による死亡者を1人も出さずに帰還させることに成功した。

この観察に基づいて同年に海軍の兵食改善に踏み切った。翌年には脚気患者は激減し，数年後には海軍における脚気問題はほぼ解決した。しかし，高木の研究をどこまで進めても真の原因（ビタミンB_1欠乏）を突き止めることはできなかったであろう。脚気の原因が白米にあることがニワトリを用いた実験で明らかにされたのは1897年，ビタミンB_1の結晶が単離されたのは1926年のことである。真の原因の発見には至らなかったものの，有効な対策を発見し，それを実践に移し，実際にたくさんの人の命を救った高木の功績は高く評価されている（高木の生涯は，講談社文庫，吉村昭著『白い航跡』に詳しい）。

1.3　栄養疫学が扱う分野

「原因（cause）」と「結果（effect）」を想定することから疫学は始まる。「結果」は何らかの疾病・健康障害であり，「原因」は多くの場合は環境である。そして，環境の中には，何をどのように食べているか，ある栄養素摂取量は不足していないか，といった食事・栄養問題も含まれる。つまり，栄養疫学は独立して成立する学問ではなく，疫学の中で食事や栄養を扱う必要が生じた場合に，その部分を担当する学問であると理解すべきであろう。ところで，現代社会で問題になっている病気の多くは，日常の生活習慣にその原因の多くを負う，いわゆる生活習慣病であり，生活習慣の中での食事が占める程度を考えれば，栄養を切り離した疫学が，むしろ例外的だということになる。例えば，カルシウム摂取量と骨密度との間に関連があることは数多くの研究によって明らかにされているが，骨密度に影響を与えるのは，カルシウム摂取量だけではなく，体重や運動習慣も影響を与えている。このように，栄養疫学は総合的な疫学研究や疫学調査の中の適切な場所に位置づけされて，その真価を発揮するものである。

1.4 疫学の方法

疫学には，①状態を記述する，②原因を探る，③講じられた対策の有効性を評価する，という3種類の目的がある。状態を記述することを目的とした疫学を**記述疫学**（descriptive epidemiology），原因を探ることを目的とした疫学を**分析疫学**（analytical epidemiology）とよぶことがある。

記述疫学の代表は国民健康・栄養調査や県民栄養調査である。これらの調査によって，日本人や県民の栄養摂取状態の代表値を得ることができ，また，その推移を知ることもできる。例えば，国民健康・栄養調査（その前身の国民栄養調査）による果物摂取量の約30年間の推移は図7－1のようになっている。また，記述疫学の代表的なデータに死亡率の推移がある。人口構成の高齢化の影響を年齢調整（age-standardization）という方法によって除外して三大生活習慣病の約30年間の推移（trend）をみると図7－2のようになっている。

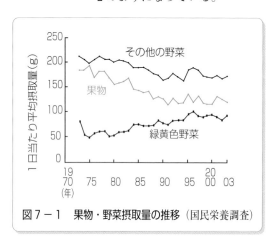

図7－1 果物・野菜摂取量の推移（国民栄養調査）

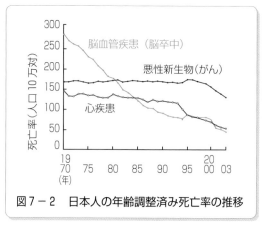

図7－2 日本人の年齢調整済み死亡率の推移

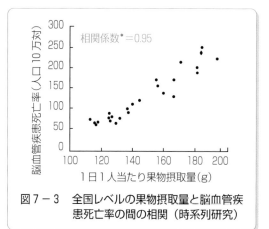

図7－3 全国レベルの果物摂取量と脳血管疾患死亡率の間の相関（時系列研究）

図7－1と図7－2を比較すると，果物摂取量の推移と脳血管疾患（脳卒中）死亡率の推移がよく似ていることに気づく。そこで，果物摂取量を横軸（x軸）に，脳血管疾患死亡率を縦軸（y軸）にとると，図7－3のように高い正の相関（correlation）が得られる。この結果から果物摂取量が少なくなると脳血管疾患死亡率が下がる，つまり，果物摂取が脳血管疾患の危険因子（risk factor）ではないかという仮説（hypothesis）が生まれる。また，このように集団を対象として，原因と考える要因の経時的変化と，結果と考える

*相関係数：2種類の測定値（連続尺度または順序尺度）の直線的な関連の強さを表す指標。－1から＋1の範囲をとる。この場合は，相関係数が1に近いことから，2つの間に強い関連があるといえる。

要因の経時的変化との関連を検討する研究方法を時系列研究(time series study)とよぶ。

　記述疫学には疾病や生活習慣の状況の分布を記述するという目的もある。例えば，脳血管疾患死亡率を地域別に観察し，その違いを比較するというように用いられる。このデータを用いると，果物摂取量が多い地域では脳血管疾患死亡率が高いのかどうかが検討できる。これは，地域(集団)の代表値を用いるために，生態学的研究(ecological study)とよばれる。例えば，ある年度の国民健康・栄養調査で得られたビタミンC摂取量と，その年度またはそれより後のある特定の年度における脳血管疾患死亡率を地域別に計算し，両者の相関を計算したらどうだろうか，といったアイデアが生まれる。ここまでは，記述疫学によって得られるデータを用いて行う研究であるため，記述疫学的な研究と考えることができる。

　次に，脳血管疾患にかかった患者たち(症例群：case groupとよぶ)と脳血管疾患にかかっていない元気な人たち(対照群：control groupとよぶ)を集めて，症例群が脳血管疾患にかかる前に食べていた食べ物を尋ね，元気な群にも同じ質問をして，昔の果物摂取量の違いを症例群と対照群で比較するという方法が存在する。これは，症例対照研究(ケース・コントロール研究：case-control study)とよばれる(⇨第8章，p.182)。

　続いて，現在，脳血管疾患にかかっていない元気な人たちに対して果物摂取量を調査しておき，数年後，数十年後に誰が脳血管疾患にかかるかを観察する方法があり，コホート研究(cohort study)とよばれる(⇨第8章，p.182)。前向きコホート研究(prospective cohort study)，または追跡研究(follow-up study)とよばれることもある。図7－4は果物摂取量を健康な75,596人の女性と38,683人の男性について調べ，それぞれ，その後14年間と8年間における脳血管疾患の発症との関係を検討した研究(ア

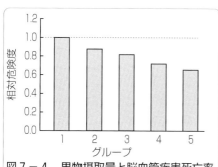

図7－4　果物摂取量と脳血管疾患死亡率の関連（コホート研究）
出典）Joshipura, *et al*.：*JAMA*，282，1233-9(1999)

メリカ)である。1日当たりの平均的な果物摂取回数によって全体を5分割し，最も摂取回数が少なかったグループの相対危険度を1.0として比較した(性，喫煙，アルコール，BMI，ビタミン剤の使用，その他について調整済みの結果)。その結果は，果物摂取量が多かった人たちの方が少なかった人たちよりも脳血管疾患の発生が少ないというものであった。

　このように，得られる結果は必ずしも一致するわけではない。その理由としては，研究の方法や研究の質(研究のていねいさ)が異なることに加えて，集団が異なることによるものと考えられる。基本的には，記述疫学は仮説をつくるために，分析疫学は仮説を検証するために用いられることが多く，原因と結果の因果関係に関する信頼度は，「時系列研究＝生態学的研究＜横断研究＜症例対照研究＜コホート研究」の順に高いものと考えられる。しかし，実際の信頼度は，それぞれの研究の質に依存するため，それぞれの研究の質を十分に吟味した上で，得られた結果の信頼度を決めなくてはならない。そして，異なる方法を用い，異なる集団を対象として複数の研究や

表7－1　観察疫学研究の方法による分類

	概　要	研究の単位	対象単位の目安	長　所	短　所
時系列研究	国や地域の集団を対象に，原因と考える要因の経時的変化と，結果と考えている要因の経時的変化との関連を検討する	集　団	1集団～数集団	比較的簡単に行える 追跡調査が不要	交絡因子の影響を受けやすい 集団の結果を個人に適用できるとは限らない
地域相関（生態学的）研究	国や地域の集団を対象に，原因と考える要因のばらつきと，結果と考えている要因のばらつきとの関連を検討する	集　団	数集団～数十集団	比較的簡単に行える 追跡調査が不要	原因と結果の時間的前後関係を明らかにできない 交絡因子の影響を受けやすい 集団の結果を個人に適用できるとは限らない
横断（断面）研究	原因と考える要因のばらつきと，結果と考えている要因のばらつきとの関連を同時に検討する	個　人	数百人～数千人	比較的簡単に行える 追跡調査が不要	原因と結果の時間的前後関係を明らかにできない 交絡因子の影響を完全には制御できない
症例対照（ケース・コントロール）研究	結果と考えている要因の有無（症例と対照）を選び，過去における原因と考えている要因と比較する	個　人	数百人	原因と結果の時間的前後関係を明らかにできる 比較的簡単に行える 追跡調査が不要	思い出しバイアスの影響を受ける 交絡因子の影響を完全には制御できない
コホート研究	結果と考えている要因をもたない集団で，原因と考えている要因を調査し，その後の結果要因との関連を検討する	個　人	数千人～数十万人	原因と結果の時間的前後関係を明らかにできる 思い出しバイアスの影響を受けない 両者の時間的前後関係を正しく評価できる	費用と手間，時間がかかる 交絡因子の影響を完全には制御できない

出典）坪野吉孝：『EBN入門』（佐々木敏・等々力英美編著），第一出版，p.26（2000）（一部改変）

調査を行い，それらの結果を総合的に判断して結論を出すことが重要である。ここまでが観察疫学研究（observational epidemiologic study）である。観察疫学研究の方法と特徴を表7－1にまとめておく。

　一方，介入研究（intervention study）とよばれる疫学研究がある。これは，ある栄養素をある集団に食べてもらって健康状態の変化を観察するといったように，調査をしている側が対象者に何らかの介入を行い，その効果を観察するところが特徴である。

　例えば，脳血管疾患の大きな危険因子は高血圧である。そうすると，ビタミンCをたくさん摂取すると血圧の上昇を予防（prevention）できるかもしれないという考えが生まれる。実際に，240名余の人たちを高用量（ビタミンCを500mg/日摂取）群と低用量（ビタミンCを50mg/日摂取）群に無作為に分けて，5年間にわたってビタミンCを毎日飲んでもらい，血圧の変化を観察したところ，両方の群で血圧の上昇の程度に差はなかったという研究がある（図7－5）。この研究によると，ビタミンCの大量摂取は高血圧の予防には有効でないと結論される。しかし，ビタミンCの大量摂取で血圧の降下を認めた研究報告もあり，最終的な結論はまだ得られていない。

　ところで，どのタイプの調査・研究方法でも，原因と考えている栄養摂取状態をどこまで正確に把握できるかが，どこまで正しい結果を出せるかを決める鍵となってい

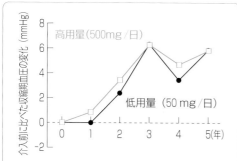

図７−５　サプリメントによるビタミンC摂取が
　　　　　血圧の変化に及ぼす影響（介入研究）
出典）Kim, *et al.*：*Hypertension*, **40**, 794-803（2002）

る。したがって，栄養が関連する疫学調査や疫学
研究では，栄養調査，つまり，栄養アセスメント
への正しい理解と正しい利用が極めて重要である。
また，一つの種類の研究によって得られた成果だ
けで結論を出すことは困難で，さまざまなタイプ
の疫学研究の成果を総合的に評価して最終判断を
出すことが重要である。そのため，疫学研究の評
価はたやすいことではない。一つの例として，疫
学研究を評価する際に考慮すべき基準として知ら
れているHillの基準を表７−２にまとめておく。

表７−２　疫学研究の評価で考慮すべき基準：Hillの基準

基　準	解　説
関連の強さ	相対危険やオッズ比が大きいこと
量−反応関係	原因が増えると結果も増えること。生物学的勾配（biological gradient）ともいう
一致性	異なった地域，集団，時間など，いろいろな状況で，異なった要因や特性との組み合わせでも同様の結論に達すること
関連の時間依存性	原因となる要因が結果よりも時間的に先立っていること
関連の特異性	一つの原因が一つの結果を生じ，別の原因では生じないこと（これは満たされない場合も多い）
生物学的妥当性	得られた結果が現在知られている生物学および疾患発生プロセスと矛盾しないこと。蓋然性ともいう

出典）Hill, AB：Principles of Medical Statistics, 9th ed. Oxford University Press（1971）

2．栄養調査・栄養アセスメント

2.1　何を調べるか

　公衆栄養（学）において「何を調べるか」は重要な課題である。それは「調べたも
のしかわからない」からである。したがって，調べる内容や項目の選定は，十分な時
間と労力をかけて行わなければならない。

　アセスメントの基準となる項目としては，①食知識，②食の考え方，③（食）行動，
④食品（群）摂取量，⑤栄養素摂取量，⑥生体指標，⑦疾患の状態，疾患の治癒また
は死亡などがあげられる（図７−６）。①〜⑥が主に管理栄養士・栄養士が扱う領域で
ある。しかし，①〜③には心理学・教育学・行動科学など関連領域の知識が必要とな
る。⑥や⑦は医師，保健師，臨床検査技師らとの協働作業となる。どのレベルの項目
を調べるかは，何を知りたいか，何を行いたいかによって決まる。

　注意したい点は，それぞれのレベルには固有の目的があり，互いは互いの代わりに
はならないということである。したがって，「栄養素摂取量の調査が困難だから，食行
動の調査で済ます」といった使い方をしないように心がけなければならない。

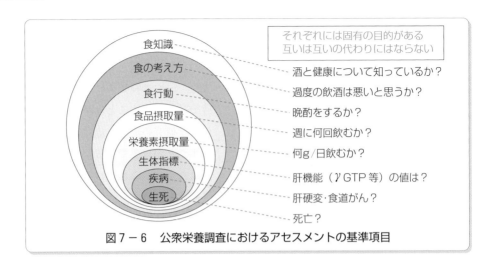

図7－6　公衆栄養調査におけるアセスメントの基準項目

　もう一つ，忘れてはならない点は，「栄養以外も必要に応じて調べる必要がある」ということである。例えば，母親の就労状態が子どもの健康状態に影響を与えている可能性がある場合には，子どもの栄養摂取状態や健康状態だけでなく，母親，そしてその家族の就労状態やその必要性など，食事や生活パターンを規定している要因に関して十分な調査を併せて行う必要があるということである。

2.2　食事の個人内変動と個人間変動

　最近の健康や栄養における課題は，生活習慣病に代表されるような，「長い年月の生活習慣」が問題となる疾患に関連するものが多いことである。このような場合，「ある日に食べた物」ではなく，「習慣的な食事（habitual diet, usual diet）」を知りたいということになる。しかし，以下に述べるように，それは容易なことではない。

（1）個人内変動

　私たちが食べている食品や食べ方は毎日，少しずつ異なっている。したがって，摂取している栄養素も日々少しずつ変化している。これは個人の中での摂取量のゆれであるため，個人内変動（within-person variation，またはintra-individual variation）とよばれている。この変動は個人や集団の摂取量を調査する際の大きな問題となるため，少し詳しく解説しておきたい。

　個人内変動にはさまざまなものが存在する。ある特殊な行事のために食べ方が変わる場合もあるし，季節によって手に入る食品が変わるために，摂取状態が変わる場合もある。今日は，昨日とは別の食べ物を食べたいと思う場合もあるだろう。それらの結果として生じる最も代表的な個人内変動は，日によって食べる物が異なるという，いわゆる日間変動（day-to-day variation）である。図7－7は，ある2人の女子大学生のカルシウム摂取量を秤量食事記録法（⇨p.142）を用いて16日間にわたって調べた結果である。図の①は1日ごとの摂取量で，個人のカルシウム摂取量を知ることの困難さ

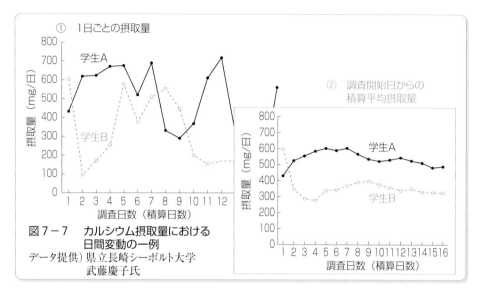

① 1日ごとの摂取量

② 調査開始日からの積算平均摂取量

図7－7　カルシウム摂取量における日間変動の一例
データ提供）県立長崎シーボルト大学
　　　　　武藤慶子氏

を視覚的に理解することができるであろう。つまり，「Aさんのカルシウム摂取量は1日当たり何mgですか」と尋ねられても即座には答えることができない。そして，長い期間の食べ方を調べ，その平均をとれば，摂取量を知ることができそうだということも同時に理解できる。そこで，何日間くらい調査をすれば個人の代表値が得られるのかを調べるために，同じ学生のカルシウム摂取量を1日目だけ，最初の2日間の平均値，最初の3日間の平均値，……，16日間の平均値をそれぞれ計算し，グラフ化したものが図の②である。16日間の平均値がその学生の真の代表的な摂取量であるとはいえないものの，10日間以上を平均すると，変動がかなり小さくなることがわかる。

個人内変動の程度は，栄養素によって異なっている。そこで，いくつかの栄養素について，それぞれ何日間の栄養調査によって個人の摂取量を把握できるのかを調べた結果が表7－3である。誤差10％（±5％）以下の信頼度で調査を行いたい場合には，エネルギーでも12日間から28日間，たんぱく質で21日間から36日間，多くの栄養素で2週間から2か月間程度を必要とし，ビタミン類では100日間以上の日数を必要とするという結果が得られている。許容誤差を20％（±10％）以下に広げると，脂質を除く三大栄養素とエネルギーで1週間以内と，比較的に現実的な数字が得られるが，ビタミン類ではやはり1

表7－3　個人（女性）の習慣的1日当たり摂取量を把握するために必要な調査日数についての試算
真値±5％の範囲に入る摂取量を95％以上の確率で推定するために必要な調査日数の推定値

	高齢者*	中年**	大学生***
エネルギー	12	15	28
炭水化物	13	19	—
たんぱく質	21	21	36
脂質	43	43	71
カリウム	21	30	—
鉄	27	31	—
カルシウム	47	65	—
ビタミンC	80	132	179
カロテン	140	258	252

* 　n＝60，平均年齢61.2歳，宮城県農村部，12日間の秤量食事記録調査。Ogawa *et al. Eur J Clin Nutr*, **52**, 781－5（1999）を基に試算

** 　n＝42，平均年齢49.8歳，東海地方，16日間の秤量食事記録調査。江上いすずほか，日本公衛誌，**46**, 828－37（1999）を基に試算

*** 　n＝95，短大生，九州地方，16日間の秤量食事記録調査。武藤慶子ほか，第46回日本栄養改善学会講演集，260（1999）（抄録）を基に試算

か月間程度を必要としている。

　具体的な値でなく，個人の栄養素摂取量の「傾向」を把握する目的であれば，誤差20％以下は許される範囲ではないかと思われるが，栄養調査や栄養指導の評価を目的とする場合には誤差10％以下にもっていきたいところである。しかし，それが実現困難な目標であることは容易に理解されるであろう。大学生では特に日間変動が大きく，これは，若年者を対象とする栄養調査の困難さを示している。

　このように，個人の摂取量を把握したい場合，日間変動は大きな問題となる。例えば，ある集団92人の中から，脂質摂取量がかなり多い（脂質由来の摂取エネルギーが35％以上）人を抽出したいとしよう。16日間の調査を行ったデータからある1日間の値，ある3日間の平均値，16日間全体の平均値を用いて分布を描くと図7－8のようになり，脂質由来の摂取エネルギーが35％以上の人は，それぞれ23％，14％，1％となった。16日間調査の結果からわかるとおり，このような食習慣をもった人は実際にはほとんどいないにもかかわらず，1日間調査や3日間調査では抽出されてしまっている。これらはともに，短日間調査ではその日たまたま脂質摂取量が非常に少なかった人や非常に多かった人の値が結果に影響を及ぼすことを示している。1日間など，短い日数のみの調査で摂取量が多い人や少ない人をスクリーニング（ふるい分け）しようとすると，過ちを犯す危険があることがこの結果から理解される。これは，過剰摂取が問題となる栄養素だけでなく，摂取不足が問題となる栄養素でも同じである。つまり，短日間調査では，調査日にたまたま摂取量が少なかった人たちが存在するために，習慣的な摂取状態を考慮した場合の摂取不足者よりも多くの人をスクリーニングしてしまうことになる。日間変動が非常に大きいミネラルやビタミン類の摂取量を個人レベルで扱う場合にはさらなる注意が必要である。

　一方，集団平均値（population mean）を得たい場合には，調査人数を増やすことで日間変動の問題をある程度解決することができる。それは，ある人Aがある栄養素を

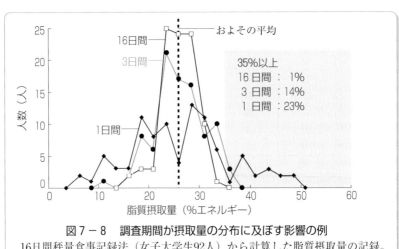

図7－8　調査期間が摂取量の分布に及ぼす影響の例
16日間秤量食事記録法（女子大学生92人）から計算した脂質摂取量の記録。
データ提供）県立長崎シーボルト大学　武藤慶子氏

表7－4　集団平均値を得るために必要な調査人数

真値±5％の範囲内に入る集団平均値を95％以上の確率で推定するために必要な調査人数の試算

	3日間調査		1日間調査	
	男性	女性	男性	女性
エネルギー	47	40	141	120
炭水化物	51	43	151	128
たんぱく質	52	50	155	149
脂質	74	67	221	199
カリウム	59	53	176	158
鉄	57	57	170	169
カルシウム	79	76	236	227
ビタミンC	103	92	307	274
カロテン	132	122	395	364

男性60人（45～77歳），女性60人（47～76歳），3日間調査。
出典）Ogawa, *et al.*：*Eur J Clin Nutr*, **52**, 781－5（1999）の数値を基に試算

調査日に食べたとしても，確率的にいえば，別の人Bはその栄養素を食べていないからである。そこで，集団平均値を得るために必要な調査日数について試算すると表7－4のようになる。集団平均値を把握するのに必要な調査日数は理論的には対象者数に反比例する。そのため，3日間調査でも100人程度の対象者数でカロテン以外は平均値をほぼ推定することができることになる。対象者が300人を超えると1日間の調査で推定が可能となり，食事記録法（⇨p.141）や食事思い出し法（⇨p.144）が集団平均値の把握のために適した方法であることはこの試算から理解できる。なお，調査集団全体の食事が普通の日と異なるような日に調査を行った場合には，いくら調査人数を増やしても，それが習慣的な摂取代表値を表さないことは自明である。このような場合に生じる誤差は調査対象者数を増やしても減じないため，注意が必要である。

　ところで，このように，真の値から一定方向にずれたものを測定してしまうことによって生じる測定誤差（measurement error）を系統誤差（systematic error）とよび，偶然に生じるばらつき（variation）によって生じる測定誤差を偶然誤差（random error）とよぶ。上記のように調査日数や調査人数を増やし，その平均をとることによって真の値に近づくことができる誤差は偶然誤差である。系統誤差では，調査日数や調査人数を増やしても，真の値に近づくことはできない。

　系統誤差は，日曜日や正月に行う食事調査を考えると理解しやすい。何十回にもわたって日曜日に食事調査をしても，また，何千人という人を対象として正月に調査をしても，いずれも「日常的な」食事を把握することはできない。これは，日曜日や正月の食事は「日常的な」食事とは「系統的に」異なっているからである。類似の例は，季節の問題である。食品の季節差も調査結果に影響を及ぼす可能性がある。例として，80人を対象として各季節に1回ずつ24時間思い出し法を用いて調査をした結果を表7－5に示す。栄養素摂取量でみると季節差が意外に小さく，ここで認められる差が季節差なのか，他の測定誤差な

表7－5　栄養素摂取量の季節変動の例

同一女性集団に各季節1回ずつ実施した24時間思い出し法で得られた集団平均値（1日当たり摂取量）（*n* = 80）

	秋	冬	春	夏	平均
エネルギー（kcal）	1,714	1,769	1,808	1,781	1,768
炭水化物（g）	256	259	262	256	258
たんぱく質（g）	69	71	73	72	71
脂質（g）	45	48	50	50	48
鉄（mg）	11.3	11.3	12.3	11.8	11.7
カルシウム（mg）	585	594	640	601	605
ビタミンC（mg）＊	53	59	80	58	63
カロテン（μg）	2,997	3,199	3,441	3,121	3,190

＊　$p < 0.01$，一元配置分散分析による季節別平均値の差の検定
出典）大脇淳子ほか：栄養学雑誌，**54**，11－18（1996）より改変

のかは判別しにくいものも多い。他の研究結果では，少なくともビタミンCには季節差が存在するようであり，この研究からはカリウム，食塩，植物性油脂，水分，別の研究からはカロテンでも認められている。これらの栄養素では調査を行った季節も重要だということになる。栄養指導を行い，その効果をみる場合にも季節の影響を考慮して判断する必要があるだろう。しかし，食品でみると無視できない季節差が存在するため，食品摂取量や摂取頻度を扱う場合には注意が必要である。

（2）個人間変動

　摂取量や摂取状態が人によって異なることを個人間変動（between-person variation，または inter-individual variation）という。一般的に「個人差」とよんでいるのは個人間変動のことである。

（3）変動係数

　個人間変動の大きい栄養素は摂取量によって対象者を分類することが容易で，個人間変動の小さい栄養素は摂取量によって対象者を分類することが困難ということになる。もう少し正確にいうと，限られた日数による食事記録調査の精度は個人内変動に依存するため，〔個人間変動／個人内変動〕比が大きい栄養素は摂取量の多少によって対象者を分類することが容易で，〔個人間変動／個人内変動〕比が小さい栄養素はそれが困難ということになる。これは，ある集団からどれくらい正確に，ある栄養素摂取量が特に少ない（または多い），いわゆる高危険度群（high risk group）を抽出できるかを考える場合に必要となる考え方である。

　変動の相対的な大きさは，〔標準偏差（standard deviation）／平均（mean）〕（%）で得られる変動係数（coefficient of variation）で表され，CV値とよばれることが多い。つまり，個人間変動の分布のCV値をCV_b，個人内変動の CV値を CV_wとすると，〔個人間変動／個人内変動〕は，CV_b/CV_wとなる。同じ日数の調査を行った場合でも，この値は栄養素によって異なり，個人の習慣的な摂取量を集団内における相対的な値として評価したい場合には，この値が大きい栄養素ほど限られた日数の調査で信頼度の高い結果が得られることになる。一例を表7−6に示す。

表7−6　いくつかの栄養素摂取量で観察された個人間変動と個人内変動の例
オランダ人（女性59人，男性63人）を対象とした12回の24時間思い出し法による結果

	女　性			男　性		
	CV_b	CV_w	CV_b / CV_w	CV_b	CV_w	CV_b / CV_w
炭水化物	22	22	1.00	24	26	0.92
カルシウム	31	32	0.97	29	40	0.73
エネルギー	18	24	0.75	18	26	0.69
脂質	24	37	0.65	26	38	0.68
たんぱく質	17	26	0.65	16	27	0.59
ビタミンC	36	68	0.53	33	65	0.51
コレステロール	23	52	0.44	29	56	0.52
レチノール	44	155	0.28	35	259	0.14

この集団では，炭水化物，カルシウムは短期間の調査で相対的な個人の代表的摂取量を知ることができ，逆に，レチノールでは困難なことがわかる。
出典）Ocke, *et al.* : *Int J Epidemiol*, **26**, 495−8S（1997）より改変

3．食事調査法

3.1　食事調査法の概要

　食べている物，または食べた物を調べるためにはさまざまな方法があり，それぞれ長所と短所をもっている。長所・短所を理解した上で適切に用いることが重要である。

　一般的に，食事調査法は食べる物を食べるときに記録をする方法（いわゆる秤量または非秤量による食事記録法）と，最近または遠い過去に食べた物について情報を収集する方法の2つに大別される。過去について調べる方法でも，実際に食べた物をリストアップさせる方法（食事思い出し法）と習慣的な食事について調べるもの（食事歴法（⇨p.148）および食物摂取頻度法（⇨p.145））では調査方法が異なる。これら3種の調査法はさまざまな面で異なっているが，調査を行うときのいくつかの実際的な面はすべてで類似している。調査担当者は調査の目的に関する十分な知識，すなわち，興味の対象となっている食物中の成分，用いる食品成分表（これによって，面接者はコード化に適した食事の詳細を思い出すことが可能になる），測定誤差を最小にとどめるために質を管理するシステムやプロトコール（調査実施方法説明書）の詳細，市場や商店で購入が可能な食品（その地域で流通している食品や民族的な食品を含む）に関する知識，どのように食物が準備され，調理されるかといった知識を有していなくてはならない。回答者が進んで回答するか否かや，食事を正しく申告できるかどうかには面接の場所も影響を与える。すべての面接は同じ種類の場所で行うことが好ましく，原則的にはそこに第三者がいてはならない。面接に用いる場所にはくつろげる雰囲気も必要である。

　面接の結果の成否は食事をいかに記憶していて，正確に申告できるかという対象者の能力にかかっている。この種の出来事の記憶は認知プロセスに基づいているため，回答者がどのように食事の情報を記憶していて，その情報をどのように思い出し，どのように面接者にレポートするかについての知見を活用することは重要である。人の記憶をうまく探り出す探索的な質問は役には立つが，質問は可能な限り中立的でなくてはならない。例えば，「朝食にみそ汁を食べましたか」よりも「外出前に食事をしましたか」「何を食べましたか」という質問の方が好ましい。

　共同調査では，すべての調査担当者は同じ訓練を受け，監督者は調査期間中定期的に彼らのところを訪問し，調査の遂行状況をチェックすることが必要である。そして，調査担当者間のデータ収集やコード化に関する系統的な違いを見つけるための点検を行う。これらの作業を標準化（standardization）とよび，調査担当者の標準化の重要性は，調査担当者がコンピュータを用いた調査を行うときに特に重要な条件となる。

3.2　食事記録法

　食事記録法（dietary record）は，ある指定された期間に食べた物を指定されたノート（記録票）に記録する方法である。記録の内容は，「食品名」が必須の項目であり，

朝食（2）

開始時刻		時		分	食べた場所（○で囲む）	自宅	自宅以外（飲食店・弁当・給食）	調査日		年		月		日		曜日

		料理名	自家製	市販品	食品材料名	目安量	重量（g）	備考
主食								
副食	主菜							
	副菜							

図7－9　食事記録票の一部（例）（武庫川女子大学　伊達ちぐさ氏提供）

次に「摂取したおよその量」が重要な項目である。しかし，調味料に関する記録は困難である。献立名，摂取時刻，同伴者，摂取場所などが付加情報として加えられる。記録票の例を図7－9に示す。

（1）実施上の注意点

どのレベルの情報を必要とするかによって，どの程度まで詳しく記録させるかを決めなくてはならない。「摂取したおよその量」は，実際に秤で測る方法（**秤量法**：weighted method）と，目安量として概量をそれに充てる方法（**非秤量法**：non-weighted method）の2種類に大別される。しかし，外食のように秤量がほとんど不可能なものや，鍋物のように1人ずつの摂取量を秤量することが容易でない場合も多いため，実際には両者を併用することになる。

秤量法では，対象者は食べる直前の食品と食べ残した食品の重さを測り，**食品名と重量を記録**するように指示される。秤量が通常の食事状態を妨げる可能性がある場合には，秤量の代わりに，消費される食品の量を記述することが許される。例えば，食事の間に食べるおやつやレストランで食べる食事などは，管理栄養士・栄養士や調査担当者がその説明や具体的な描写から重量を推定することになる。

さらに，食品名だけを記録した場合には，管理栄養士・栄養士の側で，標準的に1回に摂取する量（**ポーションサイズ**；portion size）をあらかじめ決めておき，1回摂取に対して，1ポーションサイズを食べたものと仮定して，摂取量を計算する。ポーションサイズは一律に決められる場合もあるし，性や年齢を考慮して決められる場合も

ある。

　何日間の食事を調査すればよいかは，調査の目的と，目的とする栄養素摂取量の個人内変動と個人間変動に依存する。しかしながら，実際には調査日数は対象者の疲労を理由に，連続する３日間または４日間以内にとどめられる。

　摂取記録のために用いる記入用紙は，記録用紙の形態をとっていて，記入様式は，食品名や摂取量を自由に記入する欄が設けられている自由記入（オープン）式と，あらかじめ食品名または食品群名が記載されていて，該当する箇所に指示された情報を記入する固定記入式に分かれる。固定記入式では，よく食べられる食品が標準摂取量の値と食品コード付きで栄養素ごとにグループ化されて列記されている。このリストはコード化を容易にしてくれるが，その反面，対象者にとってなじみのない単位で食べた物を申告することが要求されるため，適切さに難がある場合もある。そのため，自由に書き込める自由記入式が一般的に用いられている。調査に先立って，新しい記入用紙を作成した場合や，既存の記入用紙を今までとは異なる新しい集団での調査で用いる場合には，少数の対象者を用いて，あらかじめテストをしておくことが必要である。そして，テスト結果に基づいて，対象集団にとって適切な記入用紙を作成し，実際の調査で用いるようにすることが大切である。

　習慣的な食事を調べたいのであれば，普段の食事を調べているのであるから，対象者はこの機会を何か（例えば，エネルギー制限など）に利用してはならないということを強調しておかなければならない。回答への歪み（バイアス：bias）を避けるために，調査対象としている栄養素を知らせない方がよい。ところで，食事記録は対象者以外の第三者によって記録されることもある。例えば，10歳未満の小児では，保護者（多くの場合は母親）が手伝うのが一般的である。

　対象者は，摂取した食品についてその量および食品名（可能な場合は商標名も），調理方法やレシピを必要なレベルの正確さで記録ができるように訓練を受けなくてはならない。記録された内容を記録期間の最後に詳細に点検し，対象者に礼を述べなくてはならない。必要に応じて後で対象者に連絡がとれるように，記録は可能な限り早急にコード化（coding）してコンピュータで計算ができるようにしなくてはならない。

（２）長所と短所

　長所：食事記録法の長所としては，２日またはそれ以上の日数の調査では個人内および個人間のばらつきに関する情報を得ることができ，複数日間の記録は普段の食事に基づいて個人を群分けすることができるという点があげられる。１日または２日間の記録を１年にわたって断続的にとれば，個人の習慣的な食事を推定することが可能である。また，自由記入式の記録方式からは，摂取頻度の低い食品に関する情報が得られ，また，対象者は記憶に頼る必要がない。加えて，調査時期を明確に規定することが可能で，正確さを増すために摂取した物の大きさや重さを測ることもできる。

　短所：識字力と高い協力度が対象者に要求されることがあげられる。このような要

求を満たす人たちを対象者に選ぶと，食事と健康に関心がある一定レベル以上の人たちに偏ってしまうという，いわゆる回答者バイアスを導くことがありうる。その他の短所として，自宅外で食べた食品のレポートの正確性は自宅で食べた食品よりも劣る，記録をするという行為によって通常の食事パターンが影響を受けたり，または変えられてしまったりすることがある，記録という行為が対象者の負担を増やし，それが回答率を下げるという方向に働く場合がある，記録の正確さは記録日数が増えるほど低下する，中程度の過小申告がしばしば発生し，無視できないくらいの過小申告もある特定の集団（例えば，肥満者）では起こっている疑いがある，などがある。

3.3　食事思い出し法

　食事思い出し法（dietary recall）は，食べた後に食べた物を思い出す方法であり，一般的には面接によって行われる。また，最も一般的な食事思い出し法は24時間食事思い出し法とよばれるもので，思い出しの対象となる１日については対象者が起床してから翌日に起床するまで，と定義するものが多い。

（1）実施上の注意

　食事思い出し法では，情報は面接者による個別の直接面接，または電話を用いた聞き取りによって得られる。食品の量は，家庭に普通にある台所器具，食品モデルや写真を用いて調べられる。それには，自由に質問を進める方法，あらかじめ決められた質問に沿って行う方法，コンピュータ・プログラムを用いて行う方法などがある。典型的には自由に質問をする自由方式による個別面接で行われる。また，記憶をうまく引き出すように探りを入れる質問（探索的質問）を行うことによって多くの情報が得られるため，十分に訓練を受けた面接者が面接にあたることが重要である。忘れやすい食品や菓子類のチェックリストが面接の最後に使われることもときどきある。

　食事思い出し法は，対象者が自分の食事を正確に記憶し，正確に申告する能力に依存しているため，７歳以下の小児や75歳以上の大多数の高齢者には適当な方法とはいえない。食事思い出し法は，集団の平均摂取量を得るために適した方法である。曜日は，どれをとっても等しくその代表性がなくてはならない。しかし，これは必ずしも可能でないため，思い出しの対象となった曜日の分布は結果報告の中で触れておくべきであり，時には季節の分布に関する報告も必要である。

　食事摂取に関する面接をいつ受けるか，また，受けるか否かといった情報は対象者にはあらかじめ与えないようにした方がよい。知らせることは，対象者にとっては記憶を助ける方向に働くが，対象者によっては，場合によって通常の食事が変わってしまうことにもなりうるからである。しかし，実際には，健診の場を利用して行われたり，家庭を訪問して行ったりするため，いつ面接を受けるかを知らせずに食事思い出し法を実施するのは困難である。

（２）長所と短所

長所：前述のとおりこの方法は集団の平均摂取量を得るために適している。しかし，２日間またはそれ以上の期間で調査が可能な場合には，個人間および個人内変動に関する情報が得られ，ある程度，個人の習慣的な食事を知ることも理論的には可能である。自由形式の面接ではまれにしか食べない食事に関する情報が得られるという長所がある。面接時間は比較的短く，調査期間を正確に定義でき，識字力はなくてもよく，自由記入形式の調査用紙は文化に特異なものでない，という長所をもっている。

短所：欠点として，対象者の短期記憶に頼っている，摂取量を正確に推定することが困難である，他の方法に比べて摂取量が過小に申告される傾向があるといった点があげられている。対象者１人ずつの１日間の摂取量については，個人内変動に関する情報は得られず，また，個人間変動を多めに見積もってしまう。さらに，この方法には面接者の間のばらつきに弱いという欠点もあるため，結果の解釈にあたっては面接者の調査能力も考慮しなくてはならない。

３．４　食物摂取頻度法

限定された期間内にどの程度の頻度で目的とする食物を摂取したかを推定する方法を食物摂取頻度法（food frequency method）という。このタイプの調査は，質問票を使って，対象者本人または代理回答者が質問票に回答を記入するという方法で行われる。まれに，面接者が面接をしながら，つまり，質問票に記載されている質問をして，口頭による回答を得て，それを質問票に記入する場合もある。後者は，高齢者を対象とした調査でしばしば用いられる。いずれの場合でも，質問票がこの調査の中心であり，食物摂取頻度質問票（food frequency questionnaire），略してFFQとよばれることが多い。典型的な例（質問票の一部）を図７−10に示す。

（１）構造と特徴

質問票にリストアップされる食物の種類と数は，調査者が特定の栄養素に興味をもっているのか，それとも食事全体に興味をもっているのかによって異なる。食物リストは，カルシウムやビタミンAといった特定の栄養素を豊富に含む品目だけを含む場合もあるし，食事全体を代表する品目を含むことを試みる場合もある。

栄養素摂取量を計算するためには，栄養素の値は食物リスト上の食物ごとに割り当てられなくてはならない。多くの場合，栄養素の値は食物利用のグループごとに各食品に重みづけを与えることによって作成される。

初期の質問票には量的な推定量は含まれていなかった。そして，１回摂取したという回答には，「標準的に１回に摂取する量（ポーションサイズ）」を摂取したと仮定し，栄養価計算を行っていた。これは，この種の質問票から得られるデータは調査対象集団の中では１回摂取量にはそれほど大きな幅はないという仮定に基づいている。それに対して，もう少し調査精度を増したいと考えて開発されたものが，半定量式食物摂

お菓子・おやつ				果物		
洋菓子・クッキー・ビスケット	和菓子	せんべい・もち・お好み焼きなど	アイスクリーム	みかんなどの柑橘（かんきつ）類	かき・いちご・キウイ	その他のすべての果物
毎日2回以上	毎日2回以上	毎日2回以上	毎日2回以上	毎日2回以上	毎日2回以上	毎日2回以上
毎日1回	毎日1回	毎日1回	毎日1回	毎日1回	毎日1回	毎日1回
週4〜6回	週4〜6回	週4〜6回	週4〜6回	週4〜6回	週4〜6回	週4〜6回
週2〜3回	週2〜3回	週2〜3回	週2〜3回	週2〜3回	週2〜3回	週2〜3回
週1回	週1回	週1回	週1回	週1回	週1回	週1回
週1回未満	週1回未満	週1回未満	週1回未満	週1回未満	週1回未満	週1回未満
食べなかった	食べなかった	食べなかった	食べなかった	食べなかった	食べなかった	食べなかった

マヨネーズ・ドレッシング	パン（おかずパン・菓子パンも含む）	麺類				飲み物 緑茶
		そば	うどん・ひやむぎ・そうめん	らーめん・インスタントらーめん	スパゲッティ・マカロニなど	緑茶
						毎日4杯以上
毎日2回以上	毎日2回以上	毎日2回以上	毎日2回以上	毎日2回以上	毎日2回以上	毎日2〜3杯
毎日1回	毎日1回	毎日1回	毎日1回	毎日1回	毎日1回	毎日1杯
週4〜6回	週4〜6回	週4〜6回	週4〜6回	週4〜6回	週4〜6回	週4〜6杯
週2〜3回	週2〜3回	週2〜3回	週2〜3回	週2〜3回	週2〜3回	週2〜3杯
週1回	週1回	週1回	週1回	週1回	週1回	週1杯
週1回未満	週1回未満	週1回未満	週1回未満	週1回未満	週1回未満	週1杯未満
食べなかった	食べなかった	食べなかった	食べなかった	食べなかった	食べなかった	飲まなかった

飲み物				「主食のある朝ごはん」を食べた頻度	「平均的な1日」に食べたごはんとみそ汁	
紅茶・ウーロン茶（中国茶）	コーヒー	コーラ・ジュース（スポーツドリンクも含む）	100%果物ジュース 100%野菜ジュース		ごはん	みそ汁
毎日4杯以上	毎日4杯以上	毎日4杯以上	毎日4杯以上	毎朝	8杯以上	8杯以上
毎日2〜3杯	毎日2〜3杯	毎日2〜3杯	毎日2〜3杯	週に6回	6〜7杯	6〜7杯
				週に5回	5杯	5杯

図7-10　食物摂取頻度質問票の一部（例）

取頻度法（semiquantitative food frequency method）である。これは，標準的1回摂取量を質問票内で示し，それに対して，実際に食べた量（大きさ）を相対的に尋ねるものである。一般的には，提示された標準的1回摂取量に対して，「小さい・同程度・大きい」の3段階や，「かなり小さい・小さい・同程度・大きい・かなり大きい」の5段階で回答させるタイプが多い。例えば，前者の場合なら，それぞれ標準的1回摂取量の0.5倍，1.0倍，1.5倍量を摂取したものと決めて，摂取量を計算する。完全に定量的な（量を答えさせる）ものではないため，半定量とよばれている（図7-11）。

（2）長所と短所

　長所：食物摂取頻度法はこの20年間ほどの間に非常に広まった。それは，長期間の摂取状態を把握するのに適していることと，食事記録法や食事思い出し法に比べて，調査が簡便であるためである。つまり，調査方法は面接式でも自記式でも可能であり，自記式の質問票は完全なデータを作り上げ，コード化するのに時間を要さない。回答者の負担は小さく，したがって回答率は高い。また，この調査方法は容易に機械化す

肉類

1 挽き肉（牛または豚）	（毎日2回以上）	（毎日1回）	（週4〜6回）	（週2〜3回）	（週1回）	（月2〜3回）	（月1回）	（月1回未満）
	（5割まで）	（2〜3割減）	（同じくらい）	（2〜3割増し）	（5割増し以上）			
（ハンバーグ・ハンバーガーとして1個，ミートソース1人前，ぎょうざ6個など：60g）								
2 鶏肉	（毎日2回以上）	（毎日1回）	（週4〜6回）	（週2〜3回）	（週1回）	（月2〜3回）	（月1回）	（月1回未満）
（主菜用1人前：80g，大きさとして卵2個弱）	（5割まで）	（2〜3割減）	（同じくらい）	（2〜3割増し）	（5割増し以上）			
3 豚肉	（毎日2回以上）	（毎日1回）	（週4〜6回）	（週2〜3回）	（週1回）	（月2〜3回）	（月1回）	（月1回未満）
（主菜用1人前：80g，大きさとして卵2個弱）	（5割まで）	（2〜3割減）	（同じくらい）	（2〜3割増し）	（5割増し以上）			
4 牛肉	（毎日2回以上）	（毎日1回）	（週4〜6回）	（週2〜3回）	（週1回）	（月2〜3回）	（月1回）	（月1回未満）
（主菜用1人前：80g，大きさとして卵2個弱）	（5割まで）	（2〜3割減）	（同じくらい）	（2〜3割増し）	（5割増し以上）			
5 レバー（トリ，ブタ，ウシ）	（毎日2回以上）	（毎日1回）	（週4〜6回）	（週2〜3回）	（週1回）	（月2〜3回）	（月1回）	（月1回未満）
（トリレバーの場合3個）	（5割まで）	（2〜3割減）	（同じくらい）	（2〜3割増し）	（5割増し以上）			
6 ハムまたはソーセージ	（毎日2回以上）	（毎日1回）	（週4〜6回）	（週2〜3回）	（週1回）	（月2〜3回）	（月1回）	（月1回未満）
	（5割まで）	（2〜3割減）	（同じくらい）	（2〜3割増し）	（5割増し以上）			
（ハムではうす切り2枚（40g），ソーセージでは小ウインナー3個，フランクフルト3分の1個（30g））								

図7−11　半定量式食物摂取頻度質問票の一部（例）

ることができ，その費用はそれほど高価ではない。しかし，食物摂取頻度法はその構造上さまざまな利用限界を有するため，その利用にあたっては，以下の点に十分に注意する必要がある。

短所：最も大きな短所は，食事記録法や食事思い出し法のように食べた物を直接データ化する方法でないという点，そして，リストアップされていない食品に関する情報はほとんどの場合，得られないという点である。すなわち，食物摂取頻度法によって得られた情報は質問票の構造に大きく依存することになり，その結果，得られるデータの信頼度は食事記録法や食事思い出し法によって得られるデータよりも低いことになる。さらに，遠い過去の食物利用における記憶を要求することと，リストアップされた食物数と複雑さおよび量を推定するための煩雑な認知プロセス，1回摂取の量の推定における困難さなど，さまざまな問題が存在する。加えて，食物リストの作成とその試験には時間がかかり，日間変動に関する情報は得られないという短所も存在する。

簡易式の短所・長所：また，構造が比較的単純で，リストアップされている食品数が少ない，いわゆる簡易式の食物摂取頻度法では，実際に摂取したエネルギーや栄養素を量的に推定することは困難であるという報告が多い。しかし，個人を摂取量に従って順位づける能力は高いものが多く，そのため，実際に食べた量そのものは重要でない疫学研究（例えば，1万人をビタミンC摂取量の多い人から少ない人まで4群に分けて，血清コレステロール値との関連を検討する）では有用な調査法である。

3.5　食事歴法

（1）構造と特徴

　食事歴法（diet history，食事履歴法ともよばれる）は種々の期間における個人の全体的な日常の食品摂取と日常の食事パターンを調べる方法である。理論的には食事歴法は過去のいかなる期間もカバーしうるが，最もよく使われるのは過去1か月間，6か月間，1年間である。最初，3つの部分から構成された方法が開発された。すなわち，第一の部分として，家庭の調理器具で明記された量を伴った対象者の通常の食事パターンに関する面接調査，第二の部分として，食事パターン全体を特定し，明らかにするための詳細な食品リストを用いた食物摂取頻度調査票，そして，第三の部分として，3日間の食事記録であった。今日，食事歴法は種々の方法で行われており，食事パターンの調査と食物摂取頻度調査票を用いた調査は必須であるが，3日間食事記録はしばしば省略されるようである。さらに，質問項目を構造化し，情報の処理をコンピュータ化することによって，対象者が自分で回答できるようにした質問票形式のものがいくつか開発されており，食事歴法質問票（diet history questionnaire）とよばれている。

（2）長所と短所

　長所：食事歴法は，食事思い出し法と同様に，管理栄養士・栄養士でない者がこの面接を行うのは困難である。例外はあらかじめコード化された面接用紙かコンピュータソフトに従って行うか，その指示下で行うような場合である。また，食事歴法は他の方法に比べると，対象者にとって骨の折れる調査法である。習慣的な食事を尋ねるために社会的に好ましいと受け止められている回答を引き出してしまう傾向があり，日間変動の大きい食事をしている人には適した方法ではない。小児や，体重に問題がある者，知的障害者からは満足のいく結果は通常得られないと考えられている。

　食事歴法は通常の食事パターンと食品摂取の詳細を調査するために用いられる。データは食品および栄養素摂取量に従って個人の特徴を把握するため（四分割など）や，摂取量によって対象者を分類することや，集団の平均摂取量やその分布を調べるために利用することができる。面接形式の食事歴法では回答者の識字力は必要ではない。

　短所：短所としては，対象者は通常の食事やその量について判断を下すことを迫られ，長期間の食事習慣を対象とする方法では過大評価になることが知られている。対象者は規則的な食事パターンとよい記憶力を有することが必要であり，これは集団代表性を有するサンプルの確保を妨げてしまうことがある。優れた対人技術をもったよく訓練された管理栄養士・栄養士が調査に必要であり，この調査では社会的に好ましいと考えられている回答を引き出してしまいがちである。

3.6　併用法

　しばしば，2種類またはそれ以上の方法を組み合わせて用いることによって調査精度を上げることが行われる。すでに述べたように，それぞれの方法は長所と短所をもっ

ており，併せて用いることで，一つの方法の短所を他方の長所で補ってバランスをとることができる。例えば，食物摂取頻度法のリストを併用した2日間食事記録法は，集団の正確な平均摂取量に加えて，（鉄などの）摂取不足や（コレステロールなどの）摂取過剰といった高危険度群を分類するとともに，個人内および個人間変動も把握することができるであろう。この方法は規模が小さな調査では費用がかかりすぎるかもしれないが，欧米での大規模な多施設共同研究や全国調査でしばしば利用されている。なお，併用法は回答者にも現場調査者にも時間と労力を多く費やす方法である。

3．7　質問紙法の妥当性と再現性

　食物摂取頻度質問票と食事歴法質問票は，食べた物を直接にデータ化したものではないため，その信頼度は基本的には未知である。そのため，新しい質問票を開発した場合や，今まで用いられていない特性をもった集団に既存の質問票を用いる場合には，あらかじめ，その信頼度を調べておかなくてはならない。信頼度は，妥当性と再現性の2つの指標によって表現される。

（1）妥　当　性

　妥当性（validity）は，質問紙法で得られた値がどの程度，真の値に近いかを示す指標である。真の値をゴールド・スタンダード（黄金律：gold standard）とよぶ場合がある。食事調査法の妥当性の検討では，真の値には，複数日（回）の食事記録法による調査または食事思い出し法による調査で得られる値を用いることが多い。そして，妥当性を検討しようとしている質問用紙によって得られた値と，真値と考えている値から得られる平均値（mean，標準偏差：standard deviation）の差と相関係数（correlation coefficient）の2つの統計量によって表現される。平均値と標準偏差は集団として摂取量を正しく推定しうるか否かを示す指標であり，相関係数は集団内の個人を摂取量の多少によってうまく分類できるか否かを示す指標である。簡単にいうと，質問票で得られた前者の値が真の値に近い場合には，集団代表値としての摂取量を推定する能力を備えていることがわかり（研究方法や利用目的によって異なるが，差が10％未満であれば利用可能であると判断されることが多い），相関係数が一定の値より大きい場合には，摂取量の多い人と摂取量の少ない人をうまく分類する能力を備えていることがわかる（研究方法や利用目的によって異なるが，0.4以上あると利用可能であると判断されることが多い）。両者の結果がともによい場合は，個人のレベルの摂取量を推定する能力を備えていることになる。一般的にいって，食物摂取頻度質問票は後者の能力が優れており，前者には難があるものが多く，質問項目を限定した簡易式のものほど，その傾向が強いことが知られている。また，食事歴法質問票でも類似の傾向にあるものと推測される。ある質問票の妥当性研究の結果の一部を表7−7に示す。

　また，真値として生体指標（⇨p.153）を用いる場合がある。典型例は，24時間に尿中に排泄されるナトリウムとカリウムは摂取されたそれぞれの栄養素のおよそ8割程

表7－7　質問票の妥当性研究の結果例

軽度高脂血症女性47人，3日間食事記録との比較

	平均値*の比較	相関係数
エネルギー	＋ 1	0.48
炭水化物	＋ 3	0.48
たんぱく質	＋ 1	0.48
総脂質	－ 1	0.55
飽和脂肪酸	＋ 2	0.75
一価不飽和脂肪酸	＋ 7	0.50
多価不飽和脂肪酸	＋ 7	0.37
コレステロール	＋19	0.49
ビタミンA	＋ 1	0.38
ビタミンB$_1$	＋17	0.46
ビタミンB$_2$	＋15	0.58
ナイアシン	＋ 6	0.19
ビタミンC	＋13	0.45
カルシウム	＋25	0.49
リン	＋ 9	0.59
鉄	＋16	0.40
ナトリウム	＋ 2	0.32
カリウム	＋ 2	0.68

＊（DHQ－DR）/DR（%）
　DHQ＝自記式食事歴法質問票，DR＝食事記録
出典）Sasaki, *et al.* : *J Epidemiol*, **8**, 203-15（1998）

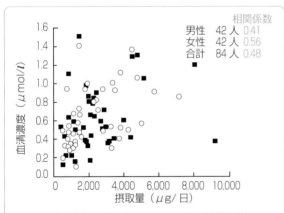

図7－12　質問票の妥当性研究の結果の例
健康な成人84人，カロテン摂取量と血清カロテン濃度
との比較
出典）Sasaki, *et al.* : *J Nutr Sci Vitaminol*, **46**, 285-96（2000）

度であることから，尿中に排泄されたナトリウムとカリウムの量を用いて，ナトリウムとカリウム摂取量の推定能力を調べることができるわけである。生体指標を用いる妥当性研究の長所は，ゴールド・スタンダードに食事記録法や食事思い出し法を用いると，対象者の自己申告に基づく誤差が混入するが，生体指標ではこの種の誤差の混入はありえないため，より客観的に妥当性を検討することが可能な点である。一例として血清カロテン濃度を生体指標として行った妥当性研究の結果を図7－12に示す。一方，生体指標が存在する栄養素は限られているため，この手法で妥当性が検討できる栄養素は，上記のミネラルに加えて，たんぱく質（尿中窒素排泄量を生体指標とする）など，ごくわずかである。

（2）再　現　性

再現性（repeatability）は，同じ対象者が異なった時期（例えば，1年間の間隔をおいた反復調査）に答えた回答の一致度を示す。これも，集団平均値（標準偏差）の差と相関係数の2つの統計量によって結果が表現されるが，この場合には真値は存在せず，複数回の調査で得られた結果の一致度を上記の統計量を用いて評価することになる。しかし，対象者の食事習慣は少しではあるものの，変化しているため，真の意味での再現性を調べることは実際にはほとんど不可能である。

3.8　エネルギー摂取量と栄養素等摂取量

　栄養素等摂取量が健康状態に及ぼす影響を観察したい場合，同じ量を摂取しても，体が大きい人と小さい人とではその影響は異なるであろう。逆にいうと，体が大きい人は小さい人に比べて栄養素を多く摂取する傾向にあることになる。また，身体活動

レベルが異なる人の間でも類似の傾向が認められることが予想される。このような場合，摂取量をそのまま（例えば，1日当たり摂取グラム数で）比較することは好ましくなく，個人が必要とする量や理想的な摂取量に対する相対量に換算し，それを比較する方が適当であることがわかる。しかし，栄養素ごとの個人の必要量や理想量はわからない。そこで，短期間内に体重の変化がないと仮定すると，エネルギー摂取量は個人ごとにもほぼ必要量を摂取していると考えることができる。そのため，エネルギーを基準としてそれぞれの栄養素の摂取量を表現すると，個人ごとの必要量や理想量の違いをある程度考慮できるものと考えられる。

　実際，たくさんの対象者の栄養調査を行うと，エネルギー摂取量とたくさんの種類の栄養素との間には高い正の相関が存在することが多い。エネルギーを有しないミネラルであるナトリウムとカリウムでも図7–13に示すように，エネルギー摂取量との間に正の相関が観察されることがある。この例では，ナトリウムとカリウムの間でも高い正の相関が観察される（図7–14–a）。このような場合，何か別のもの（例えば，血圧値）とナトリウムおよびカリウムとの関連をこのまま検討することは適当ではない。なぜなら，ナトリウムとカリウムの間の高い相関のために，ナトリウムと血圧の関連を検討しても，それがカリウムと血圧との関連でないことを否定できないからである。そこで，それぞれのエネルギー調整値（energy-adjusted value）を用いると（この場合は密度法を用いている），ナトリウムとカリウムの間の相関は弱くなる（図7–14–b）。したがって，この場合は，これらの値（エネルギー調整値）を用いると，ナトリウム，カリウムと別の何かとの関連を検討することが可能になる。

　エネルギー摂取量を調整する方法には，主に2種類が知られている。一つは，エネルギー産生栄養素（たんぱく質，脂質，炭水化物）では総エネルギー摂取量に占める各栄養素摂取量の割合をエネルギー％やPFCエネルギー比率，エネルギーをもたない栄養素では総エネルギー 1,000 kcal を摂取した場合の摂取量（栄養密度）として表現する方法で密度法とよばれる。もう一つは，注目している栄養素の摂取量とエネルギー摂取量を用いて回帰分析を行い，その残差を用いる残差法である。両者の特徴を理解して適当だと考えられる方法を用いるようにする。

（1）密　度　法

　密度法（density method）とは，総エネルギー摂取量を分母に，注目している栄養素摂取量を分子にとった値で表す方法である。エネルギーを出す栄養素（たんぱく質，脂質，炭水化物，アルコール（エタノール））では，それぞれ1gが産生する熱量を考慮し，総エネルギー摂取量に占める割合として表現するのが一般的である。この場合の単位は総エネルギー中％であるが，記号としては，％E，E％などが用いられる。エネルギーを産生しない栄養素では，「総エネルギーを1,000 kcal摂取した場合」として表現されることが多く，この場合の単位は，g／1,000 kcalのようになる。異なる総エネルギー摂取量をもつ人，または集団を比較するときに便利であるが，エネルギーを産生しな

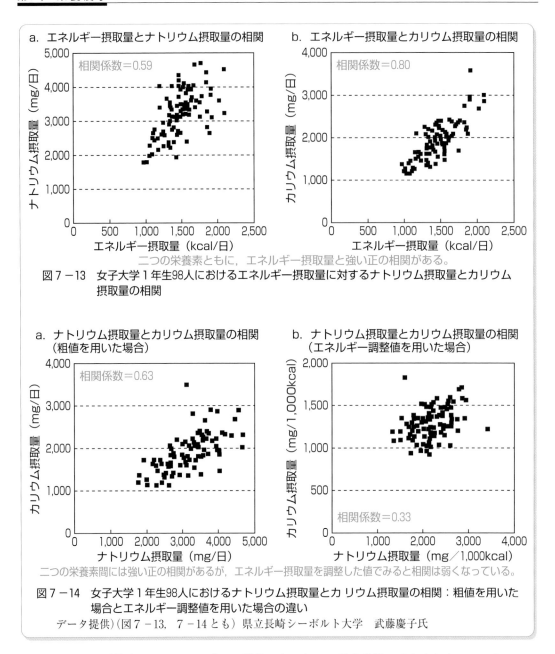

図7－13　女子大学1年生98人におけるエネルギー摂取量に対するナトリウム摂取量とカリウム
摂取量の相関

図7－14　女子大学1年生98人におけるナトリウム摂取量とカリウム摂取量の相関：粗値を用いた
場合とエネルギー調整値を用いた場合の違い
データ提供）（図7－13，7－14とも）県立長崎シーボルト大学　武藤慶子氏

い栄養素ではなじみの乏しい数値になるため，栄養指導にはあまり向いていない。

（2）残　差　法

　残差法（residual method）とは，総エネルギー摂取量を独立変数（independcnt variable），
注目している栄養素摂取量を従属変数（dependent variable）として回帰直線（regression
line）を計算し，それぞれの対象者に対して，残差とよばれる距離を計算する方法のこ
とである（図7－15）。単位が摂取量そのもののままであることと，同じデータを用い
た場合，栄養密度法に比べて分布がやや広くなるため，集団内での相対的な個人の特

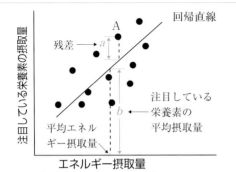

bは集団全員に共通の値である。
対象者 A のエネルギー調整済み摂取量は，
$a+b$で表される。
図7－15　摂取量のエネルギー調整の方法（残差法）

徴をつかみやすいという利点がある。そのため
に，注目している集団の中における相対的な個
人の位置が興味の中心となる疫学研究で広く用
いられている。しかし，人によっては負の値が
出現すること，結果はその対象者だけでなく，
集団全体の値に左右されるため，自分の摂取量
が同じでも異なる調査集団に入ると結果が変わ
ってしまうことなど，現実の感覚にそぐわない
点があるため，対象者への結果説明や栄養指導，
一般人を対象とした結果レポートなどには適さ
ない。

　ところで，この栄養素間に存在する高い相関
は，目的とする疾患との関連が予想される一つの栄養素の摂取量だけを調査し，両者
の関連を検討するという形式の調査に存在する弱点を指摘している。例えば，カルシ
ウム摂取量と骨密度との関連を検討する場合に，カルシウム摂取量だけを調査するよ
うな場合がこれに相当する。たとえ，カルシウム摂取量と骨密度との間に相関が観察
されたとしても，それが真にカルシウム摂取量との相関なのか，カルシウム摂取量と
強い相関を示す他の栄養素との相関なのかを明らかにすることが不可能だからである。
もっとも，このような研究では総エネルギー摂取量が得られないため，エネルギー調
整は不可能である。したがって，この種の方法によって示された結果は，この種の弱
点を有しているものとして解釈されなくてはならない。

　また，食事調査においては，実際に食べた量よりも多く申告する人（過大申告：over-
reporting）や少なく申告する人（過小申告：underreporting）が存在する。これは，あ
る特定の食品に限って申告のずれが生じる場合もあるが，多くは，摂取するあらゆる
食品に生じる。この場合には，エネルギー調整を行うことによって，この問題を少し
回避することが可能である。この過大申告，過小申告の問題は，食事記録法や食事思
い出し法よりも，申告を対象者の長期間に及ぶ記憶に頼る質問紙法で大きい。そのた
めに，質問紙法によって得られた摂取量は，この問題をできるだけ回避するために，摂
取量そのもの（粗値）ではなく，エネルギー調整値で示すことが多い。

3.9　食事摂取量を反映する生体指標

　生体指標（バイオマーカー：biomarker）とは，血液や尿など，生体から得られる試料
中に存在し，何らかの食事摂取量の指標として用いることができる物質を指す。生体
指標には，摂取された栄養素がそのまま血液中や尿中に存在し，その量が摂取量と相
関を示すために，摂取量の代理指標として用いられる指標と，ある栄養素が代謝され
た代謝産物が血液や尿中に存在し，その代謝物のもととなった栄養素の摂取量の指標
となる指標に大別される。前者の例としては，24時間尿中に排泄されるナトリウムや

【例】　栄養素摂取量と疾患との関連がエネルギー調整の有無によって結果が異なる例
〈栄養素摂取量と心筋梗塞死亡との関連を調べた追跡研究〉

　表7-8は，ホノルル在住で心筋梗塞の既往がない4～64歳の男性7,172人を6年間追跡し，心筋梗塞死亡の有無によって2群に分け，観察開始当時の総エネルギーおよび栄養素摂取量を比較した結果である（年齢は調整済み）。

表7-8　栄養素摂取量と疾患との関連がエネルギー調整の有無によって結果が異なる例

1日当たりの摂取量	粗摂取量		エネルギー%	
	心筋梗塞死亡者 (n=164)	その他 (n=7,008)	心筋梗塞死亡者 (n=164)	その他 (n=7,008)
エネルギー（kcal）	2,149	2,319**	—	—
たんぱく質（g）	93	95	17.4	16.6*
総脂質（g）	86	87	35.6	33.4*
飽和脂肪酸（g）	31	32	12.9	12.3*
一価不飽和脂肪酸（g）	32	33	13.6	12.8**
多価不飽和脂肪酸（g）	16	16	6.7	6.0
炭水化物（g）	242	264**	45.4	46.2
コレステロール（mg）	530	555	—	—
アルコール（g）	5	14**	1.7	3.8**

群間の有意差：**　$p < 0.01$，　*　$p < 0.05$
出典）Gordon, *et al.*：*Circulation*，**63**，500-519（1981）（一部改変）

① 　摂取量を用いた解析結果から，総エネルギー摂取量，炭水化物，アルコール摂取量が少ないことは心筋梗塞死亡の危険因子である，という結論が導かれる。
② 　総エネルギー摂取量を調整した値を用いた解析結果から，アルコール摂取量が少ないこと，一価不飽和脂肪酸，飽和脂肪酸，総脂質，たんぱく質摂取量が多いことは心筋梗塞死亡の危険因子である，という結果が導かれる。

　この論文の著者らは，総エネルギー摂取量が少ない人に心筋梗塞の死亡が多かったのは，運動習慣の差がエネルギー摂取量の差となって現れた結果であろうと推察している。少なくとも，「心筋梗塞の予防に高エネルギー食が勧められる」という解釈にはなりにくい。一方，総エネルギー摂取量を調整した値から得られた結果のいくつか（低アルコール摂取，高飽和脂肪酸摂取）は，他の研究結果とよく符合している。しかし，高一価不飽和脂肪酸摂取，高たんぱく質摂取のように符合しない点も存在する。これは，一価不飽和脂肪酸やたんぱく質の摂取量と飽和脂肪酸摂取量との間に高い正の相関が存在するためではないか，と考えられる。これらの栄養素が心筋梗塞に与える影響を正しく検討するためには，「他の栄養素摂取量が同じ」という仮定を設けた解析が必要となり，この場合に用いられるのがエネルギー調整である。

カリウム，血清中に存在するカロテン，血清リン脂質中または血清コレステロールエステル中に存在するn－3系脂肪酸，同じく赤血球膜中に存在するn－3系脂肪酸（こちらの方が長期間の摂取量を反映する）などがあげられる。後者の例としては，24時間尿中窒素排泄量がたんぱく質摂取の指標として有効である例をあげることができる。

また，水の安定同位体（stable isotope）である$^2H_2^{18}O$を少量含む水を飲み，これらが尿中に排泄されてくる量によってエネルギー消費量を測定する方法があり，二重標識水法（doubly labeled water method）とよばれている。また，摂取量の調査がきわめて困難な微量物質，例えば，フラボノイド，グルコシノレート，アリル化合物，植物源性エストロゲンといった生体活性物質は，その血中濃度や尿中排泄量を測定することによっておよその摂取状況を把握できる可能性が示唆されている。しかし，これら生体指標の利用可能性がどの程度であるかは今後の研究成果を待たねばならない。

なお，血中ナトリウムや血清鉄などのように，体内に多量に存在していても，その濃度が体の恒常性機能（ホメオスタシス：homeostasis）や摂取状況以外の要因に大きく依存している物質は，生体指標としての価値は乏しい。また，鉄やカルシウムのように消化管からの吸収率が低い栄養素では，摂取量とその栄養素の生体内濃度との間に関連があることは少なく，このような栄養素では利用価値のある生体指標を探すことは困難である。

生体指標として利用しうる物質と対応する栄養素について表7－9にまとめておく。

表7－9　エネルギーと栄養素摂取量の主な生体指標（バイオマーカー）

栄養素	生体指標	特　徴
エネルギー	二重標識水	正確。非常に高価
ナトリウム	24時間尿中ナトリウム排泄量	蓄尿が困難。日間変動が大きい
カリウム	24時間尿中カリウム排泄量	
たんぱく質	24時間尿中窒素排泄量	
カロテン（カロテノイド） n－3系脂肪酸	血清カロテン（カロテノイド）濃度 赤血球膜中・血清リン脂質中・血清コレステロールエステル中n－3系脂肪酸	1か月間以上の摂取量の代表値となりえる。摂取量（粗値）の指標とはなりにくい

出典）佐々木敏：『わかりやすいEBNと栄養疫学』CHAPTER 5栄養疫学入門，同文書院，p. 109-150（2005）

3.10　食事摂取量を反映する身体測定値

多くの栄養素摂取量は，ほとんどの場合，身体測定値には直接にはあまり反映しない。それは，摂取した栄養素は，必要に応じて吸収され，代謝され，排泄されるからである。また，その程度は栄養素やそのときの体の状態，個人の特性などによって異なる。摂取量の調査が困難で，かつ，身体測定から類推できる食事関連要因はエネルギー摂取であろう。横断調査では難しいが，ある個人または集団において体重の変化を観察すれば，エネルギー収支のバランスの目安とすることができる。これは，高齢者や小児で有用な指標となり，乳児では，月齢や年齢を横軸に，身長および体重を縦

表7−10　高齢者における低栄養状態の主な評価指標

①　1年に4％を上回る有意の体重減少
②　BMI（kg/m²）が22以下の低値，または26以上の高値
③　血清アルブミン値：3.5 g/100 mL以下
④　日常生活動作（ADL）および栄養関連機器で測定した生体機能状態の有意の変化
⑤　食欲不振
⑥　食事摂取量における有意の減少，または栄養バランスの悪い食事（高炭水化物食,低または無たんぱく質食）
⑦　認知機能の有意の低下
⑧　日常生活における重大な医学的，社会的出来事（例：ナーシングホームへの入所や病院入院）

出典）藤田美明：『最新栄養学（第8版）』（木村修一・小林修平翻訳監修），建帛社，p. 455（2002）

軸にとった成長曲線に照らして栄養状態を判断することができる。高齢者の場合は体重または肥満度の変化に加えて，血清アルブミン濃度も栄養状態の指標として有用である。一例として，高齢者における低栄養状態の主な評価指標を表7−10に示す。

4．公衆栄養統計の見方とまとめ方

公衆栄養統計（public nutrition statistics）を正しく理解することは，公衆栄養業務に就く者にとって非常に大切なことである。ここまでで理解した疫学，栄養疫学の知識をまとめる意味で，公衆栄養統計の見方について特に重要な点だけを，公衆栄養統計の中心となる記述疫学について簡単にまとめておきたい。

原因（公衆栄養では栄養素摂取量などの栄養関連指標）と結果（疾患または健康問題）との関連の検証を目的とする分析疫学の結果の見方については，公衆衛生学や疫学の教科書を参照していただきたい。

4．1　記述疫学

（1）集団特性

統計の数値を利用する場合に，数値が得られた集団の特性が明らかでない場合は，利用が困難である。例えば，摂取エネルギーの平均値が2,156 kcal／日とあっても，その評価や解釈は，性別，年齢，身体活動レベル等によって異なる。集団特性（population characteristics）とは，性別や年齢，居住地域，職業など，その集団の特徴を表す指標のことをいう。

統計量はある特定の集団特性をもつ集団ごとにまとめ，評価することが大切である。これは公衆栄養統計にとどまらず，公衆衛生統計全体に通じることである。具体的には，男性，女性は基本的な集団特性であるから，統計量（例えば，栄養素摂取量の平均値）は男女別に集計し，表示することが望ましい。同様に，年齢階級別，居住地域別の集計も基本である。また，場合によっては，喫煙習慣の有無別，職業別，基幹病院からの距離別，商店街からの距離別など，目的に応じて集団を分割し，それぞれについて目的とする統計量を表示し，比較検討しなくてはならない。

（2）集団代表性

　公衆栄養統計の数値は，目的とする集団全体（母集団）から得られたものではなく，その中の一部から得られたものであることが多い。例えば，「A県民の野菜摂取量の平均値は230g／日」という数値があったとしても，これがA県民全員を調べた平均値であるとは考えにくい。この場合，大切なことは，調べられた集団（調査対象集団）の特性はA県民全体の特性とほぼ同じと考えてよいか否か，すなわち，集団代表性（population representativeness）があるか否かを考えることである。具体的には，調査対象者が女性や県庁所在地の市の住民に限って実施された調査による数値であるとすれば，この結果がA県民全体の平均値とは異なるであろうと容易に想像される。このような問題が予想される場合に行われるのが，無作為抽出（random sampling）である。県民全員のリストから無作為に1,000人を抽出すれば，確率的には，この1,000人の男女比や住居地のばらつきは，県民全体のばらつきと類似すると考えられるからである。もう一つの方法は層別抽出（cluster sampling）である。A県の男女比が4：6の場合，県民のリストを男女で分けておき，男性のリストから400人，女性のリストから600人を無作為抽出すれば，男女比は必ず（確率的に，ではなく）A県全体の男女比に一致する。一般的には，層別抽出と無作為抽出を組み合わせて，実現可能な範囲で，可能な限り集団代表性を確保できるように努める。

（3）回答率・参加率

　たとえ，集団代表性を確保した集団を選定し，調査を行っても，対象者が必ずしも調査に協力してくれる保証はない。特に，食事記録法のように，対象者の負担が重い調査では拒否者が多く出ることが予想される。さらに，回答者は時間に余裕があり，かつ，この種の調査の意味を理解できる人たちに限られるのではないかと考えられる。その結果，調査を行おうとした集団と実際に回答した集団とでは，その特性が異なることになり，得られたデータには集団代表性がないことになってしまう。集団代表性の有無や程度は，回答率（response rate）が高い（例えば80％以上）場合にはあまり問題にならない。回答率が低い場合でも，問題となる特性（例えば，年齢，性別，居住地域，職業など）が母集団と大きく異なっていなければ，集団代表性は保たれていると判断される。

4．2　内部妥当性と外部妥当性

　測定値の信頼度を示す妥当性には内部妥当性（internal validity）と外部妥当性（external validity）という異なる2種類の妥当性が存在する。データを扱う場合には，どちらの妥当性が保証されているのかを理解して，それに基づいてデータを評価することが必要である。また，調査を計画したり，既存のデータを探したりする場合は，どちらの妥当性を有するデータが必要なのかを十分に考えた上で調査計画を立てたり，既存データを探したりする必要がある。

　公衆栄養（学）では，1つの調査で得られた2つまたはそれ以上の群の間で，目的とする変数の値を比較する場合が多い。A県全体で行われた食事調査のデータを基に，市町村に分けて食塩摂取量の差を検討し，食塩摂取量が多い地域はどこかを探す場合はこれに相当する。また，同じデータを年齢階級別に比較する場合もこれに相当する。この場合は，1つの調査の中での比較である。そのため，比較する群の間で，調査方法や調査の質に差がないことが必要である。これを内部妥当性とよぶ。

　また，手元にあるデータやこれから収集しようとするデータを他の調査結果（国民健康・栄養調査の結果など）や理論的に策定された基準値（食事摂取量など）などと比較したい場合もある。この場合に問題になるのが外部妥当性である。例えば，食事記録法を用いて行われた調査結果と食物摂取頻度質問票を用いて行われた調査結果とを比較するには困難が多い。また，理論的に策定された基準値との比較を試みる場合には，この理論値が比較対象となる「外部データ」であるため，収集しようとしている値またはすでに収集した値が真値であるという保証が必要となる。例えば，食塩はたくさんの食品に含まれているため，調味料の使用量だけを尋ねて，摂取量を推定したとしよう。この方法で得られる食塩摂取量はすべての食品から摂取される食塩摂取量よりも必ず少ない。したがって，このようにして得られた摂取量をもって本当の摂取量とすることはできない。この理由により，理論的に策定された基準値と比較することは困難である。

　しかし，あまり厳しく考えると，ほとんどの場合で外部妥当性は保証されず，比較ができなくなってしまう。そのため，現実には，このような問題が存在することを理解し，比較を行った場合に，結果を見えにくくする要因の一つに，この比較妥当性の問題が存在することを認識することが大切である。

文　　献

●参考文献
・佐々木敏・等々力英美編著：『EBN入門』，第一出版（2000）
・佐々木敏：『わかりやすいEBNと栄養疫学』，同文書院（2005）
・坪野吉孝・久道茂：『栄養疫学』，南江堂（2001）
・van Staveren WA, Ocke MC. 佐々木敏訳：「食物摂取状態の評価」『最新栄養学（第8版）』（木村修一・小林修平翻訳監修），建帛社，p. 616 - 627（2002）
・Willett WC：『食事調査のすべて（第2版）』（田中平三監訳），第一出版（2003）
・日本疫学会監修：『はじめて学ぶやさしい疫学』，南江堂（2002）

第 8 章

地域診断と公衆栄養マネジメント

1. 地域診断と公衆栄養マネジメントの考え方

　公衆栄養活動は，地域住民や地域集団のQOL（生活の質）の向上をめざし，健康・栄養に関する問題を解決するための活動である。

　公衆栄養活動を行う際には，まずその地域の診断（地域診断）を行う。地域診断とは，客観的または主観的なデータに基づいて地域ごとの問題，特徴を把握することである。地域診断は根拠に基づいた健康政策，公衆衛生を展開していく上で，最も基本的で重要なことである。地域診断の流れを以下に示す。

　①地域診断の計画

　　地域診断を計画するためには，地域における健康課題や事業，現在の取組などを踏まえて，地域診断を行う目的を明確化する必要がある。次に地域診断に取り組む体制を検討する。行政の専門職（保健師，管理栄養士・栄養士等）だけでなく，行政の事務職や医療機関の関係者，さらには住民にも可能な限り参加してもらい，対象地域の特徴を把握する体制をつくる。

　②情報収集・整理

　　地域の現状分析や課題抽出においては，既存の資料や統計データを用いて地域の健康状態等を診断し，地域の特性を明らかにする。情報源を整理して記録しておくことで，必要に応じて，目的に沿った新たな調査を実施してデータを補足することができる。

　③地域アセスメント

　　情報収集・整理したデータに基づいて地域のアセスメントを行う。

　④課題の整理と特定

　　アセスメントの結果に基づいて，地域の健康課題を多面的に整理し，健康課題とその要因や影響などの関連性を明らかにする。

　地域診断のポイントは，広い視野で地域全体をみる，他の地域と比較してみる，過去にさかのぼって経過をみることである。

　公衆栄養マネジメントとは，地域社会において健康・栄養に関する問題を解決するために，目標を設定し，計画，実施，評価，さらに改善につなげるプロセスのことである（図8－1）。

159

　　公衆栄養活動を実施する際には，対象者を明らかにする必要があるが，このときに，コミュニティ（community）という概念が用いられる。コミュニティとは，共同体，地域集団ともいわれ，地理的に共有する人々だけでなく，地理的に共有しない人々（ライフステージや健康問題などを共有している人々）をも結びつけている組織・集団をいう。公衆栄養マネジメントの対象は，家族，学校，企業，同じ関心をもつグループ，市町村，県，国などである。

　　公衆栄養マネジメントの実施者は，国，地方公共団体，保健所，保健センターなどの行政機関，国際機関，学校，企業，病院，ボランティア組織などさまざまな組織があげられ，各組織が連携して実施する。

２．公衆栄養マネジメントの過程と方法

　　公衆栄養活動を実施するためには，まず地域の現状把握，問題の抽出，分析について根拠に基づくアセスメントを行い，計画（Plan），実施（Do），評価（Check），改善（Act）のマネジメントサイクル（PDCAサイクル）を繰り返しながら，QOLの向上をめざして継続的に改善できるよう進めていく（図8−1）。すなわち，次頁の①〜⑨に基づいて実施する。

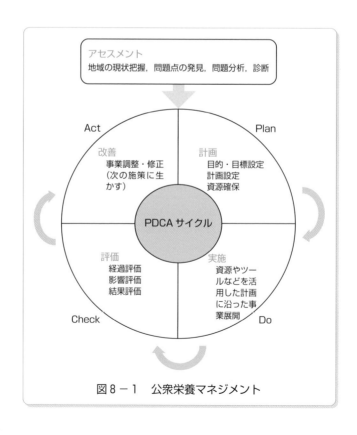

図8−1　公衆栄養マネジメント

①地域の健康・栄養に関する現状を把握し，ニーズや問題点の抽出を行う。

②抽出したニーズと問題点に，優先順位をつける。

③問題となる要因や条件の確認，検討を行う。

④具体的な目的，目標を明確にする。

⑤行動計画を作成する。

⑥目標達成に必要な資源について検討する。

⑦プログラムを実施する。

⑧活動全体を評価する。

⑨評価を踏まえた計画・実施の改善，次のプログラムの改善につなげていけるよう
フィードバックを行う。

表8－1にマネジメントの各過程における留意点を示す。

また，公衆栄養マネジメントの過程に沿って施策を進めるために，グリーンらによって提唱されたプリシード・プロシードモデルが活用されている（⇨第1章, p.11）。プ

表8－1　マネジメントの各過程における留意点

過　程		特徴と留意点
診断	情報交換データの収集テーマの設定	・住民自らの話し合い　・自主的，自立的，かつ自律的 ・計画づくりの一つの手段　・地域特性の把握　・問題の発見 ・住民のニーズや関心が高く，時代の変化に対応している　・実施可能である
計画(Plan)	計画の特性計画の設定	・科学的根拠に基づく　・合理的かつ実際的である ・長期計画（全体の方向性を示す理念や目的に重点），中期計画・短期計画（計画内容を効果的に実行するための具体的な実施内容），実施計画（年次計画など，具体的な展開内容と手順）の作成 ・現状と計画のずれを少なくする
	計画案の立案組織づくり	・6W1H（いつ・どこで・誰が・誰に・何を・なぜ・どのように） ・住民主体　・社会資源の発掘と活用　・連携　・キーパーソンの特定
実施(Do)	指導方法	・個人指導（個に応じた具体的な指導，指導者や時間・経費の負担増）と集団指導（仲間づくりと他者との連帯感，効率的，一方的な知識の伝達になりやすい）
	活動の展開	・適切な媒体の選択 ・参加意識を高揚し，活動を活発化するために，組織全員が参加できるように配慮して，役割を配分する ・計画の修正は柔軟に対応する
評価(Check)	評価の特性	・目的・目標を反映するものとして指標化する。つまり，評価の見える計画を立てることが大切 ・地域のデータを国や他のデータと比較する（ベンチマーキング）
	評価の方法評価の種類	・観察法　・面接法　・質問紙法　など ・経過（プロセス）評価（参加者の数，意見・企画・立案・実施） ・成果（アウトカム）評価（指導の結果，実際に何が，どのように改善されたか）　など
	評価の時期	・区切りごとの評価を行う　・長期的なフォローが必要
改善(Act)	計画・実施の調整・修正	・評価結果に基づいて，計画や実施方法を再検討する ・目標が達成された場合は，さらに高度な活動を展開する段階へ進む ・目標が達成されなかった場合は，必要に応じて，計画や実施方法を修正する。目標設定を変更する場合もある

出典）笠原賀子：本書四訂版（2012）

リシード・プロシードモデルは，ヘルスプロモーション活動の展開のためのモデルであり，8段階からなっている。1〜4段階のプリシード部分（アセスメントと計画策定に係る部分）と，5〜8段階のプロシード部分（実施，評価に係る部分）からなる。QOLを最終目標とし（第1段階），QOLに影響を及ぼす健康問題を抽出し，目標を設定する。QOLおよび健康状態に影響を及ぼす要因（行動，環境，遺伝）を特定し（第2段階），保健行動と環境要因の原因となる3つの要因（準備要因，強化要因，実現要因）を抽出し，各要因に分類する（第3段階）。さらに運営上のスキルや資源，政策などプログラムの実施体制が十分にあるかを検討する（第4段階）。各段階で設定した目標を達成するために，プログラムを実施し（第5段階），評価する（第6〜8段階）。

コミュニティ内の行動や人間関係は日々変化しており，健康を決定するさまざまな要因も変化していることから，状況に応じた目標の設定，計画の立案，プログラムの実施を行い，修正しながら進めていくことが大切である。専門家は，コミュニティや住民一人ひとりに向き合って指導・助言を行い，住民自らが自主的かつ主体的に課題に気づき，目標に向かって行動変容できるよう支援することが望まれる。

3．公衆栄養アセスメント

3.1　公衆栄養アセスメントの目的と方法

（1）アセスメントの目的

公衆栄養アセスメントの目的は，地域や職域といった対象集団の実態を把握・分析し，その問題点を整理して健康・栄養状態を正しく判定し，評価することである。

集団の健康・栄養状態は，個人の保健行動のみならず，社会的，経済的，政治的，環境的条件の影響を受けるため，対象集団のニーズを含めた特性を把握することが重要である。

（2）アセスメントの手順

公衆栄養アセスメントの方法は，対象集団の実態把握項目を明確にし，アセスメントの項目，方法，日程などの計画を策定する。次に，既存資料，健康診査や調査の実施，観察，インタビュー，医療機関からの情報提供などの方法で情報収集を行う。収集した情報の整理・分析した結果から課題を明らかにして，優先順位，緊急性，実現可能性，効果などを総合的に判断して課題を決定する。

地域住民などの対象集団との協働プログラムを作成するためにも，アセスメントの結果を，箇条書き，表，グラフなどにまとめて広く一般に情報提供を行うことも重要である。

アセスメントの項目は，その目的や対象によって異なるので，項目を体系化すると目的に沿った項目の検討が容易になる。表8−2に公衆栄養アセスメントで用いる項目と指標例を示す。

表 8 － 2　公衆栄養アセスメントで用いる項目と指標例

アセスメント項目		指標例	調査方法
生活の質（QOL）		生きがい，価値観，満足度	質問法，観察法
健康・疾病状態		人口動態（出生・死亡），罹患率，有病率，既往歴，ADL，血圧，要介護状況，健康意識	統計資料，質問法
栄養状態		身長，体重，BMI，腹囲，皮下脂肪厚，血中脂質・コレステロール値，HbA1c，尿中ナトリウム・カリウム	身体計測，生化学検査
食物摂取状況		エネルギー，栄養素等摂取量，食品群別摂取量，食事の多様性，主食・主菜・副菜のそろう食事	食事調査
食行動		食事時間，共食，食事バランス，食物の入手法，調理法，保存法	質問法，観察法
食知識・スキル・態度		適正体重，食事摂取基準，栄養素の知識，献立作成，調理技術，食品保存法，食生活改善意欲，食嗜好	質問法，観察法
周囲の支援		家族や友人の協力，地域や職場での食育の取組，対象地域の食事サービスの量と質	質問法，観察法
食環境	食物へのアクセス	食料品の販売店，食品加工，地産地消，給食施設，ヘルシーメニュー提供店	質問法，観察法，統計資料
	情報へのアクセス	インターネット，マスコミ，地域の学習会，飲食店での栄養成分表示	質問法，観察法，統計資料
自然・社会環境		気候，風土，地理的条件，上下水道，交通，住環境，産業，所得，就労状況，教育施設，文化施設，医療・保健・福祉施設，伝統的文化	質問法，観察法，統計資料

3.2　量的調査と質的調査の意義

　対象集団のニーズを把握するためには，社会調査法が用いられる。社会調査は大きく量的調査と質的調査に分けられる。量的調査の代表は質問紙法による調査であり，従来は統計調査とよばれることが多かった。今日では質的調査との対応で量的調査とよばれることが多くなっている。質的調査からの情報と量的調査からの情報の2つは相互補完的な関係にあり，どちらか一方が主であり一方が従であるというものではないと考えられている。

（1）量 的 調 査

　対象集団についてその全体像を数量として把握することを目的とし，数値を用いた記述，分析を伴う調査の方法である。量的調査は，客観的に事実を調査することに優れている。具体的な方法は，質問紙・調査票により，多くの人から情報を収集する。

（2）質 的 調 査

　少数の事例についてさまざまな角度から全体像を把握し，さらに普遍化して解釈する調査の方法である。質的データの分析を通して，現象の記述，仮説生成あるいはモデル生成を目的とする。質的データとは，数字には還元しない言語によって記述されたデータのことである。例えばインタビュー，アンケートの自由記述，観察記録などがある。

3.3　地域観察の方法と活用

　社会のニーズは複雑化，多様化しているため，公衆栄養プログラムを作成するためにはそれに対応した実態把握が重要になる。実態把握をするための社会調査法には，実態調査と文献調査に分けられる。

　実態調査には，観察法と質問法があり，観察法には統制観察と非統制観察がある。統制観察は，観察記述の方法が観察者の自由にゆだねられているのではなく，標準化され厳密に統制されている。通常こうした観察法は実験室内で行われることが多いことから実験室的観察ともいわれる。非統制観察は，観察の仕方が観察者の自由にゆだねられている。統制的観察に比べて条件に拘束されない利点があるが，データの画一性，客観性において劣る。非統制観察には参与観察と非参与観察がある。参与観察は，観察者自身が対象とする集団やコミュニティの一員となってその社会過程に参加し，観察記録する方法である。その特質はありのままの事象を生の目で観察できることにある。非参与観察は，観察者が局外者もしくは第三者として調査対象を観察する。調査票法や自由面接法による調査の準備段階においては重要な役割を果す。

　実態調査のもう一つの方法には質問法がある。質問法は，対象者に口頭ないし文書や電話，また最近ではオンライン（電子メール）を利用したインタビュー法による調査を行う。また，質問法には，回答者が自分で回答を記入する自計調査と，調査員が回答を聴き取って記入する他計調査（回答者からみて他人が行うという意味）の2種類がある。

　表8－3に地域アセスメントのための調査法を示す。

3.4　質問法の方法と活用

（1）質問紙法

　質問紙法は，あらかじめ準備された質問紙や調査票の質問項目への回答を得ることによって，対象者の行動や構成概念の測定を試みる調査法である。調査目的に応じて一定の質問項目を作成し，それを対象者に示してその回答を求め，そこから資料を集める。短時間に個人でも集団でも実施でき，評価に観察者の主観的解釈が入りにくいのが利点で，対象者が意図的に偽った回答をすることにより結果が歪む可能性があるのが欠点である。この方法には，配票調査法，郵送調査法，郵送回収調査法，託送調査法，集合調査法が含まれる。

（2）面接法（インタビュー法）

　面接法は，調査者と対象が直接面談して，口頭で質問と回答が行われる方法である。構造化面接，非構造化面接，半構造化面接，グループ・インタビューに分けられる。構造化面接は，あらかじめ評価基準と質問項目を決めておき，マニュアル通りに実施していく面接法である。非構造化面接は，具体的な質問項目は用意せず，対象者の反応によって自由に質問し，回答を得る面接法である。半構造化面接は，構造化面接と非

表8-3　コミュニティのニーズを把握するための方法（社会調査法）

調査方法			概　要	利　点	欠　点
実態調査	観察法	統制観察		技術を標準化し，実験室的に一定の操作を加えて特定の要因間の関係を純粋に取り出そうとする方法	定量化が可能	日常の条件下での結果と異なる
		非統制観察	参与観察 非参与観察	刺激をできるだけ避けて，あるがままの形で現象を捉えようとする方法 参与観察：研究者が調査対象の集団の生活にとけ込んで調査 非参与観察：視察・参観などのように局外者として調査	日常の条件下での現象が把握できる	技術の標準化，結果の定量化が難しい 解釈に多くの条件を考慮することが困難
	質問法	自計調査	配票法 集合法 郵送法	文書によって質問し，文書で回答してもらう方法 配票法：質問紙を配布し回収してまわる 集合法：被調査者に一堂に集まってもらう 郵送法：郵送で配布回収を行う	時間と費用が少なく効率的 無記名での調査が可能	質問の意味を誤解する場合がある
		他計調査	面接法 電話法 グループディスカッション	口頭で質問し，口頭で回答してもらう方法 面接法：面接での調査 電話法：電話での調査 グループディスカッション等：グループでのインタビュー，ディスカッションを行う	質問の意味を問い返して理解してもらうことができる 調査者やグループの場合は他のメンバーとの相互作用で，本音や新しい意見が出る	調査者によるバイアスがかかる可能性がある 時間と費用ががかる 回答者が特定されてしまう
文献調査（既存資料の活用）			他の目的で収集された既存の統計資料，記録，報告書，論文などを用いる方法	時間と費用がかからない 一般化された質問項目を用いている場合は集団間の比較可能	対象者についての情報が特定できない 知りたい内容が調査，分析されていないことがある

出典）田中平三ほか編：『公衆栄養学』，南江堂（2000）

構造化面接の中間ともいえる面接法である。グループ・インタビューは，モデレーターとよばれる司会者の進行によって，複数（6～7人）の対象者が座談会のような形式で自由に発言し，それらの内容やその相互関係から調査項目に関する仮説を導き出す面接法である。

（3）電話調査法

　対象者に電話をかけて質問し，回答してもらうことでデータを収集する調査方法である。通常，電話インタビュアーが用意された質問紙に沿って質問を実施し，その回答を質問紙に記入する。調査準備の手間がかからないことと，質問に対する回答もその場で得られることから，調査期間が非常に短くすむため，費用的にも比較的安く実

表8－4　質問法の種類と特徴

調査法	概　要	利　点	欠　点
配票調査法	調査員が調査対象者を訪問して調査票を配付し，一定期間内に記入してもらい調査員が再度訪問して調査票を回収する。留め置き法ともよばれる。	回収率は比較的高い。手元の資料（家計簿や通帳など）を見て記入してもらう調査に向いている。	費用がかかる。対象者以外の個人の影響がある可能性。
郵送調査法	郵便で調査票と返送用封筒を送り，回答してもらい，一定期日までに調査票を返送してもらう。	幅広い地域の調査対象者に調査票を送って調査ができる。無記名にすると，ありのままのことも回答してもらいやすい。	回答もれなどを回答時にチェックできない。
郵送回収調査法	郵便で調査票を送り，回答してもらい，指定した期日に調査員が訪問することによって調査票を回収する。	調査員が回収して回るので，回収率は高い。手元の資料（家計簿や通帳など）を見て記入してもらう調査に向いている。	対象者以外の個人の影響がある可能性。
託送調査法	既存の組織や集団を利用して調査票を配付し，回収してもらう方法。調査票に記入するのは，回答者自身。	回収率は高い。費用がかからない。	調査者がデータを得るまでに時間がかかる。
集合調査法	一定の場所に集合した回答者に対して，調査票を配布すると共に調査員が質問の内容や回答方法を順次指示し，回答者に一斉に回答を記入してもらう。	時間・費用の節約が可能。調査員が口頭で説明するので質問の誤解が起こりにくい。記入もれが起こりにくい。複雑な質問が可能である。	対象者が集合してくれたもののみに限られる。
面接法（インタビュー法）	調査員が調査対象者と面接し，調査票に従って質問して回答を調査員が記入する。	回収率が高い。幅広い層の人々から回答が得られる。調査員が口頭で説明するので質問の誤解が起こりにくい。記入もれが起こりにくい。複雑な質問が可能である。	費用がかかる。面接者によって回答が左右される。
電話調査法	調査員が回答者に電話をかけて回答者本人であることを確認した後，調査票に従って質問を行い，回答を調査員が調査票に記入する。	短期間にその時点での人々の意識や意見を調べるのに向いている。	対象者を時間的に拘束してしまうため，質問量や内容が限られる。
インターネット調査法	紙媒体の調査表を用いず，対象者がインターネットのホームページ（フォーム）から直接回答する。	調査表の回収費がかからず費用が安い。	インターネットの利用ができる回答者のみからしか回答が得られない。

施できる。また，地域に左右されないため，対象者が地理的に分散していても，効率よく調査できる。その反面，回答してもらうために対象者の時間を拘束するので，質問量が制限されるため比較的簡単な調査にしか向かない。

（4）インターネット調査法

　近年では，インターネット回線を利用して質問と回答データを送受信し，回答者はWEBブラウザを利用して調査票を見ながら回答する方法が増えている。回答者はパソコンを利用していることを前提としているが，最近ではパソコンからモバイル端末にデバイスの利用環境が変化しており，モバイル端末用の各種アプリケーションを利用した画面で調査することも増えつつある。インターネット調査は，調査票が複数あり，対象者によって異なる調査票を配分する場合，紙媒体の場合よりも多くの分類に細分

化でき，また容易に実現できる。また，回答結果はそのまま電子データとして収集されるので，データ入力という作業プロセスも省略されることで効率化となる。

質問法の種類と特徴を表8－4に示す。

3.5　既存資料活用の方法と留意点

地域における健康・栄養計画の策定には，その地域と他の地域あるいは全国との比較が必要な場合があり，それには既存の資料が活用できる。表8－5に代表的な統計資料を示すが，既存の資料には学術論文なども含まれる。

既存の統計資料を活用する際は，他の地域や全国の調査結果が対象集団の年齢階級別人口構成や調査年と一致しているか確認する必要がある。年齢階級別人口構成割合の異なる地域の死亡率や健康・栄養状態のデータを比較する際は，年齢調整済みのデータを使用する。既存の学術論文を活用する際は，その資料のエビデンスレベルを確認することが必要である。

3.6　健康・栄養情報の収集と管理

公衆栄養プログラムの計画作成には，信頼性の高い健康・栄養情報を収集し，活用することが重要である。インターネットの普及により，健康・栄養情報は誰もが簡単に得られるようになった一方で，情報が溢れているため正しい情報にたどり着くのは容易ではなくなっている。健康・栄養情報の信頼性は，調査の実施主体，研究デザイン等によって異なる。近年では，根拠となる学術論文のシステマティックレビューおよびメタアナリシスの重要性は，ますます高まっている。また，収集した情報は常に新しく更新されていくものであるため，健康・栄養情報についても随時収集することが重要である。

健康・栄養情報を収集・管理する際は，個人情報の守秘義務への配慮が必要である。対象者には目的や管理方法等について説明し，同意を得た上で行い，慎重に取り扱うことが求められる。

4．公衆栄養プログラムの目標設定

4.1　公衆栄養アセスメント結果からの状況把握と改善課題の抽出

公衆栄養活動には，地域や職域など，対象集団の健康・栄養上の問題を解決し，QOLや健康レベルを向上させるという目的がある。その目的を達成するための過程として，これまで，公衆栄養マネジメントの考え方を踏まえた「公衆栄養アセスメント方法」，「既存資料の活用方法」等について解説し，公衆栄養アセスメント（地域の現状把握，課題や問題点の抽出）からの地域診断方法を示してきた。以下には，公衆栄養アセスメントを踏まえ，次に実施すべき改善目標の内容と設定方法および優先順位の決め方について記述する。

表 8 − 5　集団を対象とした主な統計

統計調査	管轄省庁	主な統計調査項目
人口動態調査	厚生労働省	出生数，死亡数（率），死因別死亡数（率），死産数，周産期死亡数，新生児死亡数，乳児死亡数，婚姻数，離婚数
人口動態特殊報告		都道府県別年齢調整死亡率，職業産業別統計
生命表		平均余命，死因別死亡確率，年齢別死亡率，生存数
国民生活基礎調査		世帯構造・人員，平均所得額，有訴者の状況，通院者の状況，健康状態・意識状況，要支援・要介護者世帯状況
医療施設調査		病院数，一般診療所数，歯科診療所数
患者調査		推計患者数（外来，入院），受療率（外来，入院），在院日数
受療行動調査		患者の構成割合（外来，入院），待ち時間，診療時間，満足度
衛生行政報告例		栄養士免許交付数，給食施設数，就業医療関係者数，就業調理師数，食品関係営業施設数
地域保健・健康増進事業報告		保健所，市町村の健診受診延人数，乳幼児保健指導延人数，栄養指導延人数，運動指導延人数，常勤職員数
糖尿病実態調査*		糖尿病有病者数・認知度，肥満と糖尿病，健診および治療の動向
循環器疾患基礎調査*		脳卒中・心筋梗塞・高血圧等既往者数，食事・運動指導の状況，血液検査結果　　〈*国民健康・栄養調査に統合〉
歯科疾患実態調査		う歯有病者数，喪失歯者数，処置歯率，歯ブラシ使用状況，20歯以上をもつ者の割合，歯の処置状況
感染症発生動向調査		感染症の種類別発生状況
食中毒統計調査		食中毒事件数・患者数・死者数・原因物質・原因施設
国民健康・栄養調査		栄養素等摂取状況，食品摂取状況，欠食・外食等の食事状況，身体状況（身長，体重，血圧，歩数，血液検査結果等），食生活状況（食意識・態度・行動・環境等），生活習慣状況（運動・喫煙・飲酒習慣，休養・歯等健康状態）
社会福祉施設等調査		施設種類別（社会福祉施設・児童福祉施設等）施設数・定員・在所者数・従事者数
乳幼児身体発育調査		身長・体重・胸囲・頭囲のパーセンタイル値，運動言語機能，乳幼児の栄養法，出生児体位，妊娠中の喫煙・飲酒
乳幼児栄養調査		授乳期の栄養法，離乳食の状況，食事状況，生活習慣，食育
国民医療費		国民医療費（1人当たり・制度区分別・財源別・診療種類別・年齢階級別・傷病分類別）
社会医療診療行為別調査		医科診療件数・実日数・実施件数・回数・点数（総数・一般・老人）
食料需給表	農林水産省	供給純食料，供給栄養量，PFC熱量比率，食料自給率
各種食品統計		米類，豆類，野菜類，食肉，水産物，牛乳・乳製品等
学校保健統計調査	文部科学省	体格（身長・体重・胸囲・座高），主な疾病・異常，う歯の処置状況
学校給食実施状況等調査		学校別実施状況，調理方式，栄養教諭・学校栄養職員・調理員配置状況
体力・運動能力調査	スポーツ庁	体力診断，運動能力テスト（握力・反復横飛び・50m走等）
国勢調査	総務省	世帯員状況（氏名・出生日・就業状態・仕事の種類等），世帯状況（種類・世帯員数・住居面積等）
労働力調査		就業状態，就業者数（産業別，年齢階級別），完全失業者数
家計調査		家計収支（総世帯，世帯属性別），家計収支の特徴
人口推計		年齢・性別人口，将来推計人口，都道府県別人口
消費者物価指数		指数の動向（費目別，品目別，地域別，世帯属性別）

出典）井上浩一・本田榮子編著：『公衆栄養学実習・演習』，建帛社（2006）一部改変

4．2　改善課題に基づく改善目標の設定

　公衆栄養アセスメントにより明確にされた改善課題を参考に改善目標を設定することは，マネジメントサイクル（PDCAサイクル）において重要な要素であり，公衆栄養プログラムの評価にも必要不可欠な要素である。なお，目標を設定する場合に重要なことは，地域における健康状態や対象集団の実態（運営体制，地域性，予算等）を十分に理解した上で，具体的な数値目標として設定する必要がある。そうでなければ，漫然とプログラムが実施され，途中の進捗状況や最終的目標が達成できたのかも評価ができない。なお，目標の種類には以下のようなものがある。

　①QOLの目標：生活満足度や生きがい

　②健康の目標：健康寿命，死亡率，罹患率，有病率，主観的な健康度

　③生活習慣や保健行動の目標：生活習慣の実態，健診の受診率，受療行動など

　④学習の目標：知識の普及率，健康的な生活習慣を実践するための技術の普及率

　⑤組織・資源・環境の目標：家族や周囲のサポート，住民組織などの活動状況

　⑥保健事業量の目標：普及啓発事業の回数，訪問や相談の件数

　⑦基盤整備の目標：マンパワーや施設の整備目標，協議会等の有無

　また，これらの目標は評価指標として3つのレベルに分類することもできる。

　・ノルマとして達成すべき指標（組織・資源・環境の指標，保健事業量の指標など）

　・モニタリングするための指標（生活習慣や保健行動の指標，学習の指標など）

　・達成すべきアウトカムの指標（QOLの指標，健康の指標など）

　目標や指標は，現状の値に対して可能な限り科学的根拠に基づく5年後や10年後の目標値等の設定が望まれるが，現実には難しく，各自治体とも科学的根拠に基づくものは少ない。このため，過去の数値の推移から予測値を設定したり，全国平均値や理想値（喫煙率のように0％が望ましいものなど）を目標値としているのが現状である。

4．3　短期・中期・長期の目標設定の目的と指標

　公衆栄養プログラム実施の効果が現れるまでには，年単位の時間を要することが多いことから，プログラムの策定・推進にあたっては，短期・中期・長期の目標を設定

表8－6　短期・中期・長期目標の指標

短期目標	中期目標	長期目標
事業の実施状況を評価する目標	事業を実施したことによる影響を評価する目標	事業を実施したことによる最終結果を評価する目標
①身体所見の変化 　（血圧値，血清コレステロール値，肥満度など） ②行動の変化 　（野菜の摂取，減塩など） ③意識の変化 ④知識の変化	①健診受診率の変化 ②受療行動の変化 ③生活習慣の変化 ④栄養状態の変化	①健康寿命の変化 ②罹患率の変化 ③有病率の変化 ④死亡率の変化 ⑤生活満足度の変化

することが望ましい。目標設定に用いる指標には，比較的短期間に変化を確認できる
ものと，長期間を要するものとがある（表8‐6）。長期目標は長時間かけて改善して
いく最終目標として，中期目標は長期目標達成のために一定期間に達成したい事柄を，
短期目標は短期間で達成可能な具体的な事柄を目標とするのが一般的である。短期目
標に利用される指標は，行動目標，実践目標ともいわれ，地域や職域など比較的大き
な集団を対象とする場合には中期目標，長期目標としても利用できる。使用する指標
はプログラムの内容に応じて慎重かつ適切に選択しなければならない。

4.4　目標値の設定と目標の優先順位

　目標値の設定には，現状を把握するために既存の統計資料（国民健康・栄養調査など）
から必要な基準値（現状値）を決定する場合と，プログラム計画に応じた新たな調査
研究を実施して予測値（理想値）を決定する場合とがある。なお，予測値（理想値）に
は既存資料の経年変化が明らかとなる罹患率，有病率などの指標や，科学的に明らか
になっている喫煙率，食塩摂取量などの指標もある。

　プログラム計画の対象となる集団の特性を把握しながら，実施の可能性，目標達成
の可能性などを総合的に評価して，目標値を設定する。健康日本21に示されている目
標値がその代表例である（⇨第4章，p.88）。

　また，目標は，より具体的かつ効果的に推進していくためには，「めざす姿」と要因
の関係や現状値を把握し，優先順位をつけることが重要である。優先順位は，①健康
目標の必要性または重要度，②実施可能性などを基本として決められている。

5．公衆栄養プログラムの計画

5.1　プログラム計画策定の基本

　地域や職域など，集団の健康・栄養上の問題を解決するためには，問題を抱えてい
る集団の経済，文化，環境などの情報を収集・分析して公衆栄養活動を行う必要があ
る。特に，健康づくりは，すべての住民に直接かかわる課題であり，広く住民参加の
もと，地域の現状・特性を踏まえた計画づくり，施策の展開を行う必要がある。活動
を行うにあたっては，マネジメントサイクル（PDCAサイクル）に基づいて展開される
のが一般的である（⇨p.160）。

5.2　プログラム計画策定の推進体制と住民参加

　公衆栄養プログラム計画は，公衆栄養活動を行う対象となる地域や職域等の集団に
対する公衆栄養アセスメントの結果を踏まえて策定することが重要である。計画策定
にあたっては，住民の健康水準を測り，住民の健康ニーズも把握し，社会全体で個人
の健康づくり等を支援するという考えに立って，幅広い関係者の協力と健康支援体制
の整備が重要である。このため，公衆栄養学の専門家に加え，保健・医療・福祉など

関連分野の組織代表，対象となる地域住民，職場の代表者の参加も大切である。計画策定のメンバー構成は現状や課題に応じて調整する必要がある。

（1）住民参加

　住民参加については，単に意見を聞くだけでなく，パートナーシップとしての位置づけが重要である。計画の段階から住民自らが参画し，取り上げるべき具体的問題を決定することは，実践活動による行動変容を促す上で有効な手段である。

　なお，住民参加は「企画またはプランニングへの参加，端的には意思決定の参加」と定義され，行政側の視点からみた住民参加は以下の5段階に分類できる。

　　①知らせること（住民への情報提供）

　　②相談・協議（住民の意見を聞き，取り入れる）

　　③パートナーシップ（政策決定を協同で行う）

　　④権限の委譲（特定の事業を住民側に委譲）

　　⑤住民の自主管理（政策決定から運営まで，住民側へ委譲）

　このように，ある地域の住民が何らかの問題を解決して，その目標を達成すると同時に，その過程を通して住民の組織化を進めていくことをコミュニティオーガナイゼーションという（⇨第1章，p. 4）。コミュニティオーガナイゼーションはプログラムの推進に重要な役割を担う。

　しかし，現実には住民参加が実現しないことも多いため，住民の意見を反映させる方法として，計画途中でのパブリックコメント，市民説明会（タウンミーティング）の実施などの施策や，公募等による住民参加がなされている。

（2）体制づくり

　プログラム計画を，地域（都道府県や市町村など）をあげての計画として推進するためには，人材の社会資源（⇨p. 175）を活用して，学識経験者，関係する組織や住民代表，行政当局者からなる健康づくり推進協議会を設置し，めざすべき姿や活動の方向性を検討する。それとともに，計画策定の事務局となる行政機関担当部署を中心に，健康福祉部，市民生活部，建設農林部などの関係者からなる庁内ネットワークを構築し，行政内での関係部署間の連携を図る，という横断的な取組を行うとともに，各種地域組織や団体，行政機関（庁）内関係課のネットワークを強化し，庁内を超えた連携・協働による事業を推進する。以上のような体制を整備し，事業を推進することが計画成功の鍵である。

　このように，対象集団が地域の場合には自治会や食生活改善推進員団体等の住民組織，職域の場合には従業員のグループなど，対象者が所属する組織の参加を求めることが大切である。体制づくりの成否は，活動の実施，プログラムの評価，さらには次の課題に向けての公衆栄養活動推進をも左右する。

5．3　プログラム計画策定の留意点

　プログラム計画は，対象集団のアセスメントの結果に基づいて科学的に策定されなければならない。このため各種基礎資料を基に，情報を収集・分析し，地域の課題を把握・診断する必要がある。また，地域や職域といった比較的大きな集団には，健康・栄養問題が多数存在することもあり，活動効果の判明には長期間を要することもある。そこで，より効率的なプログラム計画とするためには，計画実施の必要性や優先性・緊急性，波及効果等を考慮しなければならない。そのためには，計画策定の実務を行うスタッフやプログラム実施に欠かせない関係団体や住民の意見・要望を聴取し，プログラムの必要性や優先順位を総合的に判断する必要がある。

　一方，プログラムは時間，予算，資源などさまざまな要因により，直ちに取り組めない計画もある。実施の可能性を考慮する場合には，学識経験者やプログラム対象者の意見を聞きながら行うのがよい。

　プログラム計画策定のポイントを以下にあげる。

> ①目標設定に対する改善策が科学的で明確であること（目標の明確性）
> ②対象集団の構成員（住民など）の多くが必要と感じていること（必要性）
> ③課題の緊急性が高いこと（優先性・緊急性）
> ④活動の継続性が期待できること（継続性）
> ⑤計画策定メンバーの協力体制が確保できること（実施可能性）

5．4　運営面のアセスメント

　プログラム計画策定にあたっては，上記の留意点のほか，実施段階での実効性・効率性・適切性・妥当性を得て，計画変更・中止を避けるために，運営面のアセスメントをしておくことが重要である。特に次の点を十分検討しておく必要がある。

> ①時間：実施の期間，間隔，所要時間などの検討
> ②人的・物的資源：必要な人材や施設・設備確保の可能性や確保方法の検討
> ③予算：財源の確保の検討（目的とねらい，実施計画，期待できる効果の整理等）など

　プログラム実施の際には，協力体制や交通機関，対象年齢，スタッフの不慣れ，情報提供の不徹底なども，障害の要因となりうる。これらは課題や地域および対象集団などの特性によって異なるので，計画策定においては事前に障害となる要因を予測・検討することが重要である。

5．5　政策面のアセスメント

　わが国の公衆栄養プログラムは，長年にわたり行政サービスの一環として主に行政機関により実施されている。そのため，プログラム策定にあたっては，次の関係機関との調整を図る政策面のアセスメントを行っておくことが必要である。

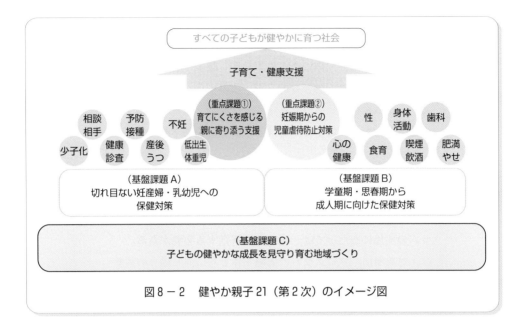

図8－2　健やか親子21（第2次）のイメージ図

（1）国や地方公共団体による政策，公衆栄養関連法規との調整

　国や地方公共団体では，保健・医療・福祉等さまざまな政策が実施されている。公衆栄養活動においても，他分野との連携・協働を探りながら総合的な視点に立った事業の展開が求められており，他分野の関連政策を把握し，協力体制を整えていく努力が必要である。

　例えば，健康政策（健康日本21，健やか親子21など），社会保障政策（医療保険，介護保険など），教育政策（食育など），地方制度政策（地方分権など）などは，公衆栄養活動にかかわりが深く（図8－2），これらの政策の根拠法として健康増進法，地域保健法，高齢者医療確保法，介護保険法，学校保健安全法，母子保健法などがあげられる。

（2）行政機関による関連計画との調整

　公衆栄養プログラムに関連の深い行政機関の計画には，代表的なものとして以下のものがあげられる。

　①21世紀の国民健康づくり運動（健康日本21）（厚生労働省）

　②医療費適正化計画（厚生労働省）

　③健やか親子21（こども家庭庁）

　④食料・農業・農村基本計画（農林水産省）

　⑤食育の推進（内閣府，文部科学省，厚生労働省，農林水産省）

　都道府県や市町村においてもこれらに沿った保健医療計画，健康増進計画，母子保健計画などが策定されている。プログラム計画の策定にあたっては，これらの関連計画と整合性をとるよう，必要に応じて調整する。

（3）各種制度による保健事業との調整

わが国の保健事業は，健康増進法，母子保健法，高齢者医療確保法などの法律による事業や地方公共団体による事業など，数多く実施されている。公衆栄養プログラムは，単独で行われる場合もあるが，このような保健事業の一環として行われる場合も多い。地域全体の健康づくりを考えた場合，単独で実施する場合でも，他の保健事業と連携しながら実施することは効果的であり効率的でもある。

（4）既存プログラムとの調整

新規に公衆栄養プログラム計画を策定するときは，既存のプログラムとの間で調整を図るとともに，計画の内容によっては連携をとる必要がある。したがって，プログラムの実施にあたっては，次の点に留意する必要がある。

①対象集団，プログラムの実施主体ともに同じ場合の調整

②対象集団は同じだが，プログラムの実施主体が異なる場合の調整

ややもすれば，それぞれの分野の取組が独自に進められ，十分な連携が図られないまま，事業が展開されている場合がある。効率的な事業の展開には，積極的な連携・協働を図り，コンセンサスを得ることが不可欠である。

5.6　プログラム計画書の作成

プログラム計画の形が具体的に整ってきた段階で，計画書の作成を行う。作成の過程では，目的，対象集団，住民参加，必要性・優先性，実施の可能性（協力体制等），実施手法の妥当性，所要時間の見通し，人的・物的資源の確保，予算（財源）の確保などを明らかにしながら進めるほか，以下の点にも留意・検討する必要がある。

①計画には，最終的な目標であるQOLの指標から健康を支援する環境の指標まで含める。

②計画は，一部局の公衆栄養活動事業のプログラム計画ではなく，他部局と連携を図る横断的かつ健康を支援する環境づくりに向けた計画とする。

③計画の策定にはプログラムにかかわりのある関係団体や住民組織の参画を得る。

④計画策定にかかわった関係団体や住民組織の役割を明確に記載する。

⑤自治体等の基本構想の中核的な計画として位置づけるようにする。

6．公衆栄養プログラムの実施

6．1　地域の社会資源の管理

　公衆栄養プログラムは，保健・医療・福祉など関連分野の組織代表，地域住民や職域の代表などの協力のもとに展開することが望ましい。また，日ごろからどのような社会資源があるかを把握し，事業面での協力関係をつくり上げておくことも大切である。

　地域の社会資源はそれぞれの分野や地域社会の専門家であり，地域の中心的役割を担う組織でもある。プログラムの実施に必要な，公衆栄養の専門家をサポートする情報や技術を備えていなければならない。したがって，社会資源や関係機関との間に連絡会や協議会などを組織し，計画や実施方法の妥当性，活動の進め方などについて連携しながら積極的に推進すると，健康づくり，栄養改善に大きな成果をあげることができ，連絡会や協議会などに参画する関係機関側にも有益な効果が生まれる。公衆栄養プログラムに関係する代表的な地域の社会資源には次のような組織，団体がある。

①保健衛生：保健所，市町村保健センター，健康科学センター，環境センター，地域支援センターなど
②医　　療：病院，診療所など
③福　　祉：社会福祉事務所，児童福祉施設，社会福祉施設，老人福祉施設など
④学校教育：教育委員会，幼稚園，小・中・高等学校，大学，専門学校など
⑤社会教育：公民館，図書館，生涯学習センターなど
⑥食料生産：農業改良普及所，各種生産団体など
⑦自　　治：町内会，自治会など
⑧消　費　者：各種消費者団体など
⑨専門職能団体：栄養士会，医師会，看護協会，薬剤師会など
⑩マスコミ：通信社，新聞社，放送局など
⑪ボランティア：食生活改善推進員（ヘルスメイト），サポーター，民生員，保健推進員など

　人的資源の養成・育成には，市町村による食生活改善推進員のように，行政機関による予算措置が必要なものもあり，ある社会資源を公衆栄養プログラムが単独で活用することは少ない。各種機関，プログラム対象者との連携によって推進していくことがより効果的である。

6．2　コミュニケーションの管理

　コミュニケーションにはパーソナル・コミュニケーションとマス・コミュニケーションとがある。パーソナル・コミュニケーションは個人的な意思，情報の伝達であり，プログラムの実施者（代表者）と対象者との直接対話，文書等による情報伝達が二方通行的となり，互いに意思の疎通を図ることができる。これに対し，マス・コミュニケーションは，不特定多数の人々に，新聞・雑誌・電波などのマス・メディアを通じて計画や方針などを伝えるものであり，一方通行的な情報伝達となる。

　比較的小規模集団を対象とする公衆栄養プログラムでは，パーソナル・コミュニケーションが可能であるが，集団の規模が大きな場合には対話による情報伝達は困難

である。そこで，比較的大きな地域や職域を対象とする場合では，マス・メディアを利用した宣伝活動が行われる。最近では，インターネットの普及によって，一方通行の欠点を克服した情報の相互伝達が可能になっている。情報の内容によって，伝達方法の長所・短所を考えながら活用していくことが望ましい。

6.3　プログラム実施と関係者・機関の役割

(1) 行政栄養士の役割

わが国の場合，地域において公衆栄養プログラムを推進する中心的機関は都道府県，保健所設置市，特別区，市町村であるが，その活動に携わる者はこれらの機関や市町村保健センターに所属する行政栄養士である場合が多い。また，行政機関以外の組織，例えば，地域活動（在宅を含む）栄養士のような栄養関係団体（専門家集団）や非営利団体（NPO），民間企業などが公衆栄養プログラムを実施する場合もある。都道府県，保健所設置市，特別区の場合には，本庁に勤務する行政栄養士と保健所に勤務する行政栄養士がいる。また，市町村では，本庁の保健担当課のほかに，市町村が設置する保健センターで行政栄養士が活動している場合も多い。

地域において公衆栄養プログラムを推進している行政栄養士の役割について，2013（平成25）年に厚生労働省から都道府県，保健所設置市，特別区あてに「地域における行政栄養士による健康づくり及び栄養・食生活の改善の基本指針について」が通知されており，各機関の行政栄養士の担うべき業務の基本的な考え方とその具体的な内容が示されている（⇨第3章，p.53）。

(2) 地域の社会資源の役割

公衆栄養プログラムは，行政栄養士が中核的役割を担うが，効果的かつ効率的なプログラムを実施するには，地域の社会資源を活用しながら進めていくことが重要である。地域の社会資源（関連職種・組織）としては，前述のように都道府県，保健所設置市および特別区の本庁や保健所，市町村保健センターの保健師などの保健関係職や行政職の職員，地域社会の保健医療従事者，栄養士会・医師会・歯科医師会・薬剤師会・看護協会などの専門職能団体などがある。専門職能団体の多くは公益法人として，地域社会の日常生活に不可欠な事業（公益事業）を推進している。

また，食生活改善推進員（ヘルスメイト）を中心とした住民による栄養・食生活分野のボランティア活動（在宅寝たきり高齢者や独居高齢者の食事介護・援助等）も公衆栄養プログラムの推進になくてはならないものである（図8-3）。

これまで，公衆栄養プログラムを実施する上で重要な役割を担う関連職種・組織を述べてきたが，そのプログラム実施の優劣は，どれだけ地域住民など対象集団の参加が得られたかによる。対象集団がプログラムを理解し，協力が得られてこそ，プログラムで示された目標に向けた事業活動が円滑に実施される。それには対象集団の一人ひとりが健康づくりや食生活改善に自ら取り組み，さらに地域社会の一員として住民

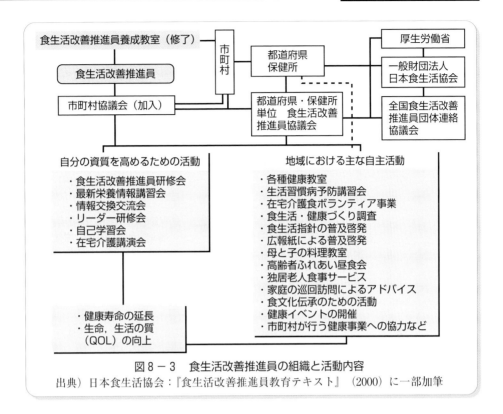

図8-3　食生活改善推進員の組織と活動内容
出典）日本食生活協会：『食生活改善推進員教育テキスト』（2000）に一部加筆

主体の健康な街づくり活動に積極的に取り組む必要がある。その際，行政栄養士等は住民主体の自主的なグループ活動が円滑に推進されるよう，側面からの支援・育成を行うことが重要である。

　なお，民間企業や非営利団体（NPO），さらには行政栄養士等が公衆栄養プログラムを実施する場合はいずれも，対象集団とこれらの実施主体とが協調しながら推進すると効果的なこともある。

　社会資源の役割の例として「健康おかやま21」における関係者・機関の役割を，図8-4に示した。

県　民
（自主的な健康づくりへの取り組み）

県民の健康を支援する環境づくりの推進

目的を共有しそれぞれの役割に応じた事業の推進
（地域，家庭，学校，職域）

市町村

・ヘルスプロモーションの推進を基本とし
　た政策づくり，事業の推進
・住民参加による計画策定，評価，見直し
・地域の健康情報の収集，分析，提供
・各種保健事業，サービスの実施
・保健所，関係団体等との連携の推進

関係団体

・保健医療関係団体（医師会，歯科医師会，
　薬剤師会，看護協会，栄養士会等）
・大学，研究機関，保険者
・地区組織（栄養改善協議会，愛育委員会）
・健康関係団体，民間企業，マスメディア
・非営利団体，自主グループ等

生活の質の向上を目指した健康づくりを進める過程は，
地域づくり，地域発展の過程です

市町村の活動支援，協力
県・保健所，関係団体との連携推進

県・保健所

・健康情報の体系的な収集，分析，提供
・健康に関する諸問題の調査，分析等
・市町村計画への積極的な支援
・市町村の各種保健事業への協力，支援
・市町村，関係団体との広域的連携，調整
・広域的専門的保健事業サービスの実施

岡山県長期ビジョン
岡山県保健医療計画
　すこやか親子21岡山版
　岡山県障害者長期計画
　岡山県高齢者保健福祉計画
　介護保険事業支援計画

図8－4　「健康おかやま21」における関係者・機関の役割

出典）岡山県：「健康おかやま21」（2002）

7．公衆栄養プログラムの評価

7．1　評価の種類

　評価は，結果についてのみ行うのではなく，アセスメント，計画，目標設定，プログラム実施など，公衆栄養マネジメントサイクル全体の中で常に行われなければならない。

　評価の考え方や枠組みは多くのプログラムで共通するが，対象集団や規模，特性，目標などが異なるため，それぞれのプログラムに応じた評価手法を選択する必要がある。評価にはいくつかの分類があるが，プリシード・プロシードモデルによる評価が

一般的である。プリシード・プロシードモデルは，ヘルスプロモーションの最終目標をQOLの向上に置いており，健康や栄養問題に影響を与えている環境因子についても追求している。

　このモデルにおいては，第1〜4段階は，アセスメント（診断）が実施される。アセスメントの結果から，目標値設定，実施方法の検討などが行われ，プログラムが決定される。第5段階から実施に移され，第6〜8段階は，以下のように評価が実施されていく（⇨第1章，p.11）。

　　第6段階：プロセス（経過）評価　　プログラムの実行に伴うプロセスを評価する。
　　　　　　　　　　　　　　　　　　事業の実施状況を評価する。

　　第7段階：影響評価　　短期的な目標の達成状況を評価する。
　　　　　　　　　　　　事業実施結果として，期待される生活習慣の改善等の程度を客観的に評価する。

　　第8段階：成果（結果）評価　　中・長期的な目標の達成状況を評価する。

　公衆栄養プログラムの評価は，アセスメント・計画の段階に対する評価（企画評価）と，プログラムの進行に伴う第6〜8段階の評価も必要である。これらの評価結果を用いて各評価相互の関係を明らかにし，プログラム全体に対する総合評価を行う。

　さらに，プログラムの実施には必ず予算措置，財源が伴うため，経済評価を実施しなければならない。プログラム計画の実施にあたっては，地域，職域における必要性とともに，プログラムの効果が大きく，プログラム実行にかかる費用の少ないものが優先され，プログラムの効果が低いものについては，実施すべきではない（図8－5）。

　経済評価の方法としては，費用効果分析と費用便益分析が代表的なものである（表8－7）。

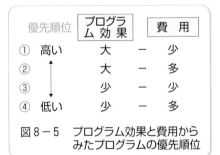

図8－5　プログラム効果と費用からみたプログラムの優先順位

①費用効果分析：複数のプログラムを用いて公衆栄養活動を行った場合，単位当たりの効果を得るために必要な費用を比較分析するものである。

②費用便益分析：プログラムの実施に要した費用とプログラム実行の結果もたらされた効果をともに金額で評価し，比較分析するものである。

　以上のように，プログラムの評価はマネジメントサイクルの各段階で，評価目的に応じて行われるものであり，評価を確実に実施するためにはモニタリングシステムを構築しておくとよい。なお，評価の種類をまとめると，表8－8のとおりである。

表8-7　費用効果分析と費用便益分析の比較

	費用の指標	結果の指標	分析の指標
費用効果分析	金額	各種の効果	効果1単位当たりの費用（比） 費用1単位当たりの効果（比）
費用便益分析	金額	金額	便益－費用（差） 便益1単位当たりの費用（比） 費用1単位当たりの便益（比）

出典）武藤孝司, 福渡靖：『健康教育・ヘルスプロモーションの評価』. 篠原出版新社, p. 110（1994）

表8-8　評価の種類

企画評価	診断・計画の段階に関する評価をする
プロセス評価	プログラムの実行に伴うプロセスを評価する
影響評価	短期的な目標の達成状況を評価する
成果評価	中・長期的な目標の達成状況を評価する
総合評価	各評価間相互の関係を明らかにし, 公衆栄養プログラム全体を評価する
経済評価	費用に関する分析を行い, 複数の公衆栄養プログラムの効率を評価する

7.2　プロセス（経過）評価

　プロセス（経過）評価は, プログラム実施過程（プロセス）の個々の評価である。プログラムの進行に伴って起こる以下のようなさまざまな問題を常に評価する。

　①プログラムの進捗状況：計画どおりに進行しているか

　②参加者の反応：知識は向上したか, 満足しているか, 脱落者はないかなど

　③スタッフの反応：改善点を認識しているか, 満足しているかなど

　④スタッフの能力：プログラムの指導者として必要な能力を備えているか, スタッフ間の調整力はあるかなど

　⑤社会資源の活用状況：計画された社会資源を有効に活用しているか

　⑥地域社会の反応：プログラムの受け入れ状況など

　これらの評価は, モニタリングによる情報収集によって行われる。対象集団が比較的大きな場合には, 対象者の反応や地域社会の反応を確認するモニタリングシステムが必要となる場合も多い。

7.3　影響評価と成果（結果）評価

　影響評価は, プログラム対象者の行動とライフスタイルの変化, それに影響を与える環境を評価するものである。成果（結果）評価は, プログラムを実施した結果, 健康状態やQOLの改善・向上にどの程度寄与したのかを評価するものである。

　これらの評価を行うためには, 評価に使用する指標の選択が重要である。前述のように, 評価は企画立案, 計画作成の段階で考慮しておく必要があり, 目標値設定の段階で評価に使用する指標を決定しておくことが理想的である。一方, プログラム実施の過程で指標の追加, 新たな評価項目が見いだされることもある。

　影響評価, 成果評価の実施には, 情報収集が必要となる。特に, 影響評価に使用さ

表8－9　評価指標の例

影響評価	成果評価
短期的な目標の達成状況。 プログラムの対象者における行動と生活習慣の変化，それに影響を与える環境を評価する。	中・長期的な目標の達成状況。 プログラムを実施した結果，健康状態やQOLの改善・向上にどの程度寄与したかを評価する。
①対象者の意識や態度，技能，行動などの変化 ②対象者に影響を及ぼす対象者の所属する組織の反応の変化 ③周囲の理解度の変化 ④社会資源の利用度の変化	①疾病の罹患率，有病率，死亡率など健康指標の変化 ②客観的および主観的な健康問題の解決 ③QOLを評価する指標の改善

表8－10　評価のためのモニタリングの方法

プロセス評価および影響評価のためのモニタリング		成果評価のためのモニタリング	
①観察法	計画参加中の対象者の態度や行動を観察する。計画の内容を理解して積極的に参加しているかなど，具体的な行動や表情を観察し評価する。データは質的データが主体である。	①調査による評価	食品の摂取状況，栄養素等摂取状況，食習慣などについてはプログラム実施前後で同様の調査を行い，数値等の変化を観察する。
②面接法	面接あるいは電話によるインタビューなどの聞き取り調査で，対象者の満足度や関心度の変化を評価する。	②テストによる評価	理解してもらいたい内容を整理してテストを行う。対象者に重要性を提示することになり，効果的である。
③アンケート法	評価のためのアンケートを作成し，実施する。何を評価したいのか，質問項目は必要最低限にする。	③既存資料の活用	疾病の罹患率，死亡率などは人口動態調査や患者調査などの既存の調査結果を利用して評価する。

れる指標や，成果評価に使用される客観的・主観的健康度，QOL関連指標については把握することが難しく，プログラム実施にあたり積極的に収集しなければならない（表8－9）。しかし，市町村や職場における健康診査時の問診票に，必要な項目を追加しておくことによって，情報収集が可能となる場合もあり，モニタリングシステムの構築を考えることも大切である。成果評価に利用される罹患率，有病率，死亡率などの情報の収集システムは，すでにモニタリングシステムとして確立しており，人口動態統計や各種の調査によってデータが収集，公表されている。これらを加工することによって地域の実情を把握することができる。

　このように，評価にはいくつかの段階があり，それぞれ手法や指標が異なる。いずれも目標達成状況の検証という役目を担っているものである。

　なお，評価のためのモニタリングの方法は表8－10のとおりである。

7．4　評価のデザイン

　公衆栄養プログラムの評価をプログラム実施のマネジメント（プロジェクト）サイクルの中で確実に実施するためには，プログラムの企画立案，計画作成の段階から，評価の手法を設計しておかなければならない。

1）無作為化比較試験

　情報の偏りを軽減するために，被験者を無作為（ランダム）に，プログラムを実施した群（介入群）と実施しない群（対照群）の2つに分けて調査し，評価を行う試験を

無作為化比較試験（RCT；randomized controlled trial）という。プログラム実施後に，評価のための測定を行い，2つの群の差からプログラムの効果を測定する。このデザインはプログラム介入群と対照群の条件をそろえることができ，プログラム実施の効果を適正に評価できるため，他のデザインと比べて信頼性，妥当性が高い。

しかし，公衆栄養プログラムは地域や職域集団の構成員に対して平等にサービスを提供しなければならないことが多く，無作為に割り付けることが難しい。

2）コホート研究の応用

コホート研究（cohort study）は疫学的研究方法の一つで，目的とする疾病（例えば，肺がん）に罹患していない人を対象に，あらかじめ仮説に立てられた因子に曝露した人（喫煙者）の集団と曝露しない人（非喫煙者）の集団を設定して，一定期間両集団を追跡し，疾病の発生状況を比較する研究方法である。コホート研究には，前向きコホート研究と後向きコホート研究がある。なお，要因のリスク評価は相対危険，寄与危険で行う。

① **前向きコホート研究**　調査開始時点であらかじめ必要と思われる情報を健康診査やアンケート調査等で収集しておき，観察期間中や終了時に追跡調査するものである。健常人を対象とし，食生活習慣がその後の疾病発生に与える影響を調べる栄養疫学の分野でも活用されている。多人数を長期間にわたって調査するため，手間と費用がかかる。

② **後向きコホート研究**　過去のある時点にさかのぼって曝露情報を調べ，その時点を出発点として疾病の発生を追跡しようとするものである。

公衆栄養プログラムの評価におけるコホート研究では，地域や職域集団においてコホートを設定し追跡することによって，プログラム対象者と非対象者とで健康関連指標に差が生じたかどうかを調べ，評価することができる。また，プログラム対象者の長期的な効果を評価する場合にも応用ができる。

3）症例対照研究の応用（横向き研究）

症例対照研究（ケース・コントロール研究；case-control study）は，対象とする疾病に罹患した人（例えば，肺がん患者；症例群，ケース群）と，性，年齢などの要因をできるだけマッチさせた罹患していない人（対照群，コントロール群）の両集団について，発症に関連しそうな要因の曝露状況（例えば，喫煙率）を比較し，その関連を研究する方法である。

公衆栄養プログラムでは，プログラム対象者と，その地域や職域集団の対照群を設定し，両群間の指標を比較することによってプログラムの効果を評価する。

なお，要因のリスク評価はオッズ比で行う。

4）介入前後の比較

対象者の無作為化割付が困難な場合には，対照群を設定せずに介入群だけを実施対象として，プログラム実施前後の評価指標の変化を調べることにより評価する。対照群（コントロール群）を設定しないことから，比較的簡便な手法であるが，指標の変化

がプログラムのみの効果であるかどうかは不明である。そのため，他のデザインと比較し，評価手法としての信頼性は低い。

5）事例評価（個別評価）

プログラム対象者集団や個々の対象者の事例を個別に評価していくものである。

7.5　評価結果のフィードバック

　公衆栄養プログラムの評価は，実施したプログラムが地域や職域を構成する人々の健康・栄養上の問題を解決し，QOLを向上させたかという目標達成状況を判定するために行われるものである。同時に，評価はその結果をマネジメントサイクルの各過程にフィードバックさせ，プログラムの見直しを促し，より効果的な公衆栄養プログラムを推進するために欠かせないものでもある。また，ほぼ同一な特性をもつ別の対象集団に対する公衆栄養プログラムを標準化することによって，以後の公衆栄養活動を効果的，効率的なものとするためにも評価は役立つ。

　評価結果は，栄養マネジメントの記録として報告書にまとめ，地域，職場などに広く公表する必要がある。これによって，プログラムの地域社会における重要性が周知されるとともに，周囲の理解が進むことになる。また，プログラムに携わるスタッフや参加者の技術向上にも役立つ。

文　　　献

●参考文献
- ローレンスW．グリーン，マーシャルW．クロイター／神馬征峰訳：『実践ヘルスプロモーション―PRECEDE-PROCEEDモデルによる企画と評価』，医学書院（2005）
- Edelstein S : Nutrition in Public Health, Jones & Bartlett Learning, USA（2011）
- Green LW, Kreuter MW : Health Promotion Planning, An Educational and Environmental Approach, 2nd edition. Mayfield Publishing, Palo Alto（1991）
- 岩永俊博：『地域づくり型保健活動のすすめ』，医学書院（1995）
- 大津一義・柳田美子編集代表：『効果的な栄養教育・栄養指導の進め方』（クローズアップ食生活シリーズ），ぎょうせい（2001）
- 武藤孝司・福渡靖：『健康教育・ヘルスプロモーションの評価』，篠原出版新社（1994）
- 田中平三：『疫学入門演習―原理と方法―』，南山堂（1998）
- 柳川洋編：『疫学マニュアル（第5版）』，南山堂（1996）
- 柳川洋・中村好一ほか編：『地域保健活動のための疫学』，日本公衆衛生協会（2000）
- 佐々木敏・等々力英美編：『EBN入門―生活習慣病を理解するために―』，第一出版（2000）
- 平野かよ子・尾崎米厚編：『事例から学ぶ保健活動の評価』，医学書院（2001）

第 9 章

公衆栄養プログラムの展開

1. 地域特性に対応したプログラムの展開

　公衆栄養プログラムは，地域や職域などのニーズを把握し，さまざまな資源を用いながら，さまざまな機関と連携を図ることによって集団の健康・栄養上の問題を解決するために実施する。そのために，各ライフステージに応じた対応や，地域の現状・特性を踏まえたプログラムの展開が必要である。

1.1　健康づくり

（1）これまでの健康づくり対策

　健康行政は，①生涯を通じる健康づくりの推進，②健康づくりの基盤整備，③健康づくりの普及啓発の3つを柱として取組を推進した第一次国民健康づくり対策（1978（昭和53）年〜）に始まり，運動習慣の普及に重点を置き，栄養・運動・休養のすべての面で均衡のとれた健康的な生活習慣の確立をめざした第二次国民健康づくり対策（アクティブ80ヘルスプラン：1988（昭和63）年〜），さらに，21世紀における国民健康づくり運動（健康日本21：2000（平成12）年〜）と展開されてきた（⇨第4章，p.82）。

　健康日本21では，「壮年期死亡の減少，健康寿命の延伸，生活の質の向上」を目的とし，生活習慣病およびその原因となる生活習慣等の国民の保健医療対策上重要な課題について，10年後を目途とした数値目標等が設定された（その後，2年間運動期間を延長）。2011（平成23）年に公表された最終評価においては，「メタボリックシンドロームを認知している国民の割合の増加」「高齢者で外出について積極的態度をもつ人の増加」「80歳で20歯以上・60歳で24歯以上の自分の歯を有する人の増加」など，改善および改善傾向を示した項目を合わせると約6割となり，一定の成果が認められた。一方，「日常生活における歩数の増加」「糖尿病合併症の減少」など，悪化を示した項目も認められ，次期国民健康づくり対策に向けて課題が残る結果であった（⇨第4章，p.88）。

（2）健康日本21（第3次）

　2024（令和6）年度から開始される国民健康づくり対策「健康日本21（第3次）」は，第五次国民健康づくり対策に相当する2035（令和17）年度までの12年間の取組となる。これまでの取組の変遷に十分留意しつつ，新たな健康課題や社会背景等を踏まえなが

ら，取り組んでいく必要性が求められている。

　健康日本21（第3次）は，少子高齢化や疾病構造の変化が進む中で，生活習慣および社会環境の改善を通じて，子どもから高齢者まですべての国民がともに支え合いながら希望や生きがいをもち，ライフステージに応じて，健やかで心豊かに生活できる活力ある社会を実現し，その結果，社会保障制度が持続可能なものとなることをめざしている。健康日本21（第3次）における国民の健康増進に関する基本的な方向性は以下の4項目であり，これらの方向性を踏まえた取組が展開されている（⇨第4章，p.88）。

① 　健康寿命の延伸と健康格差の縮小
② 　個人の行動と健康状態の改善
③ 　社会環境の質の向上
④ 　ライフコースアプローチを踏まえた健康づくり

1.2　食　　育

　食育については，2005（平成17）年に食育基本法が施行され，2006（平成18）年に食育推進基本計画が策定された。

　食育基本法の目的は，「食育に関する施策を総合的かつ計画的に推進し，現在及び将来にわたる健康で文化的な国民の生活と豊かで活力のある社会の実現に寄与すること」（第1条）としている。食育基本法の前文では，「食育を，生きる上での基本であって，知育，徳育及び体育の基礎となるべきものと位置付けるとともに，様々な経験を通じて『食』に関する知識と『食』を選択する力を習得し，健全な食生活を実践することができる人間を育てる食育を推進することが求められている」としている。

　国の食育推進は，内閣府が厚生労働省，農林水産省，文部科学省との連携のもとに一体的に行っている。内閣府は，2006（平成18）年に食育推進基本計画を策定した。この計画においては，2010（平成22）年度までの5年間を第1次食育推進基本計画として，2011〜2015（平成23〜27）年度の5年間を第2次食育推進基本計画として地域の特性を生かした活動が展開された。2016（平成28）年度よりは，食育政策は農林水産省に移管され，現在は2021〜2025（令和3〜令和7）年度の5年間，第4次食育推進基本計画として，15項目について目標値が設定されている（⇨第4章，p.99，表4−8）。食育の推進体制を図9−1に示す。

　食育基本法では，国民運動として食育を推進するための基本的施策が示されている（表9−1）。また，このような取組を通じて，国民一人ひとりが自分自身や家族の問題として食生活を見つめ直し，家庭，学校，保育所等，地域その他の社会のあらゆる分野における食育の活動に参加・協力することが期待されている。

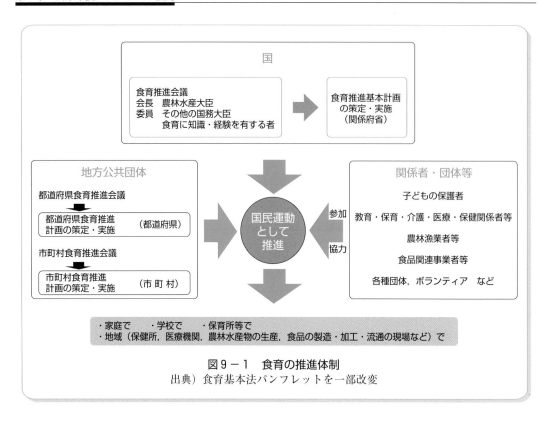

図9－1　食育の推進体制
出典）食育基本法パンフレットを一部改変

表9－1　食育を推進するための基本的施策

家庭における食育の推進	保護者や子どもの食に対する関心と理解を深め，健全な食習慣の確立を図ります。
学校，保育所等における食育の推進	学校，保育所等において，魅力ある食育を推進し，子どもの健全な食生活の実現と健全な心身の成長を図ります。
地域における食生活の改善のための取組の推進	地域において，栄養，食習慣，食料の消費に関する食生活の改善を推進し，生活習慣病を予防します。
食育推進運動の展開	国民，教育関係者，農林漁業者，食品関連事業者などによる民間団体の自発的な食育活動の全国展開を図ります。
生産者と消費者との交流の促進，環境と調和のとれた農林漁業の活性化等	都市と農山漁村の共生・対流を進め，生産者と消費者との信頼関係を構築するとともに，環境と調和のとれた農山漁村の活性化を図ります。
食文化の継承のための活動への支援等	伝統的な行事や作法と結びついた食文化，地域の特色ある食文化等，伝統ある優れた食文化の継承を図ります。
食品の安全性，栄養その他の食生活に関する調査，研究，情報の提供および国際交流の推進	国民の適切な食生活の選択に資するよう，調査研究や情報提供を進めるとともに，食育に関する国際交流を推進します。

出典）食育基本法パンフレット

1．3　在宅療養，介護支援

　1960年代に始まった高齢者福祉政策の一環として，1963（昭和38）年には老人福祉法が制定され，特別養護老人ホームの創設やホームヘルパーの法制化などが行われた。その後，高齢化率の上昇と高齢者医療費の無償化（1973（昭和48）年）によって国が負担する医療費は増大し，社会的入院や寝たきり高齢者の増加など社会問題へと発展した。1960年代には5％台であった高齢化率は，1980年代には9％台，1990年代には12％台，2000年代には20％台へと増加の一途をたどり，2000（平成12）年には介護保険法が制定された。

（1）介護保険制度の創設と改正

　介護保険法は，加齢に伴って生ずる心身の変化に起因する疾病等により要介護状態となり，日常生活上の管理や支援，医療を要する者等について，これらの者が尊厳を保持し，その有する能力に応じ自立した日常生活を営むことができるよう，必要な保健医療サービスおよび福祉サービスに係る給付を行うことを主とした制度を確立したものである。

　2022（令和4）年3月末現在の介護保険による要介護（要支援）認定者は，介護保険法開始当時の約3倍となる約690万人にのぼり（⇨第2章，p.21，図2－7），保険給付費も約12.8兆円（2023（令和5）年度予算ベース）と制度開始以来増加し続けている。このような状況は介護保険制度開始以来続いており，これらの点を踏まえ，2006（平成18）年より，介護保険制度は予防型システムへの転換を図り，新たな介護予防事業（地域支援事業）が開始された。

（2）介護予防を目的としたサービス

　現在の介護サービスには，①地域支援事業，②予防給付，③介護給付があるが，介護予防を目的としたサービスは①と②である（図9－2）。

1）地域支援事業

　地域支援事業は，国が作成している「地域支援事業実施要綱」に沿った内容において，市区町村単位で実施要綱などを個別に策定して実施されている。2011（平成23）年に法改正が行われ，各市町村の判断により行う介護予防・日常生活支援総合事業（以下「総合事業」という）が加えられた（図9－2）。そのため，現在，地域支援事業の内容は大きく，総合事業，包括的支援事業，各市町村の判断により行う任意事業の3つに区分して推進されている（図9－3）。

　なお，以下には，公衆栄養活動を行うにあたって関連がある事業内容を重点的に示すが，特に管理栄養士・栄養士は総合事業にかかわりをもつことが重要である。

① **総合事業**　　要支援者と虚弱高齢者に対して，介護予防・生活支援サービス事業，一般介護予防事業を行う（表9－2）。

② **包括的支援事業**　　地域包括支援センターが運営の中心となっている。

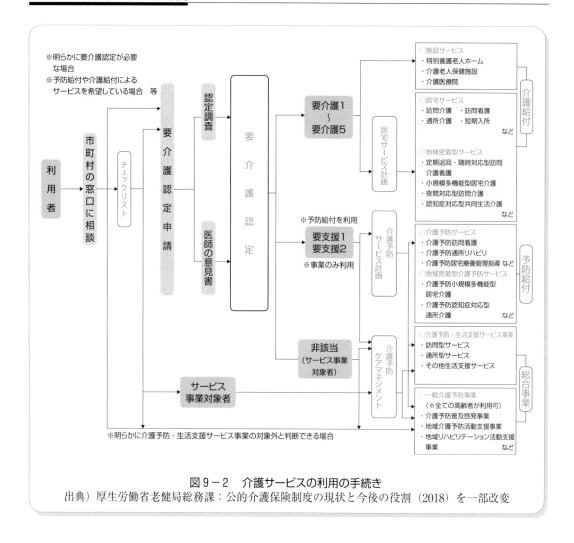

図 9 - 2　介護サービスの利用の手続き
出典）厚生労働省老健局総務課：公的介護保険制度の現状と今後の役割（2018）を一部改変

　・地域包括支援センターの運営：介護予防ケアマネジメント支援業務，総合相談支
　　援業務　など
　・在宅・介護連携の推進
　・生活支援サービスの体制整備：コーディネーターの配置，協議体の設置　など
③　**任意事業**　市町村が地域の実情に応じ，創意工夫して行う事業である。
　・介護給付費適正化事業：必要なサービス提供の検証，制度展開のための情報提供
　　など
　・家族介護支援事業：介護教室，認知症高齢者見守り事業，家族介護継続支援事業
　　など
　・その他の事業：福祉用具・住宅改修支援事業，地域自立生活支援事業　など
　2）予 防 給 付
　　予防給付サービスは，要支援認定を受けた者を対象に，介護保険の中で行われるも
　のであるが，要支援者に対する支援の目的は地域支援事業と共通しており，高齢者が

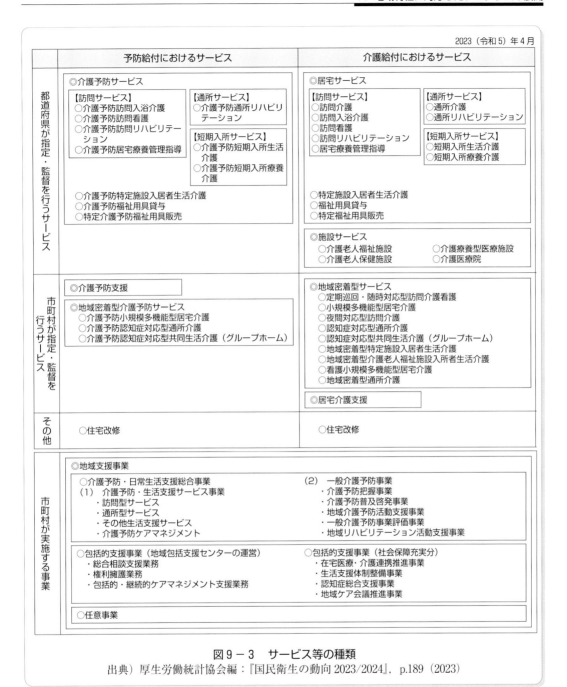

図9-3　サービス等の種類
出典）厚生労働統計協会編：『国民衛生の動向 2023/2024』，p.189（2023）

生きがいをもち，地域で自立した生活を維持できるよう支援することにある。

　予防給付は，2017（平成29）年4月より，訪問看護，訪問リハビリテーション，訪問入浴介護，通所リハビリテーション，短期入所療養介護，福祉用具貸与などが行われている。なお，2014（平成26）年の法改正により，訪問介護と通所介護は，総合事業の中で行われることとなっている（図9-3）。

表9－2　介護予防・日常生活支援総合事業の種類と内容

種　類		内　容
介護予防・生活支援サービス事業	訪問型サービス	訪問介護事業所等の保健師・歯科衛生士・管理栄養士等が対象者の居宅を訪問して，生活機能に関する問題を把握・評価し，必要な相談・指導を行う。 NPOや民間事業者等による掃除・洗濯等の生活支援サービス，住民ボランティアによるゴミ出し等の生活支援サービスを行う。
	通所型サービス	対象者がいる通所施設において，介護予防に資するプログラムを実施し，自立した生活の確立と自己実現の支援を行う。例えば，通所施設における機能訓練，NPO・民間事業者等によるミニデイサービス，リハビリテーション・栄養・口腔ケア等の専門職等が関与する教室　など
	その他生活支援サービス	訪問型・通所型サービスと一体的に行う。 例えば，栄養改善のための配食，見守りとともに行う配食，定期的な安否確認，緊急時の対応　など
	介護予防ケアマネジメント	サービス利用の具体的なケアプランの作成
一般介護予防事業	介護予防把握事業	基本チェックリスト等の活用による対象者の把握　など
	介護予防普及啓発事業	パンレットの作成・配布，講演会・相談会の実施，運動教室等の開催　など
	地域介護予防活動支援事業	ボランティア等の人材の育成・研修，地域活動組織の育成・支援　など
	一般介護予防事業評価事業	介護保険計画の目標値の達成検証，評価に基づく実施方法等の改善　など
	地域リハビリテーション活動支援事業	住民や介護職員等への介護予防に関する技術的助言　など

1.4　地域包括ケアシステムの構築

（1）地域包括ケアシステムとは

　2014（平成26）年の法改正により，総合事業は，地域包括ケアシステムの構築と費用負担の公平化をめざした内容に改正され，新たな事業の仕組みへ発展的に見直された。

　地域包括ケアシステムの構築によって，団塊の世代が75歳以上となる2025（令和7）

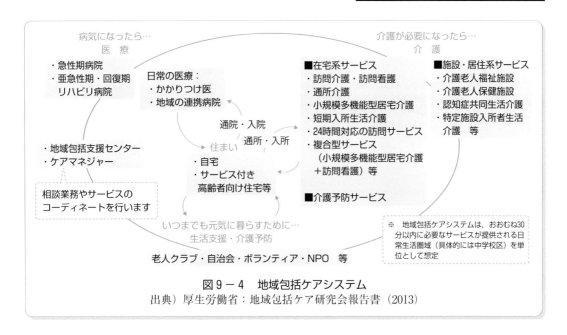

図9-4　地域包括ケアシステム
出典）厚生労働省：地域包括ケア研究会報告書（2013）

年を目途に，重度な要介護状態となっても住み慣れた地域で自分らしい暮らしを人生の最後まで続けることができるよう，住まい・医療・介護・予防・生活支援が一体的に提供されることをめざす（図9-4）。

　また，今後，認知症高齢者の増加が見込まれることから，認知症高齢者の地域での生活を支えるためにも，地域包括ケアシステムの構築が重要視されている。

　高齢化の進展状況には大きな地域差が生じており，地域包括ケアシステムは，保険者である市町村や都道府県が，地域の自主性や主体性に基づき，地域の特性に応じてつくり上げていくことが必要である。

（2）地域ケア会議

　地域包括ケアシステムを構築するためには，高齢者個人に対する支援の充実と，それを支える社会基盤の整備を同時に進めることが重要であり，市町村が地域ケア会議を設置し，高齢者への適切な支援および支援体制に関する検討を行うことを介護保険法（第115条の48第1項，第2項）によって規定している。

　具体的には，地域包括支援センター等が主催し，以下のような内容を検討し，地域課題を解決するための社会基盤の整備につなげる（図9-5）。

　○医療，介護等の多職種が協働して高齢者の個別課題の解決を図るとともに，介護支援専門員の自立支援に資するケアマネジメントの実践力を高める。

　○個別ケースの課題分析等を積み重ねることにより，地域に共通した課題を明確化する。

　○共有された地域課題の解決に必要な資源開発や地域づくり，さらには介護保険事業計画への反映などの政策形成につなげる。

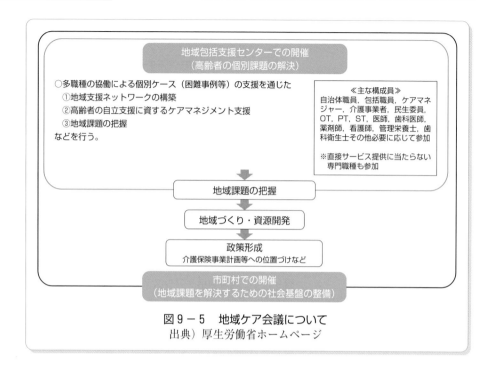

図9－5　地域ケア会議について
出典）厚生労働省ホームページ

1.5　健康・食生活の危機管理と食支援

　健康・食生活の危機管理は，災害および食中毒や感染症等の集団発生への備え，発生時の対応等のプログラムが考えられる。災害には，自然災害（地震，津波，台風，水害等）と，大火災・交通災害・科学爆発・放射性物質などの人的災害があげられる。

　国は，災害対策基本法（1961（昭和36）年策定，2021（令和3）年改正）に基づき，中央防災会議によって防災基本計画（度々修正されるため注意が必要）を策定しており，地方公共団体は，被災者の生活の維持のために必要な食料，飲料水等の調達ならびに提供を行うものとしている。また，災害救助法（1947（昭和22）年策定，2021（令和3）年改正）においては，災害時には炊き出しその他による食品の給与および飲料水の供給を都道府県知事の努力義務にて行うものとしている。

　日本公衆衛生協会や日本栄養士会，都道府県や市町村等の各地方公共団体では，ガイドライン等を作成し，災害時には各機関との連携を図るとともに，食支援に取り組んでいる。災害の発生と同時に，①ライフライン・交通網の遮断，②家屋等の破損，③人的被害，移動禁止などの被災が生じる。また，災害時はフェーズ（時間経過）ごとに対応が異なるため，災害直後は生命確保が重要で，徐々に多様なニーズに迅速かつ的確に対応することが必要であるとしている（図9－6）。

　特に災害等における食生活支援では，地域住民と特定給食施設への対応が異なる。

（1）地域住民への食支援

　地域住民への食支援は，時間経過とともに支援ニーズが変化する。そのため，日ご

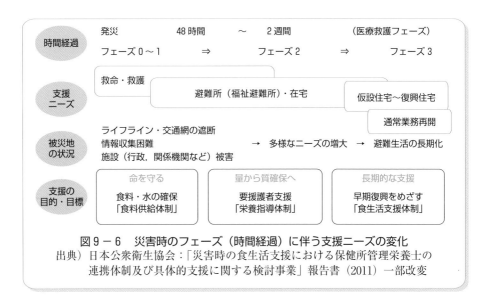

図9-6 災害時のフェーズ（時間経過）に伴う支援ニーズの変化
出典）日本公衆衛生協会：「災害時の食生活支援における保健所管理栄養士の
連携体制及び具体的支援に関する検討事業」報告書（2011）一部改変

ろから以下について対応できる情報の提供や体制づくりを心がけることが大切である。

①避難所での食支援：水や食事の提供が必要である。

②在宅での食支援：ライフライン・交通網の遮断で，調理等が困難となるため，食事の炊き出し，食品の支給等が生じる場合がある。

③乳幼児，妊産婦，アレルギー患者（児），糖尿病患者，腎臓疾患患者，消化器疾患患者，虚弱高齢者，嚥下困難者など特別な対応を必要とする人への食支援：個々の対応が必要である。

2013（平成25）年の厚生労働省の通知「地域における行政栄養士による健康づくり及び栄養・食生活の改善の基本指針について」（⇨第3章，p.53）に，健康危機管理に対する都道府県，保健所設置市・特別区，市町村行政栄養士の役割が明記されている。

食中毒，感染症，飲料水汚染，災害等の飲食に関する健康危機の発生に備え，住民が日ごろから正しい知識の習得に努め，自らの主体的な判断のもと食品を選択し入手できるよう，健康保護を視点とした適切な情報提供を図ることが重要である。特に，災害の発生に備えて，地域住民に対し食料の備蓄促進のための普及啓発や，病者，高齢者，乳幼児等の災害時に特に食支援を必要とする者の把握を行う。また，地方公共団体や地域の栄養士会，食品企業，流通販売店（コンビニエンスストア等）等と，役割分担や連携・協働・支援体制を確認し，適正な食料供給体制を整備しておくことが必要である。

（2）避難所における食支援

厚生労働省は，東日本大震災後の2011（平成23）年6月に，避難所における食事提供の評価・計画のための参照量としてエネルギーおよび主な栄養素について数値を示した。なお，避難所生活が長期化する中では，以下の4点について留意するよう示して

いる。①利用者の状況やニーズに応じた食事の提供，②安全かつ栄養バランスのとれた食事提供，③健康・栄養管理のための情報提供および環境整備，④適切な栄養管理を行うための管理栄養士・栄養士の確保，である。

（3）給食施設への食支援

　特定給食施設である病院や福祉施設等の1日3食を提供している給食施設においては，災害時でも継続的な食事提供が必要である。そのためには，日ごろから危機管理体制の整備（施設内）をしておくことが，下記事項と合わせ重要である。

　　①災害時対応マニュアルの整備と，マニュアルに基づくシミュレーション

　　②備蓄等による災害時食料の確保と，備蓄食品に対応した献立等の作成

　　③外部との連絡体制の明確化：保健所，市町村，ライフライン事業者，給食施設等
　　　との協議による相互支援体制の整備

　日本栄養士会では，地域住民一人ひとりの，生涯にわたる健康な生活を支えるために，栄養ケアのネットワークの構築をめざした地域密着型の栄養ケア・ステーションによる活動を進めている。栄養ケア・ステーションは，地域住民，自治体，健康保険組合，民間企業，医療機関，薬局などを対象に，日々の栄養相談，特定保健指導，セミナー・研修会講師，調理教室の開催など，食に関する幅広いサービスを行っている。

1.6　地域栄養ケアのためのネットワークづくり

　健康づくり，食育推進，在宅療養，介護支援，健康危機管理と食支援などの地域栄養ケアを，すべての地域住民に効果的に提供するには，多様な組織・機関や人が，それぞれの役割をもちながら，ネットワークをつくって活動していく必要がある。

2.　食環境整備のためのプログラムの展開

2.1　食物・食情報へのアクセスと食環境整備の現況

　国民を取り巻く食環境は大きく変化し，健康へも大きな影響を与えている。地域全体の健康の増進・保持のためには適切な栄養情報を年齢・世代に関係なく提供することが重要である。

　2003（平成15）年に厚生労働省に「健康づくりのための食環境整備に関する検討会」が設置され，健康づくりのための食環境整備のための基本的な考え方が報告された。報告書の中で，私たちの食生活行動は環境により影響されることから，よりよい選択のための適切な情報提供と利用方法の重要性が示されている（図9-7）。特に食環境づくりで重要な事業として示されているのが「外食料理の栄養成分表示の推進」と「食品の栄養成分表示」である。また最近では，栄養バランスの整った食事を手軽に容易に購入できるよう「健康な食事」の普及が進められている。

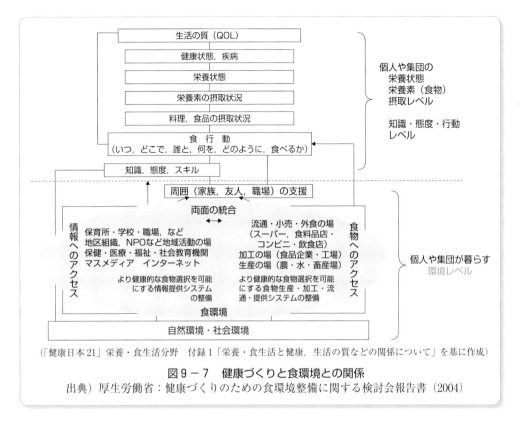

（「健康日本21」栄養・食生活分野　付録1「栄養・食生活と健康，生活の質などの関係について」を基に作成）

図 9 - 7　健康づくりと食環境との関係
出典）厚生労働省：健康づくりのための食環境整備に関する検討会報告書（2004）

2.2　外食料理の栄養成分表示制度

　厚生省（現 厚生労働省）により1990（平成2）年に，国民自らが栄養面からの健康管理を行うということを目的に「**外食料理の栄養成分表示ガイドライン**」が作成され，外食料理の栄養成分表示が推進されている。2013（平成25）年度から実施された「健康日本21（第2次）」においても「食品中の食塩や脂肪の低減に取り組む食品企業および飲食店の登録数の増加」が目標項目として掲げられ，最終評価では企業数は目標を達成し，飲食店は目標には達しなかったが，Bランクであった。しかし現状では料理の栄養成分表示を実施している飲食店はまだ少ないといえる。同様に給食施設も栄養成分表示の実施の普及が望まれるが，少ないのが現状である。

　なお，厚生労働省では，飲食店におけるヘルシーメニューの提供など環境整備の一環としての支援事業を進めている。

2.3　健康な食事の普及のためのスマートミールの導入

　近年，外食での栄養成分表示のみではなく，外食や中食においても健康に資する食事選択ができる商品を増やし，適切な情報の整理・提供が喫緊の課題となっていた。このような背景から，2015（平成27）年9月に厚生労働省から，日本人の長寿を支える「健康な食事」の普及に関する健康局長通知が示された（「日本人の長寿を支える『健康な食事』の普及について」）。この通知では，生活習慣病予防や健康増進の観点から，栄

表9－3　「スマートミールSmart Meal」の基準

1	エネルギー量は，1食当たり450～650kcal未満（通称「ちゃんと」）と，650～850kcal（通称「しっかり」）の2段階とする。
2	料理の組み合わせの目安は，①「主食＋主菜＋副菜」パターン ②「主食＋副食（主菜，副菜）」パターンの2パターンを基本とする。
3	PFCバランスが，日本人の食事摂取基準（2015年版）に示された，18歳以上のエネルギー産生栄養素バランス（PFC%E；たんぱく質13～20%E，脂質20～30%E，炭水化物50～65%E）の範囲に入ることとする。
4	野菜等（野菜・きのこ・海藻・いも）の重量は，140g以上とする。
5	食塩相当量は，「ちゃんと」3.0g未満，「しっかり」3.5g未満とする。
6	牛乳・乳製品，果物は，基準を設定しないが，適宜取り入れることが望ましい。
7	特定の保健の用途に資することを目的とした食品や素材を使用しないこと。

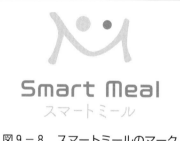

図9－8　スマートミールのマーク

養バランスのとれた食事の普及がさまざまな食事の提供場面で一層の工夫や広がりをもって展開されることをめざし，「生活習慣病予防その他の健康増進を目的として提供する食事の目安」が示された。地方自治体や関係団体には，それぞれの地域や対象特性に合わせて，この目安等を活用・展開し，「健康な食事・食環境」について国民や社会の理解を求める活動の展開が求められている。

　そこで，日本栄養改善学会と日本給食経営管理学会を中心に，栄養表示を参考にした食品選択に加えて，栄養バランスのとれた食事がとりやすい食環境整備の推進を行うことをめざして「健康な食事・食環境」の普及啓発事業がスタートし，健康に資する要素を含んだ食事をスマートミールと名付け，外食・中食・事業所給食へ認証を行っている。スマートミールの認証は複数の学会・研究会（2023（令和5）年6月現在12団体）からなる「健康な食事・食環境」コンソーシアムが行っている。

　スマートミールの基本は，「主食＋主菜＋副菜」か「主食＋副食（主菜，副菜）」であり，ご飯，麺類，パンといった主食抜きでは成り立たない。基準は，厚生労働省の「日本人の食事摂取基準（2015年版）」などを基本に組み立てられており，「ちゃんと」と「しっかり」の2つがある。「ちゃんと」は，一般女性や中高年男性で生活習慣病予防に取り組みたい人向けとなっている。「しっかり」は一般男性や身体活動量の多い女性で生活習慣病予防に取り組みたい人向けとなっている。その基準を表9－3に示す。この基準に合った食事を提供するほかに，店内が禁煙であること，管理栄養士・栄養士がスマートミール作成・確認にかかわっていること，情報をわかりやすく示していること，説明できる人がいることなどをクリアしなければならない。

　なお，認証が得られた施設は，「健康な食事・食環境」のマークを使ってメニューやPOP広告等でスマートミールを提供している店舗であることをアピールすることができる（図9－8）。

２．４ 食品の栄養成分表示

　食品一般を対象として，その内容に関する情報を提供（表示）している法律には，食品衛生法，JAS法および健康増進法の３つがあったが，目的が異なる３つの法律でルールが定められており，また，所管の省庁が異なることや制度が複雑であることで，消費者や事業者にとってわかりにくい表示制度となっていた。こうしたなか，2013（平成25）年６月に食品表示法が公布され，2015（平成27）年４月１日から施行された。法律の目的が統一されたことで，整合性の取れたルールの策定が可能となり，消費者や事業者にとってわかりやすい表示制度となった（図９－９）（⇨第３章，p.75）。

　栄養成分表示が義務化されたことで，今後国民の健康への意識の向上が期待される。公衆栄養活動においては消費者庁作成の啓発スライド等を参考にし（図９－10），栄養成分表示がさらに身近なものとなるようなプログラム展開が期待される。

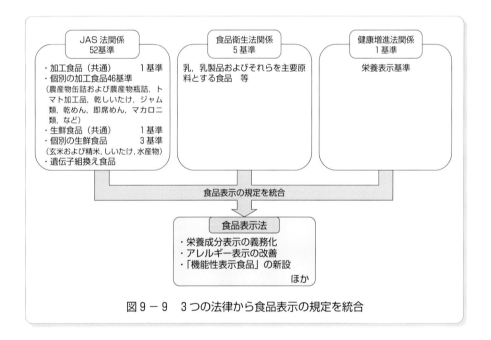

図９－９　３つの法律から食品表示の規定を統合

２．５ 特別用途食品

　特別用途食品とは，乳児の発育や，妊産婦，授乳婦，えん下困難者，病者などの健康の保持・回復などに適するという特別の用途について表示を行うものである（図９－11）。特別用途食品として食品を販売するには，その表示について消費者庁長官の許可を受けなければならない（健康増進法第26条第１項）。表示の許可にあたっては，規格または要件への適合性について，国の審査を受ける必要がある。

　なお，国内で相次いで起こった災害の経験から，特別用途食品に乳幼児用液体ミルクが定められ，2018（平成30）年から国内で販売が開始された。災害時においては嚥下機能が低下している者や，アレルギーのある子ども等に向け日本栄養士会・被災都

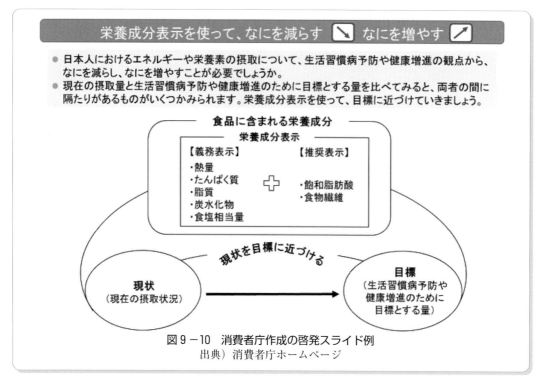

図9−10　消費者庁作成の啓発スライド例
出典）消費者庁ホームページ

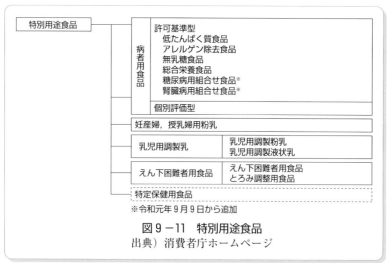

図9−11　特別用途食品
出典）消費者庁ホームページ

道府県栄養士会等により，被災地にいる嚥下機能低下者や食物アレルギーを有する方へ特別用途食品等による食支援が行われている（図9−12）。

　また，超高齢社会の到来を踏まえ，2013（平成25）年2月から，農林水産省が中心となり，介護食品市場の拡大を通じて，国民の健康寿命の延伸に貢献することについての検討が進められ，スマイルケア食の普及が進められている（図9−13）。日本摂食嚥下リハビリテーション学会の嚥下調整食分類や日本介護食品協議会の規格などの既

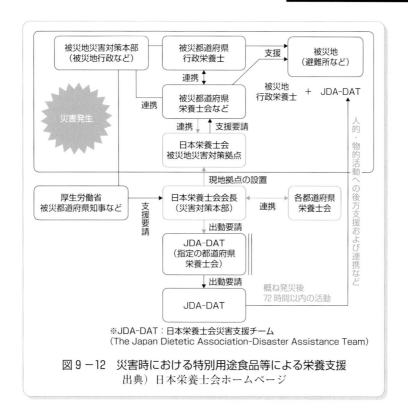

※JDA-DAT：日本栄養士会災害支援チーム
(The Japan Dietetic Association-Disaster Assistance Team)

図 9 – 12　災害時における特別用途食品等による栄養支援
出典）日本栄養士会ホームページ

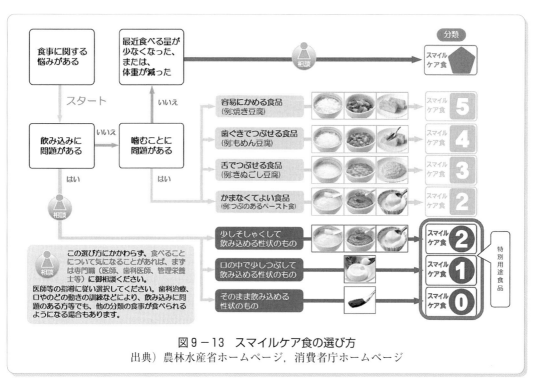

図 9 – 13　スマイルケア食の選び方
出典）農林水産省ホームページ，消費者庁ホームページ

存の分類と整合性をもたせることなどが考慮された結果,「青」マーク（図 9 – 13 ）
は農林水産省の要領に基づいて自己適合宣言を行う仕組みの対象とされ,「黄」マーク
5 , 4 , 3 , 2 （図 9 – 13 ～ ）はJAS制度（そしゃく配慮食品の日本農林規格）
の対象,「赤」マーク 2 , 1 , 0 （図 9 – 13 ～ ）は消費者庁の特別用途食品の
表示許可制度（えん下困難者用食品）の対象となっている。

3．地域集団の特性別プログラムの展開

　　公衆栄養プログラムは, すべてのライフステージに対応したものが, 地域のニーズ
に基づいて行われている。これらのプログラムは地域の特性に応じて, 保健所, 市町
村保健センターなどの行政機関や, 学校, 福祉施設, 企業など, さまざまな機関・職
域において実施されている。

3．1　ライフステージ別の公衆栄養プログラム

（1）妊娠期・授乳期・新生児期・乳児期の公衆栄養プログラム

　母子保健対策は, 思春期, 結婚, 妊娠, 出産, 新生児期, 乳幼児期を通じて, 母子
保健法などによって各種のプログラムが提供されている（図 9 – 14）。

1）母子保健法に基づく主な施策

　妊娠, 出産, 育児に関する栄養指導・相談は, 主に市町村の行政栄養士により実施
されている。従来, 保健所の行政栄養士が対応していた低体重児に対する訪問指導や
栄養相談も, 母子保健法の改正により2013（平成25）年から市町村に実施が義務づけ
られた。

　乳幼児健康診査については, 市町村において任意に実施されている乳児の健康診査
では, 主に離乳食指導が行われている。母子保健法により実施が義務づけられている
1 歳 6 か月児健康診査では, 心身障害や発達障害等の早期発見, むし歯の予防などが
行われ, 栄養状態のアセスメントに基づく栄養・育児指導が保護者に対し行われてい
る。また, 同じく実施が義務づけられている 3 歳児健康診査では, 身体の発育, 精神
発達などの面から栄養・食生活に関する指導が, 家庭環境や生活環境を踏まえながら
実施されている。

2）健やか親子21

　21世紀の母子保健の取組の方向性と目標や指標を定め, 関係機関・団体が一体とな
って取り組む国民運動計画として, 2000（平成12）年に健やか親子21が策定された（計
画期間：2001～2014（平成13～26）年。当初は10年計画, その後 4 年延長）。健やか親子21
は, 健康日本21における母子保健バージョンとしての役割がある。

① **主要課題**　　次の 4 点である。
・思春期の保健対策の強化と健康教育の推進
・妊娠・出産に関する安全性と快適さの確保と不妊対策への支援

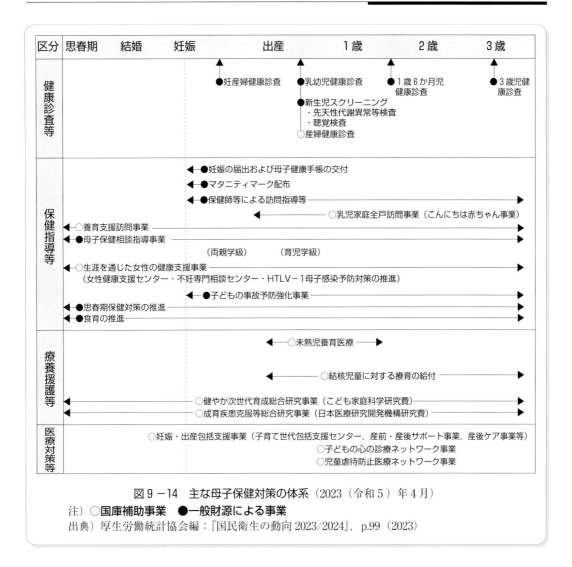

図 9 – 14　主な母子保健対策の体系（2023（令和 5 ）年 4 月）
注）○国庫補助事業　　●一般財源による事業
出典）厚生労働統計協会編：『国民衛生の動向 2023/2024』，p.99（2023）

・小児保健医療水準を維持・向上させるための環境整備

・子どもの心の安らかな発達の促進と育児不安の軽減

②　**目標達成状況**　　2014（平成26）年に発表された最終評価報告書における全体の目標達成状況等は，全体の約 8 割で一定の改善がみられる結果であった（表 9 – 4 ）。なお，評価結果は69指標（74項目）について，策定時の数値と直近値とを比較したものである。

最終評価において改善した（目標を達成した）主な項目は，「10代の性感染症罹患率の減少」「産後うつ病疑いの割合の減少」「周産期死亡率の世界最高水準の維持」「むし歯のない 3 歳児の割合80%以上」などであった。一方，悪化した項目は，「10代の自殺率の減少」「全出生数中の極低出生体重児の減少」「低出生体重児の割合の減少」などであった。

表 9 － 4　健やか親子21における目標達成状況

評価区分（策定時*の値と直近値とを比較）		該当項目数（割合）
改善した	A：目標を達成した	20項目（27.0%）
	B：目標に達していないが改善した	40項目（54.1%）
改善がみられない	C：変わらない	8 項目（10.8%）
	D：悪くなっている	2 項目（ 2.7%）
	E：評価できない	4 項目（ 5.4%）

注）*中間評価時に設定された指標については，中間評価時の値との比較。
出典）健やか親子21公式ホームページ「健やか親子-21」最終評価（概要）

3）健やか親子21（第 2 次）

　健やか親子21が2014（平成26）年末で終期を迎え，目標の達成状況や関連する取り組み状況に関する評価が行われた（最終評価）。2014（平成26）年 4 月に，健やか親子21（第 2 次）が提示され，2015（平成27）年度から2024（令和 6 ）年度末までの新たな計画が始まっている（⇨第 8 章，p.173，図 8 － 2 ）。第 2 次では，現在の母子保健や育児を取り巻く状況，晩婚化や未婚率の上昇といった変化を踏まえ，10年後のめざす姿に向けて課題が示され，指標と目標（ 5 年後，10年後の目標値）が設定された。

① 　指標設定のための基本的視点

・今まで努力したが達成（改善）できなかったもの（例：思春期保健対策）

・今後も引き続き維持していく必要があるもの（例：乳幼児健康診査事業等の母子保健水準の維持）

・21世紀の新たな課題として取り組む必要のあるもの（例：児童虐待防止対策）

・改善したが指標から外すことで悪化する可能性のあるもの（例：喫煙・飲酒対策）

② 　10年後にめざす姿　　①地域間での健康格差の解消，②疾病や障害，経済状態等の個人や家庭環境の違い，多様性を認識した母子保健サービスの展開，に向け，10年後のめざす姿を，すべての子どもが健やかに育つ社会とした。

③ 　課題の設定　　3 つの基盤課題と 2 つの重点課題が設定された。基盤課題 A と B には，従来から取り組んできたが引き続き改善が必要な課題や，少子化や家族形態の多様化等を背景として新たに出現してきた課題があり，ライフステージを通してこれらの課題の解決を図る。基盤課題 C は，A と B を広く下支えする環境づくりをめざすための課題として設定された。 2 つの重点課題は，さまざまある母子保健課題の中でも，基盤課題 A 〜 C での取組をより一歩進めた形で重点的に取り組む必要があるものとして設定された。

・基盤課題 A：切れ目のない妊産婦・乳幼児への保健対策

・基盤課題 B：学童期・思春期から成人期に向けた保健対策

・基盤課題 C：子どもの健やかな成長を見守り育む地域づくり

・重点課題①：育てにくさを感じる親に寄り添う支援

・重点課題②：妊娠期からの児童虐待防止対策

④ **指標，目標値の設定方法**
- 指標は，上記の5つの課題ごとに，目標を設けた指標（健康日本21の指標を基に，健康水準の指標，健康行動の指標，環境整備の指標の3段階に整理して提示）と，目標を設けない（参考とする）指標が設定された。前者は計52（再掲2指標を含む），後者は計28である。
- 目標は，既存の統計調査から現状や今後の推移の見通し等の分析を行い，向こう10年間で着実に取組が促されるよう段階的に設定された。

⑤ **国民運動計画としての取組の充実に向けて**　国民の主体的取組の推進や，関係者，関係機関・団体や企業等との連携・協働，健康格差解消に向けた地方公共団体に求められる役割について，取りまとめられた。

（2）成長期（学童期・思春期）の公衆栄養プログラム

学童・思春期における代表的な公衆栄養プログラムは学校給食である。学校給食は，学校給食法に基づき，児童生徒の心身の健全な発達に資し，また国民の食生活の改善に寄与することを目的に，学校教育活動の一環として実施されている。学校給食は，児童生徒が望ましい食習慣や正しい栄養知識を身につける食育プログラムの一環であるとともに，家庭や地域社会の食生活改善に貢献する重要な公衆栄養プログラムである。

学校給食の目標については，学校給食法第2条に次のように明記されている。

①適切な栄養の摂取による健康の保持増進を図ること。
②日常生活における食事について正しい理解を深め，健全な食生活を営むことができる判断力を培い，及び望ましい食習慣を養うこと。
③学校生活を豊かにし，明るい社交性及び協同の精神を養うこと。
④食生活が自然の恩恵の上に成り立つものであることについての理解を深め，生命及び自然を尊重する精神並びに環境の保全に寄与する態度を養うこと。
⑤食生活が食にかかわる人々の様々な活動に支えられていることについての理解を深め，勤労を重んずる態度を養うこと。
⑥　我が国や各地域の優れた伝統的な食文化についての理解を深めること。
⑦　食料の生産，流通及び消費について，正しい理解に導くこと。

2005（平成17）年学校教育法の一部改正により，栄養教諭制度が開始された。栄養教諭は，食に関する専門性と教育に関する専門性を併せもつ教職員であり，学校における食育の中核的役割を担う。栄養教諭の職務は，学校給食の管理とそれを活用した児童生徒への個別指導や教科・特別活動などにおける教育指導の実施である（図9－15）。特に，最近の子どもの健康をめぐっては，肥満，脂質異常症に代表される生活習慣病や心の健康など多くの課題が指摘されていることから，食に関する正しい知識と望ましい食習慣を身につけることができるよう，学校での食育推進の重要性が高まっている。

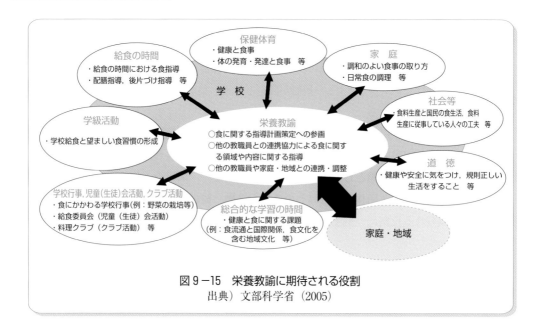

図9-15　栄養教諭に期待される役割
出典）文部科学省（2005）

（3）成人期の公衆栄養プログラム

　成人期は，仕事や家庭において中核を担う時期であり，健康上の問題が顕在化し始める時期でもある。成人を対象とした公衆栄養プログラムとして，健康増進法に基づく健康日本21（2024（令和6）年度より第3次が開始，⇨第4章，p.83），高齢者医療確保法に基づく特定健康診査・特定保健指導（⇨p.206），労働安全衛生法に基づく「職場における心と体の健康づくり事業」（トータル・ヘルスプロモーション・プラン：THP）などがある。

1）職場における心と体の健康づくり事業（トータル・ヘルスプロモーション・プラン）

　THP（total health promotion plan）は，厚生労働省が策定した「事業場における労働者の健康保持増進のための指針（THP指針）」に沿って実施される，すべての働く人を対象とした総合的な「心とからだの健康づくり運動」のことである。1988（昭和63）年に改正された労働安全衛生法では，第69条第1項で，労働者の健康の保持・増進を図るために必要な措置を継続的かつ計画的に実施することが事業者の努力義務として定められ，第2項では，労働者は，事業者が講ずる措置を利用して，健康の保持・増進に努めることとされている。

　THP指針は，THPの基本的な考え方や事業場における具体的な実施方法について示したもので，労働安全衛生法第70条の2に基づき，厚生労働大臣により公表されている。THP指針では，健康保持増進事業の原則的な実施方法を表9-5のように示しているが，実施にあたっては，各事業場の実態に即した形で取り組むことが必要である。

　また，厚生労働省は「労働者の心の健康の保持増進のための指針」（メンタルヘルス指針，2006（平成18）年策定，2015（平成27）年改正）を定め，職場におけるメンタルヘルス対策を推進しており，2015年12月より事業者に対して，就労者を対象にしたスト

表9－5　健康保持増進事業の実施方法

健康保持増進計画の策定	継続的かつ計画的な実施が必要であることから，健康保持増進計画を策定するよう努めることが必要である。なお，その際，事業者が健康づくりを支援することを表明することなどが必要であり，計画を衛生委員会等に付議することが望ましい。
推進体制	健康づくりを進めるためには，事業場において，衛生管理者等から健康保持増進計画の総括的推進担当者を選任すること，対策を衛生委員会等で調査審議することなどが重要である。 　健康づくりを実施するスタッフ（産業医，運動指導担当者，運動実践担当者，心理相談担当者，産業栄養指導担当者，産業保健指導担当者）を養成することが望まれるが，すべてのスタッフを確保することが困難な場合には，健康保持増進サービス機関等に委託して実施することが適当である。
健康保持増進措置の内容	①**健康測定**：各労働者に対して，産業医が中心になって健康測定（問診，生活状況調査，診察および医学的検査）を行い，その結果を評価し，指導票を作成する。なお，健康測定の一部に定期健康診断結果を活用することもできる。 ②**運動指導**：運動指導担当者が，労働者個々人について，運動指導プログラムを作成し，運動指導担当者および運動実践担当者が運動実践の指導援助を行う。 ③**メンタルヘルスケア**：メンタルヘルスケアが必要とされた場合等に，心理相談担当者が産業医の指示のもとに，ストレスに対する気づきへの援助やリラクセーションの指導などを行う。 ④**栄養指導**：食生活上問題が認められた労働者に産業栄養指導担当者が食習慣や食生活の評価と改善の指導を行う。 ⑤**保健指導**：産業保健指導担当者が，睡眠，喫煙，飲酒，口腔保健などの指導および教育を行う。

レスチェックの実施を義務づけた。

（4）高齢期の公衆栄養プログラム

　わが国の高齢化は急速に進行しており，2022（令和4）年における平均寿命は，男性81.05歳，女性87.09歳になった。一方，健康寿命は男性72.6歳，女性75.5歳であり（2019（令和元）年），平均寿命と健康寿命の差は男性約8.5歳，女性約11.6歳である。健康日本21（第3次）では，健康日本21（第2次）に引き続きこの差を縮小することが基本指針の一つに掲げられている。これまで，2000（平成12）年には介護保険制度が開始されたが，2021（令和3）年度現在の介護保険による要介護（要支援）認定者は約690万人にのぼり，制度開始以来保険給付費も増加し続けている。また，2006（平成18）年には，介護保険制度は予防型システムへの転換を図り，新たな介護予防サービスが開始されている（⇨p.187）。

　2021（令和3）年に策定された第4次食育推進基本計画では，「食育の総合的な促進に関する事項」の地域における食育の推進において取り組むべき事項として，健康寿命の延伸につながる食育の推進が掲げられ，また，高齢者にかかわる食育の推進としては，増大する在宅療養者に対する食事支援等，地域における栄養ケアサービスの需

要増大に対応できるよう，管理栄養士の人材確保等に取り組むこととされている。

3.2　生活習慣病ハイリスク集団の公衆栄養プログラム

　2006（平成18）年 6 月，医療制度改革に関連して，高齢者医療確保法等が創設・改正され，2008（平成20）年 4 月より，内臓脂肪症候群（メタボリックシンドローム）の概念が導入され，特定健康診査（健診）・特定保健指導が開始された。特定健診・特定保健指導は，これまで行われてきた基本健康診査や検診が早期発見・早期治療を主たる目的としていたのに対し，生活習慣病の発症・重症化予防を目的としている。また，本事業の実施主体は保険者であり，被保険者に対して受診機会を提供することが義務づけられた。この事業は，全国規模で40〜74歳の全国民（被保険者）を対象に実施されている。開始時の2008（平成20）年度の生活習慣病有病者・予備群と比較した減少率を25％以上にするという政策目標を達成するためには，効果的・効率的な健診・保健指導を実施する必要があることから，国はこの事業を進めるにあたっての基本ともなる「標準的な健診・保健指導プログラム」を策定した。図 9 −16に基本的な考え方を，図 9 −17にプログラムの流れを示した。

かつての健診・保健指導		現在の健診・保健指導
健診・保健指導の関係	健診に付加した保健指導	内臓脂肪の蓄積に着目した生活習慣病予防のための保健指導を必要とする者を抽出する健診
特　徴	プロセス（過程）重視の保健指導	結果を出す保健指導
目　的	個別疾患の早期発見・早期治療	内臓脂肪の蓄積に着目した早期介入・行動変容 リスクの重複がある対象者に対し，医師，保健師，管理栄養士等が早期に介入し，行動変容につながる保健指導を行う
内　容	健診結果の伝達，理想的な生活習慣に係る一般的な情報提供	自己選択と行動変容 対象者が代謝等の身体のメカニズムと生活習慣との関係を理解し，生活習慣の改善を自らが選択し，行動変容につなげる
保健指導の対象者	健診結果で「要指導」と指摘された者	健診受診者全員に対し情報提供，必要度に応じ，階層化された保健指導を提供 リスクに基づく優先順位をつけ，保健指導の必要性に応じて「情報提供」「動機づけ支援」「積極的支援」を行う
方　法	主に健診結果に基づく保健指導 画一的な保健指導	健診結果の経年変化および将来予測を踏まえた保健指導データ分析等を通じて集団としての健康課題を設定し，目標に沿った保健指導を計画的に実施 個々人の健診結果を読み解くとともに，ライフスタイルを考慮した保健指導
評　価	アウトプット（事業実施量）評価を重視	アウトプット評価に加え，ストラクチャー評価，プロセス評価，アウトカム評価を含めた総合的な評価
実施主体	市町村	保険者

（中央）最新の科学的知識と，課題抽出のための分析

（中央）行動変容を促す手法

図 9 −16　内臓脂肪の蓄積に着目した生活習慣病予防のための健診・保健指導の基本的な考え方について
出典）厚生労働省：「標準的な健診・保健指導プログラム」（平成 30 年度版）（2018）

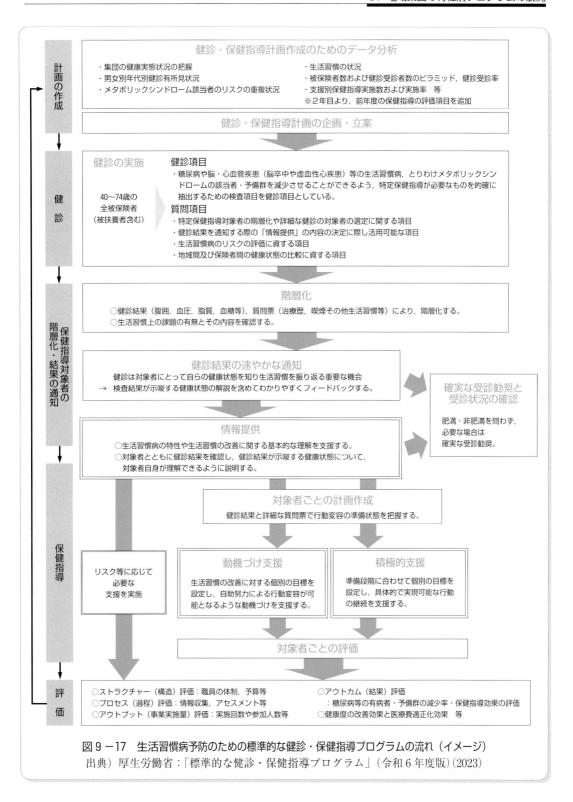

図 9 －17　生活習慣病予防のための標準的な健診・保健指導プログラムの流れ（イメージ）
出典）厚生労働省：「標準的な健診・保健指導プログラム」（令和 6 年度版）(2023)

標準的な健診・保健指導プログラムの特徴は，以下のとおりである。

①保険者が実施主体となる。

②健診受診者全員を生活習慣病発症・重症化の危険因子の保有状況（内臓脂肪型肥満に起因するメタボリックシンドロームに着目）により階層化し，その階層レベルに応じた適切な保健指導（情報提供，動機づけ支援，積極的支援）を実施する。

③早期介入・行動変容を目的に，アウトプット（事業実施量）評価に加え，アウトカム（結果）評価を求めている。

　特定保健指導では，8名以下のグループによる集団または個別に初回面接を行い，対象者との信頼関係を構築して，対象者自らが課題に気づき，考え，行動目標を設定して行動することができるよう支援する。標準的な健診・保健指導プログラムは，健診結果から生活習慣改善の必要性に応じた保健指導の階層化を行った上で，その階層化に応じた保健指導のサービスを実施するものであり，対象者の行動変容が可能となる支援方法について，実施条件（支援頻度・期間・内容・形態等）を示している（表9－6）。表9－7a，bに，特定保健指導（動機づけ支援，積極的支援）の支援パターン（2例）を示す。

　また，特定保健指導の実施者は医師・保健師・管理栄養士とされているが，食生活の改善指導，運動指導については，それらの専門知識・技術を有すると認められる者も実施できることになっている。なお，初回面接を実施して支援計画を立案し，最終的な評価までを行うことが可能なのは，医師・保健師・管理栄養士である。保健指導に関する一定の実務の経験を有する看護師による初回面接も開始5年間の経過措置として認められていたが，2017（平成29）年8月の改正省令により，2023（令和5）年度まで延長され，さらに2023年の見直しで2029（令和11）年度まで延長されることとなっている。

表9－6　階層化した保健指導（情報提供，動機づけ支援，積極的支援）の実施条件

	情報提供	動機づけ支援	積極的支援
目　的 （めざすところ）	対象者が健診結果から，自らの身体状況を認識するとともに，生活習慣を見直すきっかけとなる支援	対象者が自らの生活習慣を振り返り，行動目標を立てることができるとともに，保健指導終了後，対象者がすぐに実践（行動）に移り，継続できるような支援	「動機づけ支援」に加えて，定期的・継続的な支援により，対象者が自らの生活習慣を振り返り，行動目標を設定し，実践に取り組みながら，プログラム終了後には継続できるような支援
対象者	健診受診者全員	健診結果・質問票から，生活習慣の改善が必要な者で，生活習慣を変えるにあたっての意思決定の支援が必要な者	健診結果・質問票から，生活習慣の改善が必要な者で，専門職等による継続的なきめ細やかな支援が必要な者
支援頻度・期間	年1回（健診結果の通知と同時に実施）あるいはそれ以上	原則1回（ただし，面接時から3か月経過後に実績評価を行う）	3か月以上の継続的支援
プログラムの内容	健診結果と質問票に基づいた，対象者個人に合わせた情報の提供 a．健診結果：健診の意義，健診結果の見方 b．生活習慣 ・内臓脂肪症候群，生活習慣病について ・生活習慣病に関する基本的な知識と対象者の生活習慣との関連 ・対象者個人の生活習慣状況に合わせた情報提供 ・身近な社会資源 c．社会資源：対象者にとって身近で活用できる施設等の情報を送付・配布	詳細な質問票による対象者の生活習慣，行動変容のステージの把握 ↓ a．面接による支援 ・生活習慣病の知識と生活習慣の関連性に関する説明（知識・情報の獲得，健康的な生活習慣を継続することの必要性の理解） ・栄養・運動等の生活習慣の改善に必要な実践的指導 ・体重・腹囲の計測方法の説明 ・対象者自らが取り組むべき目標，実践可能な行動目標，評価時期等を設定（対象者とともに行動計画の作成） ↓ b．3か月以上経過後の評価：保健指導の効果について，対象者自身，保健指導実施者が評価を行う	詳細な質問票による対象者の生活習慣，行動変容のステージの把握 ↓ 〈初回時の面接による支援〉 動機づけ支援と同様 〈3か月以上の継続的な支援〉* 積極的関与（支援A）と励まし（支援B）を行う （支援A） ・取り組んでいる実践と結果についての評価と再アセスメント，必要時に必要な支援 ・栄養・運動等の生活習慣の改善に必要な実践的指導 ・行動目標・計画の設定（中間評価） （支援B） ・行動維持のための賞賛や励まし ↓ 〈3か月以上経過後の評価〉 ・保健指導の効果について，対象者自身，保健指導実施者が評価を行う ＊行動変容のステージが「無関心期」「関心期」にある場合は，行動変容のための動機づけを継続することもある
支援形態	紙媒体，IT，結果説明会等	a．面接：1人20分以上の個別支援（情報通信技術を活用した遠隔面接は30分以上），またはグループ支援（おおむね8名以下のグループに対し，おおむね80分以上） b．評価：通信等	〈初回時の支援〉動機づけ支援と同様 〈3か月以上の継続的支援〉 A：個別支援，グループ支援，電話，e-メールから選択 B：個別支援，電話，e-メールから選択 〈評価〉通信等

＊積極的支援の支援形態 A・B の詳細は，表9－7参照。

表9−7a　支援パターン1（継続的な支援において支援Aの個別支援と電話支援を組み合わせた例）

支援の種類	回数	時期	支援形態	実施時間	獲得ポイント	合計ポイント 支援A ポイント	合計ポイント 支援B ポイント	支援内容
初回面接	1	0	個別支援	20分				①生活習慣と健診結果の関係の理解。メタボリックシンドロームや生活習慣病に関する知識の習得。生活習慣改善の必要性に気づき、対象者本人が生活習慣改善の必要性を理解できるよう支援する。②対象者本人が、生活習慣を改善するメリットと現在の生活を続けるデメリットについて理解できるよう支援する。③食生活・身体活動等の生活習慣の改善に必要な実践的な支援をする。④対象者の行動目標や評価時期の設定を支援する。必要な社会資源を紹介し、対象者が有効に活用できるように支援する。⑤体重・腹囲の計測方法について説明する。⑥生活習慣の振り返り、行動目標や評価時期について対象者と話し合う。⑦対象者と共に行動目標・支援計画を作成する。
継続的な支援	2	2週間後	電話支援A	10分	30	30		
	3	1か月後	電子メール支援A	1往復	40	70		①生活習慣の振り返りを行い、必要があると認める場合は、行動目標・行動計画の再設定を行う（中間評価）。②食生活・身体活動等の生活習慣の改善に必要な実践的な支援をする。
	4	2か月後	個別支援A（中間評価）	10分	40	110		
	5		電子メール支援A	1往復	40	150		
	6	3か月後	電話支援A	10分	30	180		
評価	7	6か月後						①行動計画の実施状況及び行動目標の達成状況を確認する。②体重や腹囲の変動状況を確認し、身体状況や生活習慣に変化が見られたかについても確認する。

※評価時期は継続的な支援終了以降、任意の時期に実施することが可能である。評価の時期を6か月後よりも前にする場合は、評価実施後、生活習慣の改善が維持されているか等について、定期的に確認することが望ましい。

出典）厚生労働省：標準的な健診・保健指導プログラム（平成30年度版）（2018）

210

表9－7b　支援パターン2（継続的な支援において個別支援と電話支援を組み合わせた例）

支援の種類	回数	時期	支援形態	実施時間	獲得ポイント	合計ポイント		支援内容
						支援Aポイント	支援Bポイント	
初回面接	1	0	グループ支援	80分				①生活習慣と健診結果の関係の理解。メタボリックシンドロームや生活習慣病に関する知識の習得。生活習慣の振り返り等から、対象者本人が生活習慣改善の必要性に気づき、自分自身のこととしてその重要性を理解できるよう支援する。 ②対象者本人が、生活習慣を改善するメリットと現在の生活を続けるデメリットについて理解できるよう支援する。 ③食生活・身体活動等の生活習慣の改善に必要な実践的な支援をする。 ④対象者の行動目標や評価時期の設定を支援する。必要な社会資源を紹介し、対象者が有効に活用できるように支援する。 ⑤体重・腹囲の計測方法について説明する。 ⑥生活習慣の振り返り、行動目標や評価時期についてグループメンバーと話し合う。 ⑦対象者と共に1人ずつ行動目標・支援計画を作成する。
継続的な支援	2	2週間後	電話支援B	5分	10		10	①生活習慣の振り返りを行い、必要がある場合、行動目標・行動計画の再設定を行う（中間評価）。 ②食生活・身体活動等の生活習慣の改善に必要な実践的な支援をする。 ③行動計画の実施状況の確認と行動計画に掲げた行動や取り組みを維持するために賞賛や励ましを行う。
	3	1か月後	電話支援A	20分	60	60		
	4		電子メール支援B	1往復	5		15	
	5	2か月後	電話支援A（中間評価）	20分	60	120		
	6	3か月後	電子メール支援B	1往復	5		20	
	7		個別支援A	10分	40	160		
評価	8	6か月後						①行動計画の実施状況及び行動目標の達成状況を確認する。 ②体重や腹囲の変動状況を確認し、身体状況や生活習慣に変化が見られたかについても確認する。

※評価時期は継続的な支援終了以降、任意の時期に実施することが可能である。評価の時期を6か月後よりも前にする場合は、評価実施後、生活習慣の改善が維持されているか等について、定期的に確認することが望ましい。

出典）厚生労働省：標準的な健診・保健指導プログラム（平成30年度版）（2018）

索　引

〔編著者〕　　　　　　　　　　　　　　　　　　　　　　　　　　　　　　（執筆分担）

井上　浩一（いのうえ　こういち）　駒沢女子大学人間健康学部　元教授　管理栄養士　　第1章，第3章1～7，
9・10

小林　実夏（こばやし　みなつ）　大妻女子大学家政学部　教授　博士(医学)，　第2章1・2，第4章1，
管理栄養士　　第8章3

〔著　者〕(五十音順)

井上　栄（いのうえ　さかえ）　大妻女子大学　名誉教授　医学博士　　第2章1～3，第4章1

岡本　尚子（おかもと　なおこ）　大阪樟蔭女子大学健康栄養学部　准教授　　第8章1・2
博士（医学），管理栄養士

佐々木　敏（さきき　さとし）　東京大学大学院医学系研究科　名誉教授　医学博士　　第7章

菅　洋子（すが　ようこ）　関東学院大学栄養学部　教授　　第9章1・3
博士(スポーツ医学)，管理栄養士

須藤　紀子（すどう　のりこ）　お茶の水女子大学基幹研究院自然科学系　教授　　第5章
博士(保健学)，管理栄養士

林　宏一（はやし　こういち）　武庫川女子大学食物栄養科学部　教授　医学博士，　第8章4～7
管理栄養士

船元　智子（ふなもと　ともこ）　西九州大学健康栄養学部　講師　管理栄養士　　第3章8，第4章2

本川　佳子（もとかわ　けいこ）　東京都長寿医療センター研究所　研究員　　第9章2
博士（食品栄養学），管理栄養士

柳井　玲子（やない　れいこ）　くらしき作陽大学食文化学部　教授　　第2章4～6，第6章
博士(健康科学)，管理栄養士

Nブックス
六訂 公衆栄養学〔第3版〕

2005年（平成17年） 4 月15日	初 版 発 行～第 3 刷
2007年（平成19年） 2 月15日	改訂版発行～第 2 版第 3 刷
2010年（平成22年） 3 月20日	三訂版発行～第 2 刷
2012年（平成24年） 3 月30日	四訂版発行～第 4 刷
2015年（平成27年） 1 月30日	五訂版発行～第 2 版第 3 刷
2020年（令和 2 年） 1 月30日	六訂版発行～第 2 刷
2022年（令和 4 年） 3 月31日	六訂版第 2 版発行～第 2 刷
2024年（令和 6 年） 3 月15日	六訂版第 3 版発行
2024年（令和 6 年） 9 月20日	六訂版第 3 版第 2 刷発行

編著者　井 上 浩 一
　　　　小 林 実 夏

発行者　筑 紫 和 男

発行所　株式会社 建 帛 社
　　　　KENPAKUSHA

〒112-0011　東京都文京区千石 4 丁目 2 番15号
TEL（03）3944－2611
FAX（03）3946－4377
https://www.kenpakusha.co.jp/

ISBN 978-4-7679-0755-0　C3047
Ⓒ井上浩一，小林実夏ほか，2020，2024.
（定価はカバーに表示してあります。）

壮光舎印刷／ブロケード
Printed in Japan